明日からの診療にきっと役立つ！

医学のトリビア

エビデンスに基づく
患者さんからの
シンプルな質問への答え方

上田剛士

洛和会丸太町病院 救急・総合診療科 部長

医学書院

【著者】

上田　剛士

2002 年 3 月　名古屋大学医学部卒業
2002 年 4 月より名古屋掖済会病院
2005 年 5 月より国立病院機構京都医療センター総合内科レジデント
2006 年 6 月より洛和会音羽病院総合診療科
2010 年 4 月より洛和会丸太町病院救急・総合診療科
2018 年より洛和会丸太町病院救急・総合診療科部長

明日からの診療にきっと役立つ！医学のトリビア
　―エビデンスに基づく患者さんからのシンプルな質問への
答え方
　発　行　2025 年 4 月 1 日　第 1 版第 1 刷©
　著　者　上田剛士
　発行者　株式会社　医学書院
　　　　　代表取締役　金原　俊
　　　　　〒113-8719　東京都文京区本郷 1-28-23
　　　　　電話　03-3817-5600（社内案内）
　印刷・製本　大日本法令印刷

本書の複製権・翻訳権・上映権・譲渡権・貸与権・公衆送信権（送信可能化権
を含む）は株式会社医学書院が保有します．

ISBN978-4-260-05774-5

本書を無断で複製する行為（複写，スキャン，デジタルデータ化など）は，「私
的使用のための複製」など著作権法上の限られた例外を除き禁じられています．
大学，病院，診療所，企業などにおいて，業務上使用する目的（診療，研究活
動を含む）で上記の行為を行うことは，その使用範囲が内部的であっても，私的
使用には該当せず，違法です．また私的使用に該当する場合であっても，代行
業者等の第三者に依頼して上記の行為を行うことは違法となります．

JCOPY 〈出版者著作権管理機構　委託出版物〉
本書の無断複製は著作権法上での例外を除き禁じられています．
複製される場合は，そのつど事前に，出版者著作権管理機構
（電話 03-5244-5088，FAX 03-5244-5089，info@jcopy.or.jp）の
許諾を得てください．

序

　医学は日々進化し続ける科学ですが、その一方で日常生活の中にはまだまだ解明されていない疑問が数多く存在します。物理学者であるニコラス・クルティは以下のような言葉を残しています。

　I think it is a sad reflection on our civilization that while we can and do measure the temperature in the atmosphere of Venus, we do not know what goes on inside our soufflés.
　「金星の大気温度を測れるというのに、スフレの中で何が起きているかを知らないというのは、われわれの文明の貧しさを表していると思いますね。」

　医学の世界もまた同じです。医師は患者さんからのシンプルな医学的な質問には、意外に答えられないことがあります。そしてそこには医学的価値が高いものが数多くあるのです。
　筆者は指導医として毎週1回、研修医にちょっとした医学トリビアを教えるということを慣習にしていました。トリビアと言ってもすべて論文に基づいた内容で、診療に役立つものを厳選していました。その後、その内容をスケールアップさせたものとして、「医学と日常の狭間で〜患者さんからの素朴な質問にどう答える？〜」というタイトルで医学書院の雑誌「総合診療」に2020年4月から2024年3月までの4年間、連載しました。本書には過去に連載された内容に新たに5つの医学トリビア追加し、毎週1テーマで計算すると1年分のトリビアを詰め込みました。指導医の先生方には毎週の話のネタとして参考にしていただくのも一興かと思います。
　連載に際して、医師以外からも反響が大きかったことは驚きでした。看護師やコメディカルの方々から連載を楽しみにしているという声が聞かれ、目の前の疑問を解決することこそが、医学や科学の本質的な目的であり、万人から望まれているものであると思いました。
　この連載を続けるにあたり、多大なご助言とご協力をいただいた酒見英太先生にこの場を借りて感謝を申し上げます。先生のお力がなければ4

年にわたる連載を続けることはできなかったでしょう。

　日常診療での素朴な疑問を大事にし、医学的根拠を明確にした本書が、医学的な知識や理解を深め、患者さんとのコミュニケーションを円滑にし、生活指導に役立つことを願います。また、単行本となることで、より広い読者の方々の好奇心を満たすことができたならば、執筆者としては望外の喜びです。

　2025 年 3 月吉日

上田剛士

目次

第1章 | 医学的な都市伝説を暴け

(1) 雨に打たれると風邪をひく? 2

(2) 福耳はホントだった? 7

(3) 医師が用いる血液型占いとは 11

(4) 医師が本気で血液型を当てにいくとき 16

(5) "男指"とは? 20

(6) 「つわりで匂いに敏感になる」は正しくない 25

(7) つわりが強ければ女の子!? 31

(8) 酒飲みに麻酔は効きますか? 36

(9) 天気が悪いと古傷が疼きます 40

(10) モーツァルトの曲は胎教に良い!? 46

(11) 寝る子は育つ 51

第2章 | 身体の健康に関するトリビア

(12) 笑い過ぎて死にそう 56

(13) おならがよく出て困ります 61

(14) 若白髪はなぜ起こるの? 67

(15) 暗い所でスマホを使うと失明する? 74

(16) 飲酒すると翌朝むくみます 79

(17) 日光浴は「どのくらい」必要ですか? 84

(18) 鼻をかむことの弊害 93

⑲ 意外に知らない「くしゃみ」の秘密 ………………… 97

⑳ 眼をこすると眼が悪くなる? ……………………… 102

㉑ トイレのウォシュレット®は安全か? ………………… 105

㉒ 医学的に「不衛生」が好ましい場合とは? ……… 110

㉓ お酒が毒になる量は? …………………………… 114

第3章 日常生活や行動に関するトリビア

㉔ 指を鳴らすと指が太くなる? …………………… 120

㉕ 2日後に筋肉痛が来るのは歳のせいか? ………… 124

㉖ 欠伸は伝播する? ………………………………… 128

㉗ "3秒ルール"は本当ですか? …………………… 133

㉘ 夫婦が似るならペットも似る ……………………… 139

㉙ 爪の成長速度から学ぶこと ……………………… 144

㉚ 眉毛や睫毛が伸びる ……………………………… 149

㉛ 右利きの人が多いのはなぜですか? …………… 154

㉜ お風呂で指に皺ができるのはなぜですか? ……… 160

㉝ 歩きスマホは頭痛のタネ ………………………… 164

㉞ 乗り物酔いを克服する …………………………… 169

㉟ 医学的な赤ちゃんのあやしかた ………………… 176

第4章 食事や薬に関するトリビア

㊱ 食後に走るとなぜお腹は痛くなる? …………… 182

㊲ お餅をのどに詰まらせた ………………………… 186

㊳ チョコレートの食べ過ぎで鼻血は出るのか？ …… 192
㊴ カリウム制限食！　野菜をゆでこぼすだけではダメ?! …… 198
㊵ 食べると眠くなります …… 206
㊶ 発酵食品は身体に良いですか？ …… 211
㊷ お腹が空くとお腹が鳴るのはなぜか？ …… 216
㊸ お腹が空いてお腹が痛い …… 219
㊹ タマゴは１日１個までしかダメですか？ …… 223
㊺ 果物ジュースや野菜ジュースは身体に良いですか？ …… 230
㊻ 味覚性発汗とは？ …… 237
㊼ 牛乳で薬を飲んだら骨が強くなりません …… 242
㊽ この薬、空腹時に飲んではダメですか？ …… 251
㊾ 気になるプラセボの効果 …… 259

第5章　その他のトリビア

㊿ 眼に良いブルー、眼に悪いブルー …… 266
(51) サウナは身体に良いのですか？ …… 270
(52) 痛みを最も感じやすいのは身体のどこか？ …… 277
(53) 読者からの「患者さんから聞かれて回答の難しい“素朴な疑問”」に答えます！ …… 282

索引 …… 289

装丁・デザイン　ことのはデザイン（荒川浩美）

第 **1** 章

医学的な
都市伝説を暴け

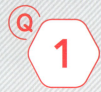

雨に打たれると風邪をひく?

> Case 56歳、男性。冬なのにサンダルで受診した。
> 医師：その足、寒くないですか？
> 患者：サンダルのほうが楽だからねぇ。
> 医師：風邪ひかないようにしてくださいね。
> 患者：毎年こんなだけど、風邪なんてひいたことないよ。寒い格好でいると風邪をひくってのは本当かな？　まあ、あまり寒くもないんだけどね。

　濡れた服のままでいたり、髪を乾かさずに寝ると、風邪をひくと言います。寒い環境のなか、薄着でいても風邪をひくと言います。身体を冷やすとなぜ、風邪をひきやすいと言われるのでしょうか？

気温が下がれば気道感染症は増える

　疫学研究では、冬の寒い時期には気道感染症が増えることがわかっています[1]。気温が下がることに加え、乾燥していることも気道感染症に関連しています[2,3]。乾燥しているとウイルスを含む粒子が長期間浮遊し、それを吸入して気道に到達する可能性が高くなるからです。

 回答例1　寒い時期は風邪やインフルエンザに注意が必要ですね。でも、部屋を暖めようとエアコンをつけていると乾燥してしまって、逆効果になることもありますから、乾燥にも注意しましょう。

体温が下がれば気道感染症は増えるが…

　低温の環境にさらされて体温が下がれば、感染症が起こりやすくなる可能性があります。頭部外傷に対する低体温療法のメタ解析からは、正常体温群のほうが肺炎はOR 0.42(0.25-0.70)と少なかったことが示されています[4]。ただし、このメタ解析に含まれた研究は、33～34℃で48時間維持したプロトコールがほとんどで

す。恒温動物であるヒトが、少しばかり寒い環境にいたからと言って、この体温になることは考えにくいです。

なぜ気温が低いほうが気道感染症が増えるのか？

　深部体温が下がらなくても、体表や上気道を冷却することで、気道感染症が起きやすくなる可能性はあります。たとえば体表を冷却することで、上気道の血管攣縮が起こることが報告されています[5]。そして繊毛運動や貪食能が障害されることで、気道感染症が増えることが推測されています[6]。また、感冒の原因となるライノウイルスは 37℃ よりも 33〜35℃ のほうが増殖は盛んであることも[7]、気温が低いほうが感冒が増加する一因かもしれません。

　その一方で、寒冷刺激では白血球、顆粒球は増加し、IL-6 濃度は高値となります。また NK 細胞活性は低下することなく、ウイルス感染に対する抵抗性は損なわれないとされます[8,9]。このように基礎研究では、明確な答えが得られていません。

　人間行動学の観点からは、寒い季節には密室空間に複数の人間が長期間居座ることが増え、ウイルス感染の蔓延を助長している可能性もあります。

 回答例2　寒くなると風邪をひきやすくなるという、明確な機序はわかっていません。

風邪がうつるか試してみよう！

　疫学研究や基礎研究では明確なことは言えませんでしたので、介入研究を行う必要があります。そこで感冒患者から鼻水を採取して、それをボランティアに移植して感染させる実験が 1950 年代に行われました。快適な環境（27℃、湿度 30%）下で下着、短パン、靴下姿で 4 時間過ごした場合と、寒い環境（16℃、湿度 80%）下で同じ格好で 4 時間過ごした場合、そして非常に寒い環境（－12℃、湿度 80%）下で暖かい格好で 2 時間過ごした場合が比較され、その前もしくは後に"鼻汁移植"を受けました。その結果、鼻汁移植群（428 例）も対照群（233 例）も、寒冷環境により感冒罹患率が高くなることはありませんでした（図1）[10]。

　また、ライノウイルス（15 型）を抽出し、これに対する抗体を有さない 44 人のボランティアに対する感染率を調べた研究もあります。4℃ や 10℃ の部屋に薄着で 2 時間、もしくは 32℃ のぬるま湯に頸部まで 5 時間浸かることで、後者では体温が 1℃ 下がりましたが、感染率や抗体産生に対する影響は確認できませんでした[11]。

Q1　雨に打たれると風邪をひく？　　3

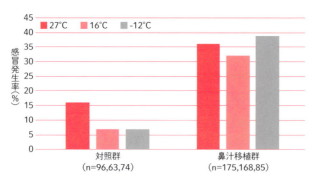

図1　外環境と感冒罹患率の関係(文献10より)

 回答例3　寒い環境にいても、感冒罹患率は高くなりません。

足を冷やすだけで、風邪をひく？

　その後、長らく寒冷刺激と感冒罹患については介入試験がありませんでしたが、2005年にランダム化比較試験で追加試験が行われました。その試験では10℃の冷水に20分間足を浸けた介入群(n=90)において、4〜5日以内に14.4％が感冒罹患を自己申告しました。一方の対照群(n=90)では5.6％のみであり、有意差がありました(p=0.047)。鼻汁、鼻閉、咽頭痛、くしゃみ、咳のスコアリングでも介入群が高値でした[12]。

盲検化できなければ、バイアスは避けられない

　多くの場合はランダム化比較試験の結果を信じたくなるところですが、対照群だった平均20歳の健康な若者が、4〜5日以内に5.6％と高い感冒罹患率であったことが気になります。常識的に考えて、この感冒罹患率は高すぎます。この研究では介入開始から1日2回、感冒の症状に対して尋ねられました。そのために、普段であれば感冒とは判断しないような鼻すすり、咳払い、頭重感などを、感冒によると判断した可能性があります。特に風邪をひくかもしれないと考えている介入群では、その効果は顕著に出る可能性があります。

　自覚症状はあくまで本人の自覚で決まりますので、バイアスが非常に入りやすいです。本研究で用いられた症状スコアリングでは、"発熱"という客観的に評価できる項目が含まれていなかったことも気になります。寒冷環境では生理的反応として

鼻水、くしゃみ、寒気が出現します。これを感冒と自己解釈する可能性があります。また、昨年度に感冒回数が多い人ほど研究期間中に感冒に罹患しており(p＝0.007)、上気道症状を気にする人かどうかが大きく影響しているのかもしれません。

回答例4 「病は気から」と言いますから、「風邪はひかないと思っていること」が、風邪の一番の予防策なのかも知れませんね(笑)。
これからもお元気でいて下さい。

2021年度はCOVID-19の大流行により三密が回避されました。その結果、インフルエンザ発症が今までになく非常に少なかったことは記憶に新しいところです。このことは気温よりも人々の行動様式のほうがウイルス感染伝播にはずっと大きく関わっていることを証明しました。

まとめ

◆ 寒い時期に感冒罹患は増加するが、身体を冷やすことで風邪をひくわけではない。
◆ 臨床研究においても日常生活においてもバイアスの存在には注意を払うべきである。

文献

1) Hajat S, et al: Cold weather and GP consultations for respiratory conditions by elderly people in 16 locations in the UK. Eur J Epidemiol 19(10): 959-968, 2004. **PMID 15575355**
2) Ikäheimo TM, et al: A decrease in temperature and humidity precedes human rhinovirus infections in a cold climate. Viruses 8(9): pii: E244, 2016. **PMID 27598190**
3) Mäkinen TM, et al: Cold temperature and low humidity are associated with increased occurrence of respiratory tract infections. Respir Med 103(3): 456-462, 2009. **PMID 18977127**
4) Henderson WR, et al: Hypothermia in the management of traumatic brain injury; a systematic review and meta-analysis. Intensive Care Med 29(10): 1637-1644, 2003. **PMID 12915937**
5) Mudd S, et al: Reactions to chilling of the body surface; experimental study of a possible mechanism for the excitation of infections of the pharynx and tonsils. J Med Res 40(1): 53-101, 1919. **PMID 19972480**
6) Eccles R: An explanation for the seasonality of acute upper respiratory tract viral infections. Acta Otolaryngol 122(2): 183-191, 2002. **PMID 11936911**
7) Foxman EF, et al: Two interferon-independent double-stranded RNA-induced host defense strategies suppress the common cold virus at warm temperature. Proc Natl Acad Sci USA 113(30): 8496-8501, 2016. **PMID 27402752**
8) Delahanty DL, et al: Time course of natural killer cell activity and lymphocyte proliferation in response to two acute stressors in healthy men. Health Psychol 15(1): 48-55, 1996. **PMID 8788540**
9) Castellani JW, et al: Cold exposure; human immune responses and intracellular cytokine expression. In: Medicine and Science in Sports and Exercise. American College of Sports Medicine 34: 2013-2020, 2002.

10) Dowling HF, et al: Transmission of the common cold to volunteers under controlled conditions. III. The effect of chilling of the subjects upon susceptibility. Am J Hyg 68 (1) : 59-65, 1958. PMID 13559211

11) Douglas RG, et al: Exposure to cold environment and rhinovirus common cold. N Engl J Med 279 (14) : 742-747, 1968.

12) Johnson C, et al: Acute cooling of the feet and the onset of common cold symptoms. Fam Pract 22 (6) : 608-613, 2005. PMID 16286463

Q2 福耳はホントだった?

> **Case** グループホームに入所中の99歳、男性。
> 施設内の最年長であるが、コミュニケーションは比較的良好で、体調を崩すことも少ない。職員が、その男性の大きな耳朶に触れながら、「この方は福耳なんですよ。だから長生きなんですね」と話していた。
> 医学的には福耳は、どのように考えられるでしょうか?

福耳とは?

　福耳(plump ears)は、耳朶が大きく、肉厚な耳のことを指し、金運に恵まれて福運があると言われます。七福神で馴染みのある方も多いかもしれません(図1)。今回は、七福神の美術品を眺めながら、福耳について考えたいと思います。
　恵比寿様は東京・JR恵比寿駅の前にも恵比寿像がありますので、顔が思い描きやすいかもしれません。立派な福耳をお持ちです(図2)。

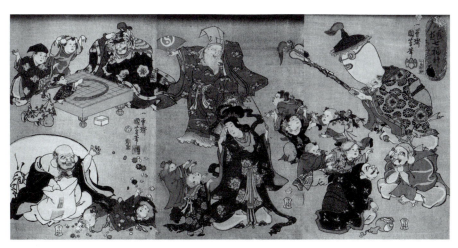

図1 歌川国芳(1798〜1861)の浮世絵の「七福神」

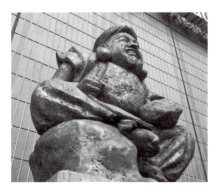

図2　東京・JR恵比寿駅前の恵比寿像

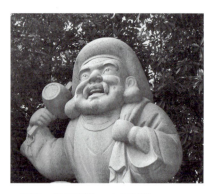

図3　神田明神の大黒天像

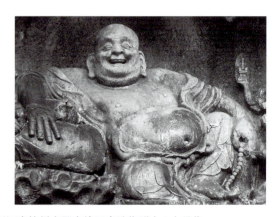

図4　中国・浙江省杭州市飛来峰石窟造像群中の布袋像

　恵比寿は「商売繁盛」や「五穀豊穣」をもたらす神として崇められていますが、七福神のなかでは唯一、日本由来の神です。他の七福神が福耳を持っているということは、外国でも福耳の概念があるのでしょうか？

　他の七福神である大黒天（図3）や弁財天も立派な福耳をお持ちですが、元となる神は、それぞれヒンドゥー教のシヴァ神と女神サラスヴァティー神と言われています。ところが、シヴァ神やサラスヴァティー神の絵画を見ると、福耳は認めません。

　一方で、七福神のなかで唯一実在した人物（中国の仏教の禅僧）がモデルである布袋は、中国でも福耳を持っています（図4）。中国では長い耳朶は長寿を意味し、分厚い耳朶は福があると言われています[1]。実は、仏像は国を問わず福耳を備えています。それは、釈迦の姿を詳細に記述した『三十二相八十種好』には「耳が長く垂

表 1　年齢による耳の長さの違い(文献4より)

	出生時	20歳	70歳以上
男性	52±4.1 mm	65±4.0 mm	78±4.8 mm
女性	52±4.3 mm	61±3.9 mm	72±4.6 mm

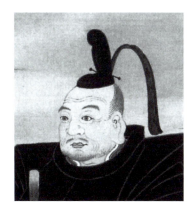

図5　徳川家康肖像画

れ下がっている」ことが記述されており、それを元に仏像が作られるからです。

回答例1　福耳は、お釈迦様がそのような耳をしていたために、ありがたいものと考えられるようになりました。

医学的には？

　福耳には宗教的にだけではなく、医学的にも意味があります。医学的には福耳は、加齢性変化と考えられています(表1)[2]。耳の長さは成人してからも、1年に0.13[3]〜0.22[4] mm長くなるとされています。その変化の大半は耳垂が長くなることで起こり、福耳が生じます。つまり、福耳があると長生きするのではなく、「長生きした人は福耳になる」のが正しい表現と言えます。

　福耳があった釈迦は80歳で亡くなっています。一方で、福耳のなかったシヴァ神やマハーカーラ神、サラスヴァティー神は、青年男女として描写されています。つまり、福耳の有無は年齢層の違いであり、古き人の詳細な観察によって得られた知見の1つであったと思われます。

　徳川家康は73歳まで生きて長寿だったため、肖像画で福耳が描かれていますが(図5)、織田信長は47歳で亡くなっているので、福耳が描かれていません。芸術家の観察眼は素晴らしいですね。最近の大河ドラマでは、歳をとるごとに耳朶を長くすることもあるそうですので、そこに注目して観るのも面白いかもしれません。

回答例2 歳をとると少しずつ耳朶は長くなりますので、高齢者では福耳となることが多いです。

歳をとると鼻も変化する

　歳をとることで福耳となる以外には、鼻にも形態的変化が認められます。鼻の長さは1歳ごとに0.17±0.03 mm 長くなり、鼻翼（いわゆる小鼻）は0.11±0.03 mm 大きくなります。鼻孔の大きさは変わりません。小鼻の目立つボテッとした鼻の形になるということですが、ここで図1～5 を見直してみてください。どれもそのような鼻の形に見えることは偶然ではないと思います。

まとめ

◆ 歳をとると外耳（特に耳垂）は長くなり、鼻翼の目立つ鼻の形態となりやすい。
◆ 芸術家の観察眼には医師も見習うべきところがある。

文献

1) Woo PN, et al：Why do old men have big ears?；the Chinese believe that thick ears signify greater wealth. BMJ 312（7030）：582, 1996. **PMID** 8595318
2) Niemitz C, et al：Human ears grow throughout the entire lifetime according to complicated and sexually dimorphic patterns；conclusions from a cross-sectional analysis. Anthropol Anz 65（4）：391-413, 2007. **PMID** 18196763
3) Asai Y, et al：Why do old men have big ears?；correlation of ear length with age in Japan. BMJ 312（7030）：582, 1996. **PMID** 8595316
4) Heathcote JA：Why do old men have big ears? BMJ 311（7021）：1668, 1995. **PMID** 8595316

3 医師が用いる血液型占いとは

> **Case** 適応障害の37歳、女性。
> 医師：もともと几帳面な性格だと思いますか？
> 患者：はい。血液型A型に典型的な性格だとよく言われます。
> ▶ 血液型占いには、どれほどの意味があるのでしょうか？

血液型性格分類

　日本では血液型による性格分類はよく知られていますが、不適切な差別につながるとして2004年に放送倫理・番組向上機構が「非科学的であり差別につながりかねない」とし、放送の自粛を求めています。

　医学的には血液型と性格との関連を1万人以上のデータから解析した結果、血液型により性格を説明できるのは全体の0.3%未満であるとされています[1]。つまり血液型と性格に関連はないと言ってよいでしょう。しかし、医師は血液型で疾患の起こりやすさをある程度予測することができます。

　本項はこの「医師が用いる血液型占い」について紹介します。

 回答例1 血液型による性格判断は科学的根拠がありません。

蚊に刺されやすい血液型

　蚊は温度、二酸化炭素、体臭（脂肪酸など）などにより、吸血する動物を探し当てるとされています。運動後、発汗後、飲酒後に蚊に刺されやすいのはそのためです。また蚊に刺されやすいかどうかには個人差が存在するのも理解できます。

　実は血液型により蚊に刺されやすさが異なるという報告があります。ヒトスジシマカ（通称：ヤブカ）は白黒のストライプ柄で、日本の代表的な蚊の1つです。ヒトスジシマカの入っているアクリルケースの中に腕を入れて何匹が止まるかを調べ

た研究では、血液型が O 型の場合には A 型の場合と比較して降着率が有意に高いと複数の研究で報告されています[2, 3]。ヤブカ属シマカ亜属に属するヒトスジシマカ (*Aedes albopictus*) やネッタイシマカ (*A. aegypti*) によって媒介されるチクングニア熱も、血液型が O 型の人に多いことが報告されています[4]。ただし、同じ蚊で媒介されるデング熱に関しては、血液型によって罹患率が異なるという報告はまだありません（流行地域ではデング熱は高頻度すぎるため正確な調査が困難なのかもしれません）。

　アカイエカ (*Culex pipiens pallens*) とチカイエカ (*C. pipiens molestus*) も日本の代表的な蚊で色は茶です。チカイエカは浄化槽で発生することがあり、オフィスや地下鉄で年中見られることがあります。アカイエカとチカイエカが好む血液型については報告がありません。

　マラリアを媒介するハマダラカについては一定の見解がありません。ガンビエハマダラカ (*Anopheles gambiae*) は血液型が O 型以外の人を平均 3.5 カ所刺しましたが、血液型が O 型の人は 5.0 カ所刺されることが実験で確認されています[5]。一方、ステフェンスハマダラカ (*A. stephensi*) においては直接の吸血においても、人工皮膚を介在した吸血実験においても、AB 型の血液を好むことがわかっています[6]。ガンビエハマダラカはアフリカの主要な蚊ですが、アフリカは血液型 O 型の割合が最も多いです。一方、ステフェンスハマダラカはインドやイランでの主要な蚊ですが、これらの地域では比較的 O 型の割合が少なく AB 型が多いです。イランにおける血液型分布は O 型 (37%)、A 型 (28%)、B 型 (27%)、AB 型 (9%) ですが、ヒトを吸血していたステフェンスハマダラカ 4 例の血液型を調べたところ A 型、B 型が 1 例ずつで、AB 型が 2 例でした[7]。ハマダラカは O 型/非 O 型でその地域に多い血液型を見分けている可能性がありますが、まだ詳しくはわかっていません。

回答例2 ヒトスジシマカは O 型の血液型を好むようですが、蚊の種類によっても異なりますし、どんな血液型であろうと蚊対策は必要です。

非 O 型は血栓ができやすく、O 型は止血しにくい

　器質的疾患に関しても血液型との関連が調べられており、いくつかのメタ解析の結果を**表1**[8〜11]にまとめます。たとえば 17 研究、225,810 人のデータをメタ解析したところ、血液型が O 型で冠動脈疾患が少ないことが報告されています。O 型で冠動脈疾患リスクが低いのは、症例対照研究、前向き研究、後ろ向き研究に分け

表1 血液型と疾患のリスク（OR）（文献8〜11より）

	A型	B型	AB型	O型
冠動脈疾患[8]	1.14 (1.03-1.26)	1.02 (0.95-1.10)	0.95 (0.78-1.17)	0.85 (0.78-0.94)
心筋梗塞[9]		1.28 (1.17-1.40)		1.0
脳梗塞[9]		1.17 (1.01-1.35)		1.0
深部静脈血栓症[10]		2.09 (1.83-2.38)		1.0
出血イベント[11]		1.0		1.33 (1.25-1.42)

色の箇所は有意に高い、グレーは有意に低いことを表す。

て解析しても一貫した結果でした。心筋梗塞（22研究、536,768人）、脳梗塞（6研究、19,124人）、深部静脈血栓（38研究、477,441人）も同様にO型で少ないことがわかっています。

逆に出血イベント（主に消化性潰瘍）の頻度を22研究、466,752人のデータをメタ解析したところ、出血リスクはO型のほうが高いという結果でした。

血液型がO型の場合、von Willebrand因子が少なく、第Ⅷ因子活性が低いことがわかっています[12]。このことが易出血性に関係していると考えられます。

回答例3 O型の人は血栓症が少ないという神様からの贈り物があります。その代わりと言ってはなんですが……、O型の人は大量出血しやすく、O型の赤血球製剤はO型以外の人への緊急輸血にも使えるので、血液型がO型の方はぜひ献血にご協力ください。

悪性腫瘍が少ない血液型とは？

多くの悪性腫瘍はO型で少ないことがわかっています（表2）[13]。これにはTNFα、可溶性ICAM-1、E-セレクチン、P-セレクチンが関与していると考えられています[13]。しかしO型であればがん検診が不要となるわけではありませんし、非O型であっても特別検査を受けるべきというわけでもありません。血液型による悪性腫瘍のリスクは微々たるものです。それは喫煙による悪性腫瘍のリスクと比較してみればわかりやすいと思います（表3）[14]。血液型による判断はあくまで「占い程度」と考えておいたほうがよいでしょう。

最近の話題としては、COVID-19がA型で重症化リスクが高く（OR 1.45）、O型で重症化が少ない（OR 0.65）ことが報告されました[15]。重症化したCOVID-19では肺胞毛細血管微小血栓症が高頻度に認められますが[16]、O型では血栓症が少

表2 血液型と悪性腫瘍の関係（OR）(文献13より)

	A型	B型	AB型	O型
悪性腫瘍全体	1.12(1.09-1.16)	1.01(0.97-1.05)	0.98(0.94-1.03)	0.84(0.80-0.88)
胃がん	1.18(1.13-1.24)	0.95(0.89-1.01)	0.98(0.90-1.07)	0.84(0.80-0.88)
膵がん	1.23(1.15-1.32)	1.03(0.91-1.4)	0.98(0.81-1.17)	0.75(0.70-0.80)
乳がん	1.12(1.01-1.24)	0.94(0.79-1.09)	0.97(0.81-1.13)	0.90(0.85-0.95)
子宮頸がん	1.06(0.89-1.24)	0.98(0.85-1.12)	1.00(0.70-1.31)	0.89(0.66-1.11)
大腸がん	1.05(0.98-1.13)	1.12(0.94-1.29)	1.07(0.88-1.26)	0.89(0.81-0.96)
卵巣がん	1.16(1.04-1.27)	1.05(0.90-1.20)	0.97(0.81-1.13)	0.76(0.53-1.00)
食道がん	0.92(0.82-1.02)	1.18(1.04-1.32)	1.03(0.85-1.21)	0.94(0.89-1.00)
肺がん	1.12(0.73-1.52)	0.81(0.66-0.95)	1.18(0.88-1.48)	0.87(0.20-1.55)
鼻咽頭がん	1.17(1.00-1.33)	1.06(0.90-1.21)	1.17(0.85-1.48)	0.81(0.70-0.91)

メタ解析から該当研究が3つ以上あるがん腫のみ抜粋。
色の箇所は有意に高い、グレーは有意に低いことを表す。

表3 悪性腫瘍に対する喫煙のリスク(文献14より)

	RR		RR
上部消化管がん	3.57(2.63-4.84)	鼻咽頭がん	1.95(1.31-2.91)
口腔がん	3.43(2.37-4.94)	喉頭がん	6.98(3.14-15.5)
咽頭がん	6.76(2.86-16.0)	肺がん	8.96(6.73-12.1)
食道がん	2.50(2.00-3.13)	子宮頸がん	1.83(1.51-2.21)
胃がん	1.64(1.37-1.95)	腎臓がん	1.52(1.33-1.74)
肝臓がん	1.56(1.29-1.87)	下部尿路がん	2.77(2.17-3.54)
膵がん	1.70(1.51-1.91)		

悪性腫瘍に対する喫煙のリスクは、"非O型の血液型であること"よりもかなり高い。

ないために重症化しにくいのかもしれません。

　今後、医学的な血液型占いはより発展していくと思いますが、ブラッドタイプ・ハラスメントとならないように注意したいものです。

まとめ

◆血液型で性格判断はできない。
◆O型の人はヒトスジシマカに刺されやすい傾向がある。
◆O型の人は血栓症が少ない一方で、出血をきたしやすい傾向がある。
◆O型の人は悪性腫瘍が少ない傾向がある。

文献

1) Nawata K : No relationship between blood type and personality ; evidence from large-scale surveys in Japan and the US. Shinrigaku Kenkyu 85 (2) : 148-156, 2014. PMID 25016835

2) Shirai Y, et al : Landing preference of *Aedes albopictus* (Diptera : Culicidae) on human skin among ABO blood groups, secretors or nonsecretors, and ABH antigens. J Med Entomol 41 (4) : 796-799, 2004. PMID 15311477

3) 白井良和，他：A36 ABO 式血液型および分泌・非分泌型によるヒトスジシマカ誘引の相違．衛生動物 51（Supple）：46，2000.

4) Lokireddy S, et al : Genetic predisposition to chikungunya a blood group study in chikungunya ; affected families. Virol J 6 : 77, 2009. PMID 19531208

5) Wood CS, et al : Selective feeding of Anopheles gambiae according to ABO blood group status. Nature 239 (5368) : 165, 1972. PMID 4561964

6) Anjomruz M, et al : Preferential feeding success of laboratory reared *Anopheles stephensi* mosquitoes according to ABO blood group status. Acta Trop 140 : 118-123, 2014. PMID 25151045

7) Anjomruz M, et al : ABO blood groups of residents and the ABO host choice of malaria vectors in southern Iran. Exp Parasitol 136 (1) : 63-67, 2014. PMID 24280520

8) Chen Z, et al : ABO blood group system and the coronary artery disease ; an updated systematic review and meta-analysis. Sci Rep 6 : 23250, 2016. PMID 26988722

9) Dentali F, et al : ABO blood group and vascular disease ; an update. Semin Thromb Hemost 40 (1) : 49-59, 2014. PMID 24381150

10) Dentali F, et al : Non-O blood type is the commonest genetic risk factor for VTE ; results from a meta-analysis of the literature. Semin Thromb Hemost 38 (5) : 535-548, 2012. PMID 22740183

11) Dentali F, et al : Relationship between ABO blood group and hemorrhage ; a systematic literature review and meta-analysis. Semin Thromb Hemost 39 (1) : 72-82, 2013. PMID 23299820

12) Sousa NC, et al : The relationship between ABO groups and subgroups, factor VIII and von Willebrand factor. Haematologica 92 (2) : 236-239, 2007. PMID 17296574

13) Zhang BL, et al : ABO blood groups and risk of cancer ; a systematic review and meta-analysis. Asian Pac J Cancer Prev 15 (11) : 4643-4650, 2014. PMID 24969898

14) Gandini S, et al : Tobacco smoking and cancer ; a meta-analysis. Int J Cancer 122 (1) : 155-164, 2008. PMID 17893872

15) Ellinghaus D, et al, Severe Covid-19 GWAS Group : Genomewide Association Study of Severe Covid-19 with Respiratory Failure. N Engl J Med 2020. PMID 32558485

16) Ackermann M, et al : Pulmonary vascular endothelialitis, thrombosis, and angiogenesis in Covid-19. N Engl J Med 383 (2) : 120-128, 2020. PMID 32437596

Q4 医師が本気で血液型を当てにいくとき

> **Case 1** 46歳、男性。健診異常〔アルカリフォスファターゼ(ALP)高値〕
>
> **患者**：何も症状はないのですが、ALP が高いと言われました。
>
> **医師**：ALP は正常上限の 1.5 倍程度に上昇していますが、他の肝機能検査(AST、ALT、γGTP)に異常はないですね。
>
> **患者**：実は、過去にも ALP が高くなったことがあったのですが、そのときも受診したら良くなっていました。これが、そのときのデータです。
>
> **医師**：なるほど。腹部超音波検査は正常で、原発性胆汁性胆管炎という少し珍しい病気の検査(抗ミトコンドリア抗体)もしてもらってますが、それも大丈夫だったようです。この検査結果をみても ALP だけが時々高くなるのですね。ところで、○○さんの血液型は O 型ですか？　それとも B 型ですか？
>
> **患者**：え？　O 型ですが何か関係あるのですか？

　前項の Q3 は血液型「占い」でしたが、本項では血液型を「当てる」ことができる 2 つのシチュエーションを紹介します。

A 型ではないとわかるとき

　血液型 A 型の赤血球は小腸型アルカリフォスファターゼ(ALP)を結合する能力がありますが、B 型や O 型の赤血球ではこの結合はほとんど行われません。その結果、B 型や O 型の血液型を持つ人では、血清中の ALP 値が、赤血球に結合しなかった小腸型 ALP によって影響を受けやすくなります。通常、食後(特に高脂肪食後)に小腸型 ALP は軽度に上昇するだけで、これが大きな問題になることはあまりありません。そのため肝機能スクリーニングの血液検査時に絶食を必須としている医療機関は多くはないでしょう。しかし、この変動には個人差が大きいことが知られており、中には正常上限の 3 倍にまで上昇するケースも報告されていますので[1]、医師はこの病態を知っておく必要があります。

　Case 1 では ALP 以外の肝機能障害がなく、肝疾患以外を疑いたくなります。例えば骨代謝を亢進させる甲状腺中毒症は ALP のみが高くなる代表的疾患の 1 つ

です．しかしこの症例の ALP だけが時々高くなる変動は，小腸型 ALP の関与を積極的に疑うべき状況です．ALP アイソザイムを測定する方法もありますが，最も簡単に判断するのは絶食下での再検査です．ALP 値は脂肪食後 3〜6 時間で最も影響が大きいです[2]．脂肪食後 14 時間でも前値より 9% 高くなったという報告もありますが，近年測定法が IFCC 法で統一され，この測定方法での影響は少ないと考えられています[3]．

　日本人の血液型は A 型が約 40%，O 型が約 30%，B 型が約 20%，AB 型が約 10% です[4,5]．Case 1 の患者は ALP の推移から血液型が A 型もしくは AB 型ではないとわかるので，6 割の可能性で O 型，4 割の可能性で B 型となります．

> **回答例1** 血液型によっては脂肪食に反応して ALP が高値となることがあります．毎回健診異常となるのを避けるために，検査当日の朝食は抜くことが重要です．より万全を期するために前日の夕食の脂肪摂取を控えてもらう場合もあります．

Case 2　52 歳，女性．牛肉を食べてアナフィラキシー
患者：久しぶりに自宅で夕食に牛肉のステーキを食べたら，夜中に全身が痒くなって，息苦しくもなりました．救急車で搬送されて，肉アレルギーと言われました．
医師：それは大変でしたね．
患者：はい．自宅は救急車がくるのも時間がかかる場所なので，大変でした．
医師：ご自宅はどのあたりでしたっけ？
患者：山間で，養鶏と農業をやっていますから，随分遠いんですよ．この病院まで 1 時間半ぐらいかかります．
医師：ところで，○○さんは血液型 A 型ですか？　それとも O 型ですか？
患者：え？　A 型ですが何か関係あるのですか？

B 型ではないとわかるとき

　獣肉のアレルギーとして近年注目されているものに，α-Gal 症候群があります．α-Gal 症候群は，マダニ咬傷によってマダニ唾液腺中の galactose-α-1, 3-galactose（α-Gal）に感作された人が，獣肉に含まれる α-Gal に対してアレルギーを発症する疾患です．α-Gal はウシやブタなど四つ足の動物の肉に含まれますが，鶏肉や魚肉には含まれません．IgE を介するアレルギーであればアレルゲン摂取後 1

時間以内に発症するのが一般的ですが、α-Gal は吸収が緩やかであるため、2〜6時間後に発症することが特徴です。

Case 2 の患者ではマダニに噛まれる機会があり、牛肉摂取から数時間して重篤なアレルギー反応であるアナフィラキシーを発症していますので、α-Gal 症候群を疑うことができます。獣肉以外には、カレイ魚卵に α-Gal と交差反応をきたす成分が含まれており、抗悪性腫瘍薬のセツキシマブにも α-Gal が含まれているため、これらにも注意が必要です。

さて、血液型の話に戻りますが、B 型の赤血球は α-Gal と似た抗原を持っています。そのため B 型または AB 型の人の免疫は α-Gal に対して寛容です。一方、A 型や O 型の人はこの種の抗原を持たないため、α-Gal に対して抗体を持ちやすく、結果としてアレルギー反応が発生しやすいと考えられています[6]。

スウェーデンにおける 39 例の報告では O 型（57.5％）と A（37.5％）が圧倒的に多く、B 型と AB 型は 2.5％ ずつでした[7]。スウェーデンでの血液型は A 型が 45％、O 型が 39％、B 型が 11％、AB 型が 5％ で、日本と比べるともともと B 型や AB 型が少ないという違いはありますが[8]、それでも α-Gal 症候群の 95％ が A 型と O 型であるというのは偶然とは言えません。

> **回答例1** 獣肉には α-Gal という物質があります。ダニの唾液にも α-Gal が含まれているので、ダニに噛まれることで α-Gal にアレルギーを起こすようになったものと考えられます。α-Gal は牛肉以外に豚肉や羊肉にも含まれているため、これらは今後避けてください。また、カレイの魚卵でも起こることがあるため注意してください。それ以外の魚や鶏肉は大丈夫です。

まとめ

- 原因不明の ALP 単独上昇を見たら、(脂肪)食後の ALP 高値を考え、絶食後に再検査を行う。
- 食後に ALP が高値となる場合は、A 型赤血球を持っていないと推測できる。
- ダニ感作により遅発性の獣肉アレルギーが起これば、α-Gal 症候群を考える。
- B 型赤血球は α-Gal と似た抗原を有するため、免疫寛容により α-Gal 症候群を起こしにくくする。

文献

1) Cho SR, et al: Unusually high alkaline phosphatase due to intestinal isoenzyme in a healthy adult. Clin Chem Lab Med 43(11): 1274-1275, 2005. PMID 16358445

2) 松下　誠, 他: アルカリ性ホスファターゼ活性測定における脂肪食の影響と血液型との関係. 臨床病理＝The official journal of Japanese Society of Laboratory Medicine: 日本臨床検査医学会誌 59(10): 923-929, 2011.

3) 松下　誠, 他: B または O 型で分泌型の人のアルカリ性ホスファターゼ活性は前夜の脂肪食摂取量によって変動する. 臨床病理 61(4): 307-312, 2013.

4) Kusumoto T, et al: Association between ABO blood group/genotype and COVID-19 in a Japanese population. Ann Hematol 102(11): 3239-3249, 2023. PMID 37581712

5) Mitsui Y, et al: ABO Blood Type and Risk of Peyronie's Disease in Japanese Males. World J Mens Health 40(3): 509-516, 2022. PMID 35021298

6) McMorrow IM, et al: Relationship between ABO blood group and levels of Gal alpha, 3Galactose-reactive human immunoglobulin G. Transplantation 64(3): 546-549, 1997. PMID 9275130

7) Hamsten C, et al: Red meat allergy in Sweden: association with tick sensitization and B-negative blood groups. J Allergy Clin Immunol 132(6): 1431-1434. e6, 2013. PMID 24094548

8) Dahlén T, et al: An agnostic study of associations between ABO and RhD blood group and phenome-wide disease risk. Elife 10: e65658, 2021. PMID 33902814

Q5 "男指"とは?

Case 女性看護師:先生、男指、女指って知っていますか? 人差し指が長いと女指で、薬指が長いと男指らしいのですが、私は男指なんですよね…。
▶第2指(人差し指)と第4指(薬指)の長さに関する医学的意義はあるのでしょうか?

第2指と第4指の長さ

女性と男性を比較すると男性のほうが、第2指長÷第4指長(2D:4D)が小さい(第2指長＜第4指長)ことがわかっています。そのため第4指が第2指より長い場合に男指、第2指が第4指よりも長い場合に女指という俗称があるようです。しかし実際には女性でも男指であることが多いです(**図1**)[1]。よって間違っても"男指"を持つ女性に対して「中身は男なんじゃないの?」とは言ってはいけません。

性別判定の診断特性は低い

日本人のデータは少ないため中国人のメタ解析の結果を見てみましょう(**表1**)[2]。

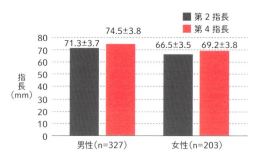

図1 日本人における指の長さ(平均値±標準偏差)(文献1より)

表1 性別による2D:4Dの違い
(文献2より)

	男性	女性
左手	0.951 (0.946〜0.957)	0.959 (0.953〜0.965)
右手	0.948 (0.942〜0.953)	0.958 (0.952〜0.964)

表2 2D：4Dによる男性の予測(文献4より)

	感度	特異度	LR+	LR−
第2指長＞第4指長	11(9〜12)	78(76〜79)	0.47(0.41〜0.55)	1.15(1.13〜1.17)
第2指長＝第4指長	54(52〜56)	41(39〜42)	0.91(0.86〜0.96)	1.13(1.08〜1.19)
第2指長＜第4指長	35(33〜38)	82(80〜83)	1.94(1.76〜2.14)	0.79(0.77〜0.82)

確かに女性では2D：4Dが高い(第2指長＞第4指長)傾向にありますが、その差は微々たるものです。左右差はほぼありませんが、右手のほうがデータのバラツキが少ないため[3]、右手で評価するのが望ましいとされています。確かに男指(第2指長＜第4指長)であれば男性である可能性が高くなり、女指(第2指長＞第4指長)であれば女性である可能性が高くはなりますが、その尤度比は2程度であることから(表2)[4]、恐らくは容姿で判断するほうが信頼性は高いでしょう。

回答例1 第4指のほうが長ければ男性、第2指のほうが長ければ女性である可能性が高くなります。しかし、どちらが長いか不明確なこともあること、また男女で逆のパターンになることも稀ではないことから、信頼性が高い指標ではありません。

2D：4Dの医学的意義はあるか？

2D：4Dが性別によって異なるのは胎児期のテストステロンへの曝露の影響であると考えられています。そのため2D：4Dは男性らしい、もしくは女性らしい顔貌とも関連します[5,6]。一方、成人になってからのホルモン値とは関連がありません[7]。2D：4Dは簡単に調べられる所見であるため多数の研究がされており、性格、精神疾患、性嗜好、運動能力、悪性腫瘍、動脈硬化性疾患、変形性関節症、筋萎縮性側索硬化症などとの関連が調べられており、統計学的には有意差を認める報告も多いのですが、その臨床的な意義は微々たるものです。

そこでここでは、胎児期のテストステロン値が医学的に重要と思われるいくつかの疾患に限って関連論文を紹介します。

先天性副腎皮質酵素欠損症では指の"男性化"を認める

先天性副腎皮質酵素欠損症のなかで最も多い21-水酸化酵素欠損症(あるいは11β-水酸化酵素欠損症)は、コルチゾールの合成障害のためACTH(副腎皮質刺激ホルモン)が高値となります。一方、テストステロンの合成は保たれるためACTH

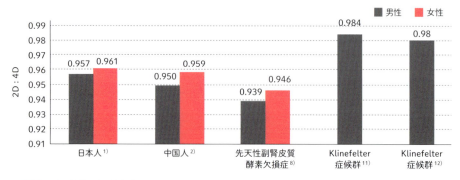

表3 先天性副腎皮質酵素欠損症と 2D：4D（文献8より）

	男性	女性
先天性副腎皮質酵素欠損症	0.939	0.946
対照群	0.954	0.963

図2 各疾患における2D：4D（文献1、2、8、11、12より）

による副腎刺激により男性化徴候を認めるのが特徴です。そのため第2指長＜第4指長となる傾向があり、診断の一助となりえます（表3）[8]。女児では外性器の男性化がわかりやすいですが、男児では外性器に異常を認めないため、特に2D：4Dの有用性があると考えられます。一方、同じく男性化徴候を認める多嚢胞性卵巣症候群（PCOS）では、発症年齢が手指の成長後であるためか2D：4Dの有用性は明らかではありません[9,10]。

Klinefelter症候群は指が"女性化"する

Klinefelter症候群は、男性の性染色体にX染色体が1つ以上多いことで生じる疾患の総称です。四肢は細長く高身長であることが多く、性腺機能低下（思春期来初遅延、精巣萎縮、無精子症、女性化乳房）を認めます。

Klinefelter症候群の患者の2D：4Dは平均0.98〜0.99と、一般男性より高値となります[11,12]。体格と合わせて検査前確率を高める診察として2D：4Dは有用と考えられます。今回紹介した論文の2D：4Dの値を図2[1,2,8,11,12]にまとめます。

回答例2 先天性に性ホルモン異常を認める疾患に対しては、2D：4Dが診断の一助となります。

Turner症候群は第4中手骨短縮が認められる

　X染色体のうち1つが全体または一部欠失しているTurner症候群では、卵巣機能不全（二次性徴の消失）が認められます。性ホルモンの異常があるため2D：4Dが変化する可能性がありますが、Turner症候群ではさまざまな奇形が多く、それらの確認のほうが診断には有用です。外表面から観察できる身体的特徴としては、原因不明の低身長＜5パーセンタイル（73％）、翼状頸（44％）、新生児期のリンパ浮腫（51％）が1つでもあればTurner症候群を疑うべきとされ、高口蓋（71％）、爪異形成（75％）、第4中手骨短縮（33％）、斜視（32％）は2つ以上あればTurner症候群を疑うべきとされます[13]。その他にTurner症候群で認められる身体的特徴には、耳介低位（63％）、下顎後退（55％）、外反肘（47％）、内眼角贅皮（44％）、後頭部毛髪線低位（57％）、40個以上の母斑多発（44％）、扁平足（33％）、側弯症（19％）、眼瞼下垂（33％）、漏斗胸（24％）、陥没乳頭（20％）などが知られています。

　なお、第4中手骨短縮は偽性副甲状腺機能低下症でも認められます。Albright遺伝性骨異形成症の徴候である肥満、低身長、異所性皮下骨化、短指症、第4中手骨短縮、円形顔貌、知能障害を合併した偽性副甲状腺機能低下症をIa型、合併しないものをIb型と呼びます。Albright遺伝性骨異形成症の徴候があるが、低カルシウム血症、高PTH血症などがない場合は、偽性偽性副甲状腺機能低下症を考えます。

回答例3 第4指の中手骨が短い場合はTurner症候群や偽性偽性副甲状腺機能低下症を考えます。

まとめ

- 胎内でのテストステロン曝露により男性では第2指より第4指が長くなる傾向があるが、個人差が大きく信頼性の高い指標ではない。
- 先天性副腎皮質酵素欠損症では、第2指長＜第4指長となりやすい。
- Klinefelter症候群では第2指長＞第4指長となりやすい。

文献

1) 河内まき子：AIST 日本人の手の寸法データ．2012．
https://www.airc.aist.go.jp/dhrt/hand/index.html（2025 年 2 月 1 日閲覧）

2) Xu Y, et al：The digit ratio（2D：4D）in China：a meta-analysis. Am J Hum Biol 27（3）：304-309, 2015. PMID 25284473

3) Hönekopp J, et al：Meta-analysis of digit ratio 2D：4D shows greater sex difference in the right hand. Am J Hum Biol 22（5）：619-630, 2010. PMID 20737609

4) de Kruijf M, et al：Finger length pattern as a biomarker for osteoarthritis and chronic joint pain；a population-based study and meta-analysis after systematic review. Arthritis Care Res（Hoboken）66（9）：1337-1343, 2014. PMID 24623639

5) Fink B, et al：Second to fourth digit ratio and face shape. Proc Biol Sci 272（1576）：1995-2001, 2005. PMID 16191608

6) Burriss RP, et al：2D：4D and sexually dimorphic facial characteristics. Arch Sex Behav 36（3）：377-384, 2007. PMID 17203400

7) Hönekopp J, et al：Second to fourth digit length ratio（2D：4D）and adult sex hormone levels；new data and a meta-analytic review. Psychoneuroendocrinology 32（4）：313-321, 2007. PMID 17400395

8) Richards G, et al：Digit ratio（2D：4D）and congenital adrenal hyperplasia（CAH）；systematic literature review and meta-analysis. Horm Behav 126：104867, 2020. PMID 32998030

9) Lujan ME, et al：Digit ratios do not serve as anatomical evidence of prenatal androgen exposure in clinical phenotypes of polycystic ovary syndrome. Hum Reprod 25（1）：204-211, 2010. PMID 19855107

10) Cattrall FR, et al：Anatomical evidence for in utero androgen exposure in women with polycystic ovary syndrome. Fertil Steril 84（6）：1689-1692, 2005. PMID 16359966

11) Manning JT, et al：Digit ratio（2D：4D）in Klinefelter's syndrome. Andrology 1（1）：94-99, 2013. PMID 23258636

12) Chang S, et al：Anthropometry in Klinefelter syndrome；multifactorial influences due to CAG length, testosterone treatment and possibly intrauterine hypogonadism. J Clin Endocrinol Metab 100（3）：E508-E517, 2015. PMID 25514102

13) Sävendahl L, et al：Delayed diagnoses of Turner's syndrome；proposed guidelines for change. J Pediatr 137（4）：455-459, 2000. PMID 11035820

Q6 「つわりで匂いに敏感になる」は正しくない

> **Case** 気管支喘息で通院中の31歳、女性。
> **患者**：先生、私、妊娠しました。
> **医師**：それはおめでとうございます。
> 　　　　体調に変わりはないですか？
> **患者**：つわりのため、冷蔵庫を開けると匂いで吐き気がするので大変です。今までは主人の喫茶店を手伝っていたのですが、味覚も変わったようなのでお休みをいただいています。ところで、この匂いや味覚の変化はいつごろ治まりますか？

悪阻（つわり）とは？

　悪阻とは、妊娠4～16週に好発する嘔気や嘔吐のことで、ヒト絨毛性ゴナドトロピン（hCG：human chorionic gonadotropin）[1]や成長分化因子15（growth differentiation factor 15：GDF15）などの影響が疑われていますが、明確な機序は明らかになっていません。200妊娠に1回は重度の嘔吐、脱水、体重減少を伴う妊娠悪阻に発展するとされます。悪阻は母体が毒素を摂取する可能性を低くするための合目的性があるという説があります[2]。

この悪阻はいつまで続きますか？

　悪阻は妊娠第1三半期に多いです（図1）[3]。もう少し詳細に言えばhCGが増加し、尿中妊娠反応が陽転化する妊娠4週ほどで出現し始めます。その後、血中hCGが最高値となる時期の妊娠8～10週から徐々に軽減していき、妊娠16週までに入院を要するような重度の悪阻の頻度は1/5にまで低下します[4]。薬物などによる奇形が生じやすい器官形成期を超えると悪阻は軽減し、その後は胎児のために栄養を摂ることを優先させる仕組みと考えると非常に合理的な仕組みです。しかし悪阻がいつ治まるかについては個人差が大きく、予想することは困難です。なお、妊娠第3三半期になると子宮による胃の圧排などにより、いわゆる後期悪阻が出現することもあります。

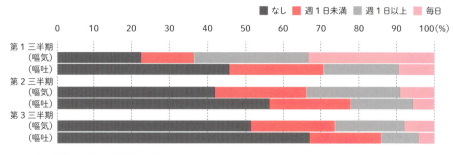

図1 嘔気・嘔吐の頻度(文献3より)

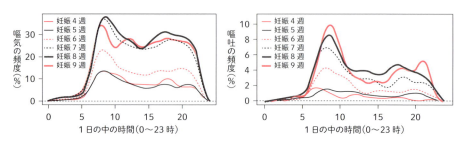

図2 嘔気、嘔吐の日内変動(文献5より)

 回答例1 妊娠8〜10週をピークとして悪阻は軽減し、妊娠16週までには治まることが多いですが、収束時期については個人差が大きいです。

"morning sickness"は朝に目立つが1日中あってよい

悪阻は朝に嘔気・嘔吐を認めやすいことから、英語ではmorning sicknessとも言います。時間ごとの症状を調べた報告では、確かに朝に症状が強いものの1日中症状は認められ、朝と晩の二峰性の症状を訴える人もいます(図2)[5]。

"匂いに敏感になる"は正しくない

妊婦の63.6%、妊娠悪阻患者の95.8%が食品の匂いで嘔気を誘発します[6]。一方、先天性の無嗅症では悪阻の頻度が1/6であると小規模な研究で報告されています[7]。つまり、嗅覚と悪阻には強い関連があります。

ところが妊婦の嗅覚検出閾値を調べた研究では、妊婦で嗅覚が鋭敏になることに

表1 妊娠による味覚機能の変化(文献11, 13, 14より)

	妊娠全般	第1三半期	第2三半期	第3三半期	産褥期
甘味					
苦味					
酸味					
塩味					

■：機能低下の報告数、■：機能変化なしの報告数、■：機能亢進の報告数

は否定的な結果が得られています[8〜10]。匂いの識別能についても研究されていますが、匂いをよく識別できるようになることは示されておらず[2]、識別能力はむしろ低下するという報告もあります[11]。

妊娠中に「嗅覚が敏感になる」のではなく、「些細な匂いが不快に感じる」という表現のほうが正しいと考えられます。

回答例2 妊娠しても匂いを敏感に感じ取れるようにはなりませんが、「匂いの感じ方」が変わります。

味覚は本当に変わる

妊婦のうち92.8％で嗜好の変化があり、特に酸味(65.6％)、塩味(45.6％)、濃い味(34.4％)を好むようになります。この変化は妊娠前期(97.8％)に起こります。また56.7％の妊婦が味覚障害を自覚します[12]。

妊婦の味覚閾値を調べてみると、風味障害ではなく、実際に味覚を感じる機能が落ちているようです(表1)[11,13,14]。なかでも妊娠初期に味覚が変化するという報告が多いです。味覚の変化は大きな問題ですが、第2三半期(妊娠14週〜27週6日)以降には味覚機能変化の報告は少ないことから、いわゆる安定期(妊娠16週程度)で悪阻は治まり、味覚も安定すると覚えておくとよいでしょう。

味覚のなかで比較すると塩味は感じにくくなる傾向で、最も一貫した結果が報告されています。これは塩味に鈍くなれば塩分摂取量が増え、必要な循環血漿量増加に対応できるためという説があります[15]。苦味は第1三半期に感じやすくなる可能性がありますが、これは毒性物質を摂取しないようにさせる意味があるという説があります[15]。

　また酸味も感じにくくなる傾向で一貫しており、妊婦によっては酸っぱいものを極端に欲しくなるということに関連すると思われます。その一方で、妊娠悪阻患者において嘔気を誘発する味覚は苦み（32%）に次いで酸味（23%）であり[13]、塩味（16%）や甘味（5%）よりも嫌う妊婦がいるのも事実です。酸味を呈するものの中には柑橘類のように健康的な食品以外に、腐敗物が含まれます。妊婦は安全性の高い酸味だけを好むように味覚が変化していると考えるとよいでしょう。

　うま味に関する研究は少ないですが、妊娠前期にうま味成分にだけ閾値が高くなるという報告があり[16]、味覚変化に影響を与えている可能性があります。

　また悪阻患者の32%で錯味を訴え、それらの70%は苦味以外の味覚を苦味と感じます[17]。この変化も毒性物質の摂取を少しでも減らすための母体の工夫であると考えられます。

回答例3 特に妊娠初期には味覚が鈍くなる傾向があり、「酸っぱい」「しょっぱい」「味が濃い」ものを好む傾向があります。一方、苦味には敏感になり、何もかもが苦く感じることもあります。

何がお勧め食品か？

　今まで述べたように悪阻は個人差が大きいですが、どのようなものが受け入れやすいかを知っておくことは、男性にとっても、妊婦とのコミュニケーションを図るうえで重要です。

　魚や油ものは匂いだけで受けつけないことがありますが、柑橘類の匂いは受け入れられることが多いです（図3）[13]。食事形態は「ベトッ」としたものは駄目で、カリカリしたものが好まれます。白米の炊き上がった匂いがダメという妊婦さんは多いですが、お粥は大丈夫なことがあります。さっぱりとしたフルーツは受け入れられやすいですが、パイナップルやパパイヤは受けつけないかもしれません。

　まずは摂取できるものを摂取してもらえばよいですが、摂取内容によってはビタミンB_1欠乏に注意しましょう。

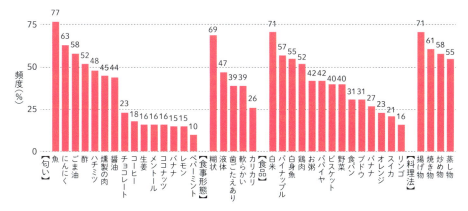

図3 妊娠悪阻患者において嘔気を誘発する食品(n＝62)(文献13より)

まとめ

◆ 悪阻は妊娠4〜16週に認めることが多い。
◆ 悪阻は胎児を守るための母体の反応と考えられる。
◆ 嘔気は朝に強いが、1日中続いたり、朝と晩に強いこともある。
◆ 主観的には嗅覚が過敏になるが、実際に嗅覚が敏感になっているわけではない。
◆ 味覚は鈍くなり酸味、塩味、濃味を好みやすいが、苦味を感じやすい場合がある。

文献

1) Fejzo M, et al: GDF15 linked to maternal risk of nausea and vomiting during pregnancy. Nature 625 (7996): 760-767, 2024. PMID 38092039
2) Cameron EL: Pregnancy and olfaction; a review. Front Psychol 5: 67, 2014. PMID 24567726
3) Coronado PJ, et al: Prevalence and persistence of nausea and vomiting along the pregnancy. Rev Esp Enferm Dig 106(5): 318-324, 2014. PMID 25287234
4) Fell DB, et al: Risk factors for hyperemesis gravidarum requiring hospital admission during pregnancy. Obstet Gynecol 107(2 Pt 1): 277-284, 2006. PMID 16449112
5) Gadsby R, et al: Nausea and vomiting in pregnancy is not just 'morning sickness'; data from a prospective cohort study in the UK. Br J Gen Pract 70(697): E534-E539, 2020. PMID 32601054
6) Annagür BB, et al: Are there any differences in psychiatric symptoms and eating attitudes between pregnant women with hyperemesis gravidarum and healthy pregnant women? J Obstet Gynaecol Res 40(4): 1009-1014, 2014. PMID 24320704
7) Heinrichs L: Linking olfaction with nausea and vomiting of pregnancy, recurrent abortion, hyperemesis gravidarum, and migraine headache. Am J Obstet Gynecol 186(5 Suppl Understanding): S215-219,

2002. PMID 12011889

8) Laska M, et al: Failure to demonstrate systematic changes in olfactory perception in the course of pregnancy; a longitudinal study. Chem Senses 21 (5) : 567-571, 1996. PMID 8902285

9) Ochsenbein-Kölble N, et al: Changes in olfactory function in pregnancy and postpartum. Int J Gynaecol Obstet 97 (1) : 10-14, 2007. PMID 17335824

10) Cameron LE: Pregnancy does not affect human olfactory detection thresholds. Chem Senses 39 (2) : 143-150, 2014. PMID 24302690

11) Yasar M, et al: Does odor and taste identification change during hyperemesis gravidarum? Med Glas (Zenica) 13 (1) : 50-55, 2016. PMID 26827707

12) Kuga M: A study of changes in gustatory sense during pregnancy. Nihon Jibiinkoka Gakkai Kaiho 99 (9) : 1208-1217, 1996. PMID 8914418

13) Tan PC, et al: Taste, smell and food-related nausea and vomiting responses in hyperemesis gravidarum; a case-controlled study. Sci Rep 10 (1) : 4445, 2020. PMID 32157169

14) Choo E, et al: The impact of pregnancy on taste function. Chem Senses 42 (4) : 279-286, 2017. PMID 28334158

15) Duffy VB, et al: Taste changes across pregnancy. Ann N Y Acad Sci 855 : 805-809, 1998. PMID 9929689

16) 溝畑秀隆：妊娠と味覚．JOHNS 29 (1) : 81-84, 2013.

17) Mizumoto Y, et al: Studies on hypogeusia in hyperemesis gravidarum. Nihon Sanka Fujinka Gakkai Zasshi 46 (1) : 35-41, 1994. PMID 8308401

Q7 つわりが強ければ女の子!?

> **Case** 39歳、女性。
> **患者**：先生、私、妊娠しました。長男が5歳、次男が3歳になって手はかかりますが、どうしても女の子が欲しかったので頑張りました。でも、今回の妊娠での悪阻は今までよりも強くて大変です。
> ▶ 悪阻のリスク要因には何があるでしょうか？
>   簡単にできる悪阻の非薬物療法はありますか？

試練は乗り越えられる人にしか訪れない

　日本で行われた91,666名の妊婦に対しての調査では、若年者のほうが悪阻は重度であることが示されています（図1）[1]。この報告では若年、肥満、女児妊娠、双胎妊娠、非喫煙が悪阻のリスク要因でした（図2）[1]。妊娠悪阻に対する他の大規模の研究を見ても、若年者[2,3]や肥満[2]であることはリスク要因であると報告されています。悪阻は母体が毒素を摂取しないようにする生理的意義があるという説がありますが、比較的高齢であったり、痩せている妊婦では体力に余力がなく、母体の

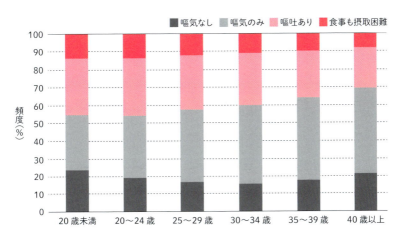

図1　妊婦の年齢と悪阻の頻度（文献1より）

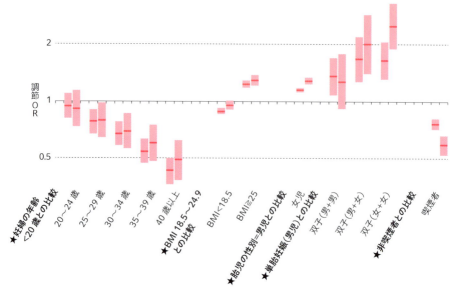

図2　悪阻のリスク要因(文献1より)
左が嘔吐を伴う悪阻、右が経口摂取不可能な悪阻。

栄養状態を良好に保つことを優先させて悪阻が起こりにくいと解釈すると理解しやすいでしょう。

　回答例1　比較的年齢の高い妊婦さんや痩せている妊婦さんは体力がない反面、悪阻は軽く済むという傾向があります。

胎児側の要因

　双胎妊娠は悪阻のリスクです[2〜4]。女児妊娠も機序は不明ですが、悪阻のリスクであることが一貫して報告されています[2〜5]。Caseの妊婦は若年とは言えず、体型は痩せ型、単胎妊娠でしたので悪阻のリスクは高くはないほうでした。それにもかかわらず、以前の妊娠時よりも悪阻が強かったのは胎児が女児である可能性が高いとは言えます。もちろん悪阻の程度だけで判断すべきことではありませんが、超音波検査で性別がわかるのは悪阻よりも遅いタイミング(妊娠12〜15週以降)ですので、悪阻の程度を参考にしたくなる気持ちはわかります。

回答例2 悪阻が強いと胎児が女の子である可能性が少しだけ高くなります。

喫煙者では悪阻が軽い

　ある程度のバイアスの存在が示唆されていますが、喫煙が妊娠悪阻の発生に保護的であることは一貫して報告されており、メタ解析ではOR＝0.40（0.24-0.56）とされています[6]。

　なぜ喫煙者で悪阻が少ないかの理由はよくわかっていませんが、術後の嘔気も喫煙者で少ないことが報告されています[7]。これは、タバコの成分に制吐作用がある可能性や、タバコが麻酔薬の代謝に影響する可能性が推定されています。その他にはタバコによる催吐作用への順応が考えられます。つまり喫煙者は普段からタバコによる嘔気に慣らされており、悪阻に気づきにくいという考え方ですが、いずれにせよ喫煙は健康的な悪阻の予防法とは到底言えません。

　喫煙者からの出生児はsmall for gestational age（SGA）である可能性が高くなることがわかっています[8]。妊婦が喫煙者（あるいは受動喫煙者）の場合は、胎児のためにも一刻も早い禁煙をさせなければなりません。

　その他には遺伝的素因も悪阻に関与することから[9]、悪阻の家族歴や既往歴が参考になります。

ピロリ菌感染も頭の片隅に

　機能性ディスペプシアにピロリ菌感染が関与していることからも想像に難くはありませんが、ピロリ菌感染はOR＝1.348（1.156-1.539）で妊娠悪阻を起こしやすくします[10]。

　妊娠悪阻があったからといってピロリ菌感染の絶対リスクはさほど高くはありませんし、またピロリ菌除菌を悪阻の最中に行うべきという根拠は希薄ではありますが、胃癌発癌抑制のため、また唾液を介して子どもに感染させるリスクを考えると、出産後にピロリ菌の検査や除菌を提案することは理に適っています。

 回答例3 悪阻が随分強いようですので、出産後にピロリ菌のチェックをしてもよいかもしれません。

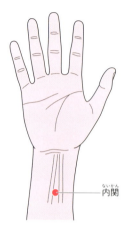

図 3　制吐作用が期待される内関のツボ

簡単な悪阻への対応

　内関は前腕屈側、手関節より 3 横指近位にあるツボです（図 3）。ここを圧迫するだけで悪阻に効果があることが RCT（randomized controlled trial）で報告されています。最近のメタ解析ではメトクロプラミドよりも有効率が高いと評価されています[11]。

　またジンジャー（生姜）も嘔気を抑え、制吐薬の使用を減らすことが報告されています。

　ツボもジンジャーも十分な効果が得られるという保証はありませんが、害が少ないため試してみる価値があります。

 回答例 4　悪阻の治療にはさまざまな民間療法がありますが、医学的に効果が認められているものに、手首にあるツボがあります。非常に簡単ですので試してみてください。

まとめ
- ◆若年者、肥満、女児妊娠、双胎妊娠は悪阻のリスク要因である。
- ◆悪阻が強い患者には出産後にピロリ菌検査を提案してもよいかもしれない。
- ◆悪阻の簡単な対処法に内関というツボがある。

文献

1) Mitsuda N, et al: Severity of nausea and vomiting in singleton and twin pregnancies in relation to fetal sex; the Japan environment and children's study (JECS). J Epidemiol 29 (9) : 340-346, 2019. **PMID** 30416162

2) Nurmi M, et al: Incidence and risk factors of hyperemesis gravidarum; a national register-based study in Finland, 2005-2017. Acta Obstet Gynecol Scand 99 (8) : 1003-1013, 2020. **PMID** 32030718

3) Fell DB, et al: Risk factors for hyperemesis gravidarum requiring hospital admission during pregnancy. Obstet Gynecol 107 (2 Pt 1) : 277-284, 2006. **PMID** 16449112

4) Basso O, et al: Sex ratio and twinning in women with hyperemesis or pre-eclampsia. Epidemiology 12 (6) : 747-749, 2001. **PMID** 11679806

5) Veenendaal MVE, et al: Consequences of hyperemesis gravidarum for offspring; a systematic review and meta-analysis. BJOG 118 (11) : 1302-1313, 2011. **PMID** 21749625

6) Jenabi E, et al: The association between maternal smoking and hyperemesis gravidarum; a meta-analysis. J Matern F et al Neonatal Med 30 (6) : 693-697, 2017. **PMID** 27123776

7) Sweeney BP: Why does smoking protect against PONV? Br J Anaesth 89 (6) : 810-813, 2002. **PMID** 12453921

8) Morokuma S, et al, Japan Environment & Children's Study Group: Relationship between hyperemesis gravidarum and small-for-gestational-age in the Japanese population; the Japan Environment and Children's Study (JECS). BMC Pregnancy Childbirth 16 (1) : 247, 2016. **PMID** 27561599

9) Ioannidou P, et al: Predictive factors of hyperemesis gravidarum; a systematic review. Eur J Obstet Gynecol Reprod Biol 238 : 178-187, 2019. **PMID** 31126753

10) Ng QX, et al: A meta-analysis of the association between Helicobacter pylori (H. pylori) infection and hyperemesis gravidarum. Helicobacter 23 (1), 2018. **PMID** 29178407

11) Tan MY, et al: The efficacy and safety of complementary and alternative medicine in the treatment of nausea and vomiting during pregnancy: A systematic review and meta-analysis. Front Public Health 11 : 1108756, 2023. **PMID** 36969661

Q8 酒飲みに麻酔は効きますか？

Case 大酒家であるが、今まで大病はない44歳、男性。酔っぱらって階段から落ちた。左上腕に裂創があり、縫合が必要である。

患者：酒飲みは麻酔が効きにくいというから、麻酔をたくさん打ってくれ！！

▶酒飲みに麻酔は効きにくいのは、本当でしょうか？

　一概に「麻酔」と言っても、さまざまな種類があります。まずは全身麻酔（静脈麻酔、吸入麻酔）、そして局所麻酔と、アルコールとの関係について考えていきます。

ベンゾジアゼピンは効きが悪くなる

　アルコール離脱症状に対してベンゾジアゼピンを用いることから推測されるように、アルコールもベンゾジアゼピンも $GABA_A$ 受容体を刺激します。そのため、慢性的にアルコールを摂取していることで、ベンゾジアゼピンに対して耐性を獲得し、効果が乏しくなることがあります。

　たとえばアルコール離脱をきたした33歳男性に対して、ベンゾジアゼピンであるジアゼパムとオキサゼパムを静脈内投与した報告があります。治療に要した最大投与量はジアゼパムが875 mg/日、オキサゼパムが3,500 mg/日でした[1]。

　日本の添付文書によると、外来患者の抗不安薬としての経口ジアゼパムは15 mg/日が最大投与量であり、アルコール離脱に対して静注する場合でも80 mg/日までです。オキサゼパムは日本では未承認ですが、ジアゼパムの力価の1/3であるとされます[2]。アルコール離脱に対する適正量は定まっていませんが、先ほどの症例報告では、ジアゼパム換算で1,500〜2,000 mg/日という非常に大量のベンゾジアゼピンが投与されましたが、過量投与の徴候はなく適切な治療であったと結論づけています。

　この報告では、両薬剤の血中濃度が非常に高い一方で、代謝速度は正常でした。

36　第1章　医学的な都市伝説を暴け

つまり、ベンゾジアゼピンの効果が減弱するのはアルコールによって代謝が促進されるためではなく、$GABA_A$ 受容体がダウンレギュレーションされ、血中濃度が高くても薬効が得られにくくなることが原因と考えられました。

ミダゾラムは効きが悪くなる

　静脈麻酔薬として大きなシェアを占めているのはミダゾラムとプロポフォールですが、ミダゾラムはベンゾジアゼピンの1つであり、前述のとおりアルコールで耐性を獲得します。

　ミダゾラムを上部消化管内視鏡の前処置で用いた場合（ペチジン塩酸塩を併用）、飲酒歴がない場合はミダゾラム 0.05〜0.08 mg/kg＋2 mg で効果が不十分なのは 3.2% でしたが、エタノール摂取が 60〜99 g/日（日本酒2〜3合程度）の場合は 26.3% であったという報告があります[3]。

プロポフォールの効きも悪くなる

　それではプロポフォールはどうでしょうか？　プロポフォールの主な作用機序はベンゾジアゼピンと同様に $GABA_A$ 受容体の刺激です。そのためプロポフォールはベンゾジアゼピンと同様に、てんかん重積発作の治療の選択肢になります。

　このようにプロポフォールはベンゾジアゼピンと同様の作用機序を持つため、大酒家ではプロポフォールの効きも悪くなると考えられます。実際に BIS モニターを用いた研究では、慢性アルコール摂取者は鎮静に必要なプロポフォール血中濃度が高くなることが示されています[4]。

アルコールは GABA 以外に NMDA にも働く

　アルコールには NMDA 受容体の抑制作用もあります。NMDA 受容体拮抗薬のケタミンを投与すると、飲酒したときと同じような主観的効果が得られるという報告もあります[5]。ですから、ケタミンも大酒家では効果が減弱する可能性があります。ただし、この点については研究が不十分であり、結論づけられません。

回答例1　内視鏡検査などの処置を行うとき、静脈麻酔の効きが悪くなります。そういった点からも、普段から沢山お酒を飲むのは控えたほうがよいでしょう。
　ただし、手術をするような全身麻酔では、しっかりと麻酔がかかっているかを確認しながら量を調節するので、実際には問題とはなりません。

Q8　酒飲みに麻酔は効きますか？

吸入麻酔の効果はおそらく不変

　アルコールは、GABA_A 受容体、NMDA 受容体以外にも、グリシン受容体、5-HT_3(セロトニン)受容体、ニコチン性アセチルコリン受容体、L 型 Ca チャネル、G 蛋白質活性型内向き整流性カリウムチャネル(GIRK チャネル)に影響を与えることが知られています[6]。

　一方、吸入麻酔の作用機序は、TWIK 関連 K チャネル 1(TREK-1)の活性化が関わっていると推測されており[7]、前述の受容体およびチャネルとは関連がないため、今までに大酒家と吸入麻酔の効果に関連する報告はありません。

回答例2 吸入麻酔の場合は、効果は変わらないと思われます。むしろ酔っている状態で麻酔をすると、麻酔から醒めにくいことのほうが問題かもしれません。

局所麻酔薬の効果は減弱するかもしれない

　局所麻酔薬(キシロカイン® など)は Na チャネルを非特異的にブロックし、末梢神経細胞の活動電位の発生と伝播を抑止します。この効果は強力なため、通常は大酒家であるからと言って、局所麻酔薬の効きが悪いということは実感しません。

　しかし、ラットに対してキシロカイン® を髄内投与した研究では、運動神経や感覚神経をブロックするのに必要なキシロカイン® 量が変化したという報告があります[8]。酩酊している状態では必要なキシロカイン® 量は減りましたが、15 日間慢性投与したのちに 14 時間空けて酔いを醒ませた状態では、必要なキシロカイン® 量がベースラインと比較して増加したというのです。つまり、大酒家では局所麻酔薬の効果が鈍くなる可能性があります。あくまで動物実験ではありますが、局所麻酔を行う予定がある場合には、飲酒習慣を見直しておくことが除痛のためには有用なのかもしれません。

回答例3 局所麻酔が効かなくなるということはありませんが、動物実験では効きが悪くなるという報告もあるので、特に神経ブロックを繰り返す必要がある場合などには節酒するのがお勧めです。

> ## まとめ
>
> ◆ 静脈麻酔薬は全般的に大酒家では必要量が増加する。
>
> ◆ 吸入麻酔薬に対する影響は報告されていない。
>
> ◆ 局所麻酔薬は動物実験で効果が減弱することが報告されている。
>
> ◆ 慢性的にアルコールを摂取することで、麻酔薬に関連する受容体がダウンレ
> ギュレーションされるために耐性を生じると考えられるが、急性アルコール
> 中毒ではむしろ過鎮静に注意する。

文献

1) Woo E, et al: Massive benzodiazepine requirements during acute alcohol withdrawal. Am J Psychiatry 136 (6): 821-823, 1979. PMID 443469

2) Perry EC, et al: Inpatient management of acute alcohol withdrawal syndrome. CNS Drugs 28(5): 401-410, 2014. PMID 24781751

3) 清水智樹, 他：上部消化管内視鏡治療時の鎮静効果―事前予測因子の検討. Prog Dig Endosc 83(1): 51-55, 2013.

4) Liang C, et al: Chronic alcoholism increases the induction dose of propofol. Acta Anaesthesiol Scand 55 (9): 1113-1117, 2011. PMID 22092209

5) Krystal JH, et al: Dose-related ethanol-like effects of the NMDA antagonist, ketamine, in recently detoxified alcoholics. Arch Gen Psychiatry 55(4): 354-360, 1998. PMID 9554431

6) Vengeliene V, et al: Neuropharmacology of alcohol addiction. Br J Pharmacol 154(2): 299-315, 2008. PMID 18311194

7) Pavel MA, et al: Studies on the mechanism of general anesthesia. Proc Natl Acad Sci USA 117(24): 13757-13766, 2020. PMID 32467161

8) Fassoulaki A, et al: Is chronic ethanol consumption associated with tolerance to intrathecal lidocaine in the rat? Anesth Analg 70(5): 489-492, 1990. PMID 2331064

Q9 天気が悪いと古傷が疼きます

> **Case** 関節リウマチで通院中の66歳、女性。
> **患者**：お陰様で調子は良いです。そりゃ、雨の日や寒い日は、膝やら腰やらがちょっと痛むことはありますけど、そのぐらいです。
> ▶天気が悪いと疼痛が増悪することはあるのでしょうか？

関節痛と天気の関係は古くから知られているが、未解決問題

　中国の伝統医学(中医学)では、筋肉や関節のしびれ、だるさ、痛みを起こす病態(リウマチ性疾患)を痺証と呼びます。筆者は中医学には疎いですが、痺証は侵入する外邪によって、さまざまな場所が痛む(風痺)、あるいは常に一定部位が痛む(湿痺)、熱を持つ(熱痺)、寒冷環境で増悪する(寒痺)という特徴が認められるそうです。いずれにせよ古来より、寒い環境では関節が痛むことは知られていたようです。

　それではエビデンスとしてはどうでしょうか？　2011年に行われたメタ解析の結果では、関節リウマチの疼痛と天気(主に気温、湿度、気圧)には一貫した関連性は得られていないとしながらも、一部の患者は天気の影響を受ける可能性があるとしています(図1)[1]。その後の報告でも、やはり一貫した結果とは言えませんが、

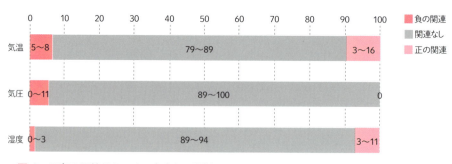

図1　天気と関節リウマチの疼痛との関係(文献1より)

表1　天気が関節痛を増悪させうる機序の例

天気条件	機序
低い気温	• 身体に力を入れて筋が収縮したり、寒くないような肢位を維持することで、関節内圧が上昇 • 冷却による血流低下が炎症性物質を蓄積 • 滑液粘稠度の変化[5]
高い気温	• 冷却したほうが疼痛は軽快する炎症極期の関節炎 • 暑い日には動き回らないため、こわばりが長く続く • 快晴の日には夏のレジャーを楽しみ関節を酷使する • 脱水により結晶性関節炎を合併
低い気圧	• 関節包の緊満
高い湿度	• 低い気温や低い気圧を伴うことによる（直接の誘発因子ではない可能性）
"不快な"天気	• 感情変化を介して疼痛を増悪させる • 症状が増悪するという固定観念によるノセボ効果

天気と疼痛との関連性が報告されています[2~4]。

一部の患者の関節痛が天気（特に低い気温、低い気圧、高い湿度）の影響を受けることについての機序はよくわかっていませんが、いくつか考えうる例を参考までに**表1**に記します。

一般的には低い気温が増悪因子とされることが多く、関節リウマチのような慢性炎症性疾患では温浴療法が治療の1つとして報告されています[6]。その一方で、夏季に限っては最高気温が高いほうが関節痛は強いという報告もあります[4]。考えうる機序はさまざまであり、安易に天気の影響と考えるのではなく、丁寧な診察を行った後に、関節痛増悪の原因を個別化して考える必要があると言えます。

低い気圧もよく知られた増悪因子です。気温や湿度は管理されている環境で過ごすことが多い現代人では、気圧のみが24時間影響する重要な"天気"です。しかし、飛行機内で関節痛が増悪することは一般的ではないことから、この因子の関与には疑問が残ります。また高い湿度に関しても、入浴や温浴療法で関節痛が増悪しないことから、関節痛の増悪因子とは考えにくいように思います。

なお、リウマチ性疾患では朝方には関節痛やこわばりが目立ちますが、日中には改善する傾向があります。これは活動しているうちに関節液が排出されて滑液包内の圧が下がるためではないかと言われています。事実、昼寝をしても関節のこわばりが出現しますので、気温とは関連がないのですが、朝は寒いから関節がこわばり、昼は暖かいから改善すると患者は考えている可能性があります。

関節痛の程度の評価は主観によらざるをえない部分があり、天気は感情にも影響を与える因子であるため、関節痛と天気の関連性をバイアスなく評価することは難しいです。不安が強い人ほど天気によって関節痛が増悪するという報告もありま

す[7]。線維筋痛症が天気によって疼痛が変化するのも、個々の感情によるところが大きいという報告もあります。これらの説が正しいとすれば、痛みの原因によらず、不快と思う気温・気圧・湿度は疼痛を増悪させることになります。

炎症性の要素が少ない変形性関節症においても気温、気圧、湿度と関節痛の関係が報告されていますが[8〜11]、やはり一貫した結果は得られておらず、関節リウマチと同じと考えてよいでしょう。

回答例1 関節炎患者の一部の人は「天気が悪いと関節痛も悪くなる」とおっしゃいます。さまざまな原因が考えられますが、天気が悪い日には生活リズム・行動に何か変化はありますか？　そのようなときには気分も曇りがちでしょうか？

古傷は低い気温や低気圧で疼く可能性あり

整形インプラントのある患者の49%が、寒い環境では疼痛を感じるという報告があります[12]。骨折術後の疼痛を調べた別の報告では、気温よりも低気圧が重要な要因とされました[13]。いずれにせよ、古傷は天気によって疼くことがあるようです。その機序は関節痛で記した例と同様のものが考えられます。

回答例2 古傷が天気によって疼くことは報告されていますが、悪さをするものではありませんから、気にしすぎないほうがよいでしょう。

腰痛も低い気温で悪化するかもしれない

慢性腰痛症でも低い気温は疼痛増悪と関連しているという報告があります[14]。一方、この研究では気圧と腰痛に関連性はありませんでしたが、高圧酸素チャンバーを用いて大気圧を1,000 hPaから1,200 hPaに上げた後に、4分かけて元の1,000 hPaに戻した実験では、椎間板バキューム現象がある症例では、有意に気圧低下時に腰痛が増悪（67% vs 17%）しました[15]。急激かつ大きな気圧変化であり、天気による気圧変化とは異なりますが、天気による疼痛増悪の機序を考えるうえで興味深い知見であると思います。

歯痛は気圧変動で起こりやすい

気圧変動との関連性が高いとされている頭頸部痛には、後述する高山性頭痛や飛行機頭痛以外にも、気圧性歯痛、気圧性中耳炎、航空性副鼻腔炎などがあります。

表2 比較的急に気圧変動する環境で起こる頭痛

	特徴
高山性頭痛	海抜2,500mを超える地点への登山により悪化し、下山後24時間以内に消失する頭痛。いきみ・咳嗽・前屈により増悪することがある。
飛行機頭痛	飛行機の上昇・下降に一致して悪化するか、上昇・下降後30分以内に自然軽快する頭痛。
潜水時頭痛	水深10mを超える潜水と関連するが、減圧病の証拠がない場合。潜水終了から3日以内に自然軽快するか、100%酸素投与で1時間以内に緩解する。

歯根部の閉鎖腔、中耳、副鼻腔内の気圧が、変動する外気圧と不均衡となることで起こる疼痛です。

これらは飛行機に乗ったりダイビング中に起こることが有名ですが、気圧性歯痛は天候変化でも起こりえます。歯科救急を受診した1,090名の患者の解析では、気圧が平均大気圧から外れるほど、(特に急性根尖性歯周炎による)歯痛が多いことが報告されています[16]。また、受診患者数の平均値からの分散のおおよそ50%は気圧の変動で説明が可能であり、気圧変動が大きなウェイトを占めていることが窺えます。

 回答例3 気圧が低いときには歯痛が起こりやすいと報告されています。

気圧変動の環境で起こる頭痛

気圧変動の環境で起こる頭痛には、高山性頭痛や飛行機頭痛、潜水時頭痛があります(表2)。低気圧があると、❶三叉神経核のニューロン興奮が動物実験で確認されているほか、❷交感神経系が活性化して組織の虚血やpHの低下が引き起こされること、❸副鼻腔の内圧が大気圧と不均衡を起こすこと、❹低気圧性低酸素血症により三叉神経血管系の活性化・血管拡張が起こることにより頭痛が起こります[17]。

飛行機頭痛は、離陸時のみならず着陸時にも起こりますが[18]、❸の機序であれば、気圧が高くなるときにも頭痛が起こることを説明できます。飛行機頭痛の77%は眼窩〜前頭部痛、83%は片側性であることも[19]、この機序を後押しする事実です。❹の機序は片頭痛にも関連し、高山性頭痛は片頭痛がリスク要因であるとされることも理解できます。

潜水時頭痛は、気圧変動よりも高CO_2血症の影響が大きいともされます。空気を節約したり浮力を制限するための呼吸自制や、ウェットスーツによる胸郭の圧迫が原因と考えられます。高CO_2血症を反映して、興奮や顔面のほてり感を認めることがあります。

"不快な天気"は片頭痛発作の誘因となる

　低気圧性低酸素血症により三叉神経血管系の活性化・血管拡張が起こるならば、片頭痛が誘発されてもよいようにも思いますが、天気による低気圧だけで問題となるような低酸素血症になるかどうかには疑問が残ります。

　53％の片頭痛患者が、少なくとも時折、天気が頭痛の引き金になると感じており、11％の患者が、頭痛発作の少なくとも2/3は天気が引き金になっていると感じています[20]。しかし、片頭痛には少なくとも60個の誘因が知られており、片頭痛患者が報告する誘因数は平均で6.7個あることから、本人が自覚しているほどの関連性はないかもしれません。

　最近、4,375名、33万件以上の頭痛データをスマホアプリから解析した大規模な研究が日本から報告されました[21]。その報告によると、片頭痛発作は低気圧、高湿度、多い降水量に関連がありました。

　一方で、インドでは高温多湿、日光曝露が片頭痛発作の誘因として知られています[22]。片頭痛発作をきたす天気はその地域において"不快な天気"であることが多いようです。そもそも片頭痛発作の誘因のなかで最も多いものはストレスと睡眠不足です[22]。

　天気による物理的影響（低気圧など）そのものが片頭痛発作を引き起こすことには疑問が残るものの、片頭痛発作はストレスが誘因となることを考えれば、不快な天気によって片頭痛発作が起こることに不思議はありません。

回答例4 海抜2,500 mを超える地点への登山や飛行機に乗ったときに頭痛が起こることはよく知られていますが、天気による低気圧で頭痛が起こるかどうかはよくわかっていません。

まとめ

- ◆ 天気が悪いと、古傷も、関節痛も、片頭痛もすべてが悪くなる可能性はあるものの、天気と疼痛の関連性を示すエビデンスは一貫しておらず、天気が気分に影響を与えることで疼痛の認識が変化している可能性がある。
- ◆ 気圧が低いと歯痛は増加する。
- ◆ 気圧が急激に変動する飛行機内で起こる頭頸部痛には、気圧性歯痛、気圧性中耳炎、航空性副鼻腔炎、飛行機頭痛などがある。

文献

1) Smedslund G, et al: Does rain really cause pain?; a systematic review of the associations between weather factors and severity of pain in people with rheumatoid arthritis. Eur J Pain 15(1): 5-10, 2011. PMID 20570193

2) Abasolo L, et al: Weather conditions may worsen symptoms in rheumatoid arthritis patients; the possible effect of temperature. Reumatol Clin 9(4): 226-228, 2013. PMID 23829960

3) Savage EM, et al: Does rheumatoid arthritis disease activity correlate with weather conditions? Rheumatol Int 35(5): 887-890, 2015. PMID 25342437

4) Azzouzi H, et al: Seasonal and weather effects on rheumatoid arthritis; myth or reality? Pain Res Manag: 5763080, 2020. PMID 32963656

5) Warfield CA: Pain and weather. Hosp Pract (Off Ed) 20(10): 34A-34B, 1985. PMID 3930539

6) Hashkes PJ: Beneficial effect of climatic therapy on inflammatory arthritis at Tiberias Hot Springs. Scand J Rheumatol 31(3): 172-177, 2002. PMID 12195633

7) Timmermans EJ, et al: Self-perceived weather sensitivity and joint pain in older people with osteoarthritis in six European countries; results from the European Project on OSteoArthritis (EPOSA). BMC Musculo-skelet Disord 15(1): 66, 2014. PMID 24597710

8) Timmermans EJ, et al, EPOSA Research Group: The influence of weather conditions on joint pain in older people with osteoarthritis; results from the European Project on OSteoArthritis. J Rheumatol 42(10): 1885-1892, 2015. PMID 26329341

9) Fu K, et al: Association of weather factors with the risk of pain exacerbations in people with hip osteoarthritis. Scand J Rheumatol 50(1): 68-73, 2021. PMID 32614268

10) Wilder FV, et al: Osteoarthritis pain and weather. Rheumatology (Oxford) 42(8): 955-958, 2003. PMID 12730507

11) Brennan SA, et al: Influence of weather variables on pain severity in end-stage osteoarthritis. Int Orthop 36(3): 643-646, 2012. PMID 21713450

12) Alakhras JT, et al: Effect of cold weather on patients with orthopedic implants. J Taibah Univ Med Sci 15(4): 325-328, 2020. PMID 32982637

13) Shulman BS, et al: Nature's wrath; the effect of weather on pain following orthopaedic trauma. Injury 47(8): 1841-1846, 2016. PMID 27318614

14) McGorry RW, et al: Meteorological conditions and self-report of low back pain. Spine (Phila Pa 1976) 23(19): 2096-2102, 1998. PMID 9794054

15) Kasai Y, et al: Change of barometric pressure influences low back pain in patients with vacuum phenome-non within lumbar intervertebral disc. J Spinal Disord Tech 15(4): 290-293, 2002. PMID 12177544

16) Kloss-Brandstätter A, et al: Epidemiologic evidence of barometric pressure changes inducing increased reporting of oral pain. Eur J Pain 15(8): 880-884, 2011. PMID 21334931

17) Maini K, et al: Headache and barometric Pressure; a narrative review. Curr Pain Headache Rep 23(11): 87, 2019. PMID 31707623

18) Potasman I, et al: Flight-associated headaches-prevalence and characteristics. Cephalalgia 28(8): 863-867, 2008. PMID 18498391

19) Mainardi F, et al: Prevalence of headache attributed to aeroplane travel in headache outpatient popula-tions; an Italian multicentric survey. Cephalalgia 39(10): 1219-1225, 2019. PMID 30961369

20) Becker WJ: Weather and migraine; can so many patients be wrong? Cephalalgia 31(4): 387-390, 2011. PMID 21163817

21) Katsuki M, et al: Investigating the effects of weather on headache occurrence using a smartphone applica-tion and artificial intelligence: A retrospective observational cross-sectional study. Headache 63(5): 585-600, 2023. PMID 36853848

22) Iba C, et al: Migraine triggers in Asian countries: a narrative review. Front Neurol 14: 1169795, 2023. PMID 37206912

Q10 モーツァルトの曲は胎教に良い!?

Case てんかんにて通院中の 32 歳、女性。

患者：お陰様で悪阻も落ち着いて、最近は調子が良いです。強いて言うなら最近ソファーでうたた寝をしてしまうことが多いです。

医師：今飲まれているレベチラセタムは眠くなりにくい抗てんかん薬と言われているので、薬が原因ではないようには思いますが…。他に心当たりはありますか？

患者：実は胎教のためにモーツァルトを聴くようにしました。生まれてくる子どもの頭が良くなると聞いたので。でもクラシック音楽は今まで聴く習慣がなかったので、聞いても退屈ですぐ寝てしまうんです。

▶ モーツァルトの曲は頭の回転を速くすることがあるのでしょうか？　胎児に音楽を聴かせる意義はあるのでしょうか？

「モーツァルトの曲が頭を良くする」という言い伝えの起源

　筆者の調べる限り、1993 年に Nature 誌に報告された論文が起源です[1]。大学生 31 名にモーツァルトのピアノソナタ K. 448 を 10 分間聴かせることで、被験者の IQ（空間的課題の解決スキル）が改善することが報告されました。効果が持続するのは 10～15 分間のみでしたが、モーツァルトの曲のテンポ、リズム、和音構成などに特有の効果があるという期待をもとに、「モーツァルト効果」、「集中力を高める」、「胎教」などのキーワードとともに、多くの CD も販売されています。

モーツァルトが良いのか、音楽が良いのか？

　その後いくつかの追試験が行われていますが、最大級の研究は、英国の BBC の番組の呼びかけで 8,172 名の 10～11 歳児童を対象にして行われたものです[2]。この研究で使われた空間的課題の例を**図 1** に示します。小学生に負けないように、皆さんもチャレンジしてみてください。

　この研究では、モーツァルトの曲以外にポピュラー音楽と講演が対照群として使われました。ここでいう"講演"とは、研究者の 1 人が BBC での活動の経験を語る

46　第 1 章　医学的な都市伝説を暴け

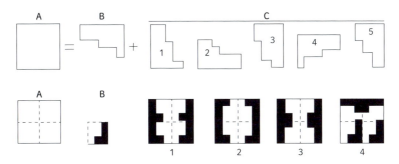

図1　空間的課題の例(文献2より)
上図：BとCのいずれかを組み合わせることで、A(正方形)にするという課題。図形は回転させたり裏返してもよい。
下図：正方形を四つ折りにしてからマークをつける。その後、折り目を開いたときにマークがどのようになるかを当てる課題。
(正解：上図は3、下図は2)

というもので、多くの小学生にとってはあまり楽しいものではなかったと推測されます。研究の結果は、正方形を作る課題では3群で差がありませんでしたが、紙を折る課題のほうでは、ポピュラー音楽群が他の2群よりも有意に優れました。

別の研究では、5歳児を対象にお絵描きに集中している時間を比較しました[3]。クラシック音楽からはモーツァルトとアルビノーニの曲が選ばれ、聴き慣れた童謡を聴くことや、歌うことと比較されました。結果は、お絵描き前に童謡を歌うことが最も効果的でした。さらに、童謡を聴いたり歌った後に描かれた絵は創造的でエネルギーにあふれ、技術的にも優れていると(主観的ではありますが)報告されています。

楽しいことが脳を活性化する

一次聴覚野は大脳側頭葉の横側頭回と上側頭回にありますが、リズム、ピッチ、拍子、メロディー、音色を含む音楽に関連する要素は、前頭前野と上側頭回から頭頂葉の楔前部にまで及ぶさまざまな部位で処理されます。また、リズムとピッチの識別は主に左半球で処理されますが、音色とメロディーは主に右半球で処理されます[4]。このように音楽を聴くことにより、脳が広範に活性化され、それが助走のような役割をすることで空間的課題への解決スキルの一時的な向上に役立ったと推測されています。脳を活性化すればよいということからわかるように、モーツァルトの曲である必要性はなく、音楽を聴く人の好みに合わせて音楽を選択すればよいことになります。

なお、同じモーツァルトの曲（ソナタ K. 448）であっても、調やテンポが変われば、脳の活性化は当然変わります。長調で速いテンポのほうが空間的課題解決スキルを向上させることが報告されています[5]。

回答例1 確かにモーツァルトの曲は一時的に頭の回転を速くすることが報告されていますが、自分の好きな音楽のほうがその効果が強いことも報告されています。

てんかんと音楽

　音楽が気分の変化や大脳の活性化をもたらすのであれば、音楽が副交感神経を優位にすることで心疾患に良い影響を与える可能性があります。また、癌性疼痛やうつ病などにおいては音楽に意識を逸らすことで症状が緩和する可能性もあります[6]。その他にも、音楽がてんかんの発作を減らすことも報告されています。12 報の論文をまとめた報告では、半数が同一の著者によるもので、ランダム化比較試験（RCT）は 3 報のみで、かついずれも小規模な研究であるという限界はありますが、発作回数は 31（21〜42）％ 減少するとしています[7]。音楽を聴くだけでてんかん発作が減るのは突拍子もないことのように聞こえるかもしれませんが、難治性てんかんでは迷走神経刺激療法が治療として認められていることや、てんかん発作は不眠との関連性が強いこと[8]を考えれば、リラクゼーション音楽を聴く治療法は理にかなっており、副作用もないことから魅力的と言えます。

回答例2 モーツァルトの曲でリラックスして寝てしまうというならば、てんかん治療という観点からは良いことだと思います。

> **Case の続き**
> 患者：妊娠何週になったら、胎児にも音楽が聴こえるのでしょうか？

胎児は音楽を認識できる

　妊婦にはヘッドフォンで別の音を聴かせておいた状態で、妊婦の腹部に近づけたスピーカーから音や音楽を鳴らし、胎児心拍や胎動がどのように変化するかを調べることで、胎児が音や音楽を認識しているかどうかを確認することができます。
　妊娠 28〜32 週では強い音を聴かせてから 30 秒後に心拍数が増加しますので、

表1　音量の目安

	音の大きさの目安	身体障害者等級の基準
100 dB	電車が通るガード下	身体障害者 2 級
90 dB	カラオケ、ピアノ	身体障害者 3 級 補聴器でも聞き取り困難
80 dB	地下鉄の車内	身体障害者 4 級
70 dB	掃除機の音	身体障害者 6 級
60 dB	日常会話、テレビ	
40 dB	閑静な住宅地	

　この時点で音を認識することはできると考えられます[9]。新生児は視力が弱いことと比べると、ヒトの聴力獲得はかなり早い段階で起こるようです。さらに 33 週以降となると、5 分間音楽を聴かせると心拍数は持続的な増加を示し、体動量も変化します[9]。

　最近の報告では、妊娠 33〜36 週で毎日 2 回同じ音楽を聴かせておくと、妊娠 37〜38 週において同じ音楽を聴かせることで胎児心拍数や胎動が増加しますが、別の音楽では無反応でした[10]。つまり、妊娠 33〜36 週で音楽を聴き分けることができると考えられます。

音楽を楽しんでくれるかどうかは不明

　では胎教のために音楽を聴かせるべきかというと、それは結論づけられません。先述の胎児に対する研究は、大音量(95〜110 dB[9]、75〜90 dB[10])を使った研究だからです。自宅で優雅にクラシックを聴いた場合は、音量が足りず胎児にまで届いていないかもしれません(**表 1**)。ただし、ご自身でピアノを弾いた場合は、胎児にまで聴こえている可能性が高くなります。

　2 つ目の問題は、音が胎児にそのまま伝わるわけではないことです。音楽性を理解するためには音の高さを聞き分けたり、小さな音量の音まで聴こえなければなりません。妊婦の腹壁や胎盤でカットされやすい音は周波数によって違いがあり、また胎盤の血流や心拍音、腸管蠕動音というノイズも入ることから、音楽性を十分に伝えることは難しいと思われます。

母体の健康なくして胎児の健康なし

　胎児が音楽を楽しんでくれているか、音楽から何かを学び取ってくれるかが明らかではないのであれば、妊婦はどのような音楽を聴けばよいのでしょうか？

　妊娠 34〜40 週の妊婦にイヤホンで音楽を聴かせると(つまり胎児には直接聴こ

えていない)、胎動が増えることがわかっています。クラシック音楽かポピュラー音楽かどうかは関係がなく、妊婦の好きな音楽でその傾向が強いと報告されています[11]。

回答例3 自分の好みに反して無理にクラシック音楽を聴く必要はなく、お母さんの気分に合わせて好きな音楽を聴くのが、胎児にとっても良い影響を与えると思いますよ。

まとめ

- ◆ 好きな音楽や明るく軽快な音楽を聴くと、一時的には空間的課題解決能力が高くなる。
- ◆ リラックスできる音楽は、てんかんなどの身体疾患に対して良い影響を与える。
- ◆ 胎児は大音量の音楽を聴き分けることができるが、その意義は不確かであり、妊婦は自分の気分に合わせて音楽を選択すればよい。

文献

1) Rauscher FH, et al: Music and spatial task performance. Nature 365(6447): 611, 1993. PMID 8413624
2) Schellenberg EG, et al: Music listening and cognitive abilities in 10- and 11-year-olds; the blur effect. Ann N Y Acad Sci 1060: 202-209, 2005. PMID 16597767
3) Schellenberg EG, et al: Exposure to music and cognitive performance; tests of children and adults. Psychology of Music 35(1): 5-19, 2007.
4) Jenkins JS: The Mozart effect. J R Soc Med 94(4): 170-172, 2001. PMID 11317617
5) Husain G, et al: Effects of musical tempo and mode on arousal, mood, and spatial abilities. Music Perception 20(20): 151-171, 2002.
6) Pauwels EK, et al: Mozart, music and medicine. Med Princ Pract 23(5): 403-412, 2014. PMID 25060169
7) Sesso G, et al: Safe and sound; meta-analyzing the Mozart effect on epilepsy. Clin Neurophysiol 131(7): 1610-1620, 2020. PMID 32449680
8) Planas-Ballvé A, et al: Insomnia and poor sleep quality are associated with poor seizure control in patients with epilepsy. Neurologia (Engl Ed) S0213-4853(19): 30139-2, 2020. PMID 31937418
9) Kisilevsky S, et al: Maturation of fetal responses to music. Dev Sci 7(5): 550-559, 2004. PMID 15603288
10) Brillo E, et al: The effect of prenatal exposure to music on fetal movements and fetal heart rate; a pilot study. J Matern Fetal Neonatal Med 34(14): 2274-2282, 2021. PMID 31554450
11) Zimmer EZ, et al: Maternal exposure to music and fetal activity. Eur J Obstet Gynecol Reprod Biol 13(4): 209-213, 1982. PMID 7117654

Q11 寝る子は育つ

> **Case** 33歳、女性。
> 患者：そういえば、長男はもう4歳になりました。生まれたときはちょっと小さく、その後も寝てばかりいるので心配しましたが、今は周りの子と比べても大きめです。
> ▶「寝る子は育つ」と言いますが、よく寝ているからでしょうか？

睡眠は成長ホルモンの分泌に関連する

　成長ホルモンは睡眠により分泌が促されます。この点からは、「寝る子は育つ」というのは医学的にも正しいように思われます。成長ホルモンは睡眠深度の深い睡眠初期に非常に高値となり、その後も睡眠深度に合わせて成長ホルモン濃度は高くなりますが、その程度は軽度です（図1）[1]。徹夜した場合は成長ホルモンの分泌は抑制されますが、二度寝でも成長ホルモンはしっかりと分泌されます[2]。つまり成長ホルモンの分泌には、睡眠をとる時間帯ではなく、深い睡眠がとれるかどうかが大切と言えます。小さな子どもにとって、昼寝も大切な睡眠と言えるでしょう。

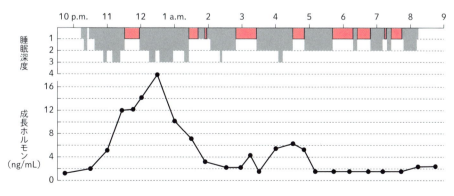

図1　睡眠時の成長ホルモン（文献1より）

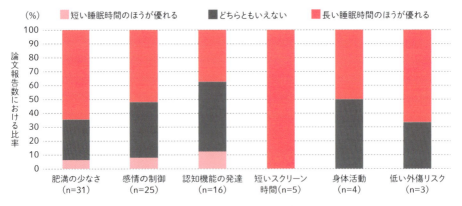

図2　0〜4歳児における睡眠時間と健康状態との関係(3つ以上の報告があるものを抜粋)(文献3より)

 回答例1 睡眠時には成長ホルモンが分泌されますので、しっかりと眠ることは成長のうえで重要です。

睡眠が育むもの

　実は睡眠時間と身長は関連が明確ではなく[3]、むしろ睡眠時間が長いことが低身長と関連があるという報告すらあります[4,5]。このことは図1[1]に示したとおり、睡眠時間中は常に成長ホルモンが高値というわけではないことから理解できます。適切な睡眠時間には個人差があり、質の高い睡眠をとれていれば、睡眠時間の多少の長短では身長は変わらないと考えるのが妥当でしょう。

　しかし、睡眠不足は子どもの発育にとって望ましいことではありません。0〜4歳までの睡眠時間と健康状態との関係をまとめた報告では、質の低い研究が多いものの、睡眠時間が長いほうが身体活動性が高く、タブレットやスマートフォンなどの画面を見るスクリーン時間は短く、肥満が少なく、感情の制御や認知機能の発達は良好で、外傷は少ない傾向が示されています(図2)[3]。5〜17歳でも、睡眠時間が長いほうが肥満は少なく、感情制御ができており、学業成績は良好であることが報告されています(図3)[6]。つまり、よほどの睡眠不足でない限り、子どもの身長に影響することはないと思われますが、睡眠不足は子どもの心身の発育に悪影響を与えるため注意が必要です。

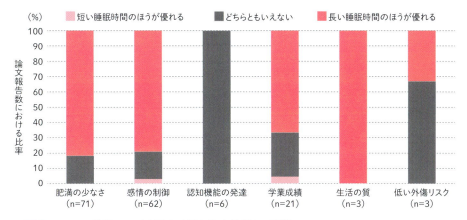

図3 5〜17歳児における睡眠時間と健康状態との関係(文献6より)

 回答例2 睡眠時間を長くすれば身長が高くなるとは言えませんが、健康的な心身を育むためには、十分な睡眠が必要なことは明確です。「寝る子は心身ともに健康に育つ」のです。

睡眠時間が短いと肥満になる?

睡眠中に分泌が変わるのは成長ホルモンだけではなく、レプチンやグレリンといった食欲に関連するホルモンも影響を受けます[7]。睡眠時間が短いと食欲・空腹感が増し、食事機会が増えることと相まって、エネルギー摂取量、脂肪摂取量が増加します。その一方で、カロリー消費は増加することなく、体重増加につながると考えられています[8]。

成人を対象に、実験的に睡眠制限を行った研究では、睡眠時間を9〜10時間/日から4時間/日にまで大幅に制限した場合は、5日間でも有意に体重は増加しました。一方、睡眠時間を6.9〜8.5時間/日から5.1〜5.5時間/日までの制限に留めた場合は、8〜14日観察しても体重や除脂肪体重は変化しませんでした[9]。

 回答例3 睡眠時間が確保できないと食欲ホルモンの分泌が乱れ、食べ過ぎから肥満になりやすいため、多忙で睡眠が不足しがちの場合は食べ過ぎにも注意しましょう。

> **まとめ**
>
> ◆ 睡眠は成長ホルモンを分泌させるが、過度の睡眠不足でない限り小児の身長発育に影響を与えることはない。
>
> ◆ しかし、十分な睡眠は心身の健康に欠かすことのできない重要な要素である。つまり、「寝る子は心身ともに健康に育つ」のである。
>
> ◆ 睡眠不足は摂取カロリー増加による肥満と関連がある。寝ない人は「横に」育つのである。

文献

1) Takahashi Y, et al: Growth hormone secretion during sleep. J Clin Invest 47 (9) : 2079-2090, 1968. **PMID 5675428**

2) Davidson JR, et al: Growth hormone and cortisol secretion in relation to sleep and wakefulness. J Psychiatry Neurosci 16 (2) : 96-102, 1991. **PMID 1911740**

3) Chaput JP, et al: Systematic review of the relationships between sleep duration and health indicators in the early years (0-4 years). BMC Public Health 17 (Suppl 5) : 855, 2017. **PMID 29219078**

4) Gulliford MC, et al: Sleep habits and height at ages 5 to 11. Arch Dis Child 65 (1) : 119-122, 1990. **PMID 2301973**

5) Seo MS, et al: Association between height and sleep duration in Korean adults. Intern Med J 51 (2) : 272-275, 2021. **PMID 33631845**

6) Chaput JP, et al: Systematic review of the relationships between sleep duration and health indicators in school-aged children and youth. Appl Physiol Nutr Metab 41 (6 Suppl 3) : S266-S282, 2016. **PMID 27306433**

7) El Halal CDS, et al: Sleep and weight-height development. J Pediatr (Rio J) 95 (Suppl 1) : 2-9, 2019. **PMID 30528567**

8) Soltanieh S, et al: Effect of sleep duration on dietary intake, desire to eat, measures of food intake and metabolic hormones ; a systematic review of clinical trials. Clin Nutr ESPEN 45 : 55-65, 2021. **PMID 34620371**

9) Yu H, et al: Experimental sleep restriction effect on adult body weight ; a meta-analysis. Sleep Breath 23 (4) : 1341-1350. **PMID 30977011**

第 2 章

身体の健康に
関するトリビア

Q 12 笑い過ぎて死にそう

Case メタボリック症候群で通院中の、おしどり夫婦。
夫：(妻の失敗話に)本当に笑い過ぎて、死ぬかと思いましたよ。
妻：人事(ひとごと)だと思って！　でも、笑い事で済んでよかったです。
私：「笑う門には福来る」とも言いますから、良かったんじゃないですかね…。

▶ さて、「笑う門には福来る」は、医学的に妥当でしょうか？

笑う人には福来る？

　40 歳以上の日本人 17,152 人に「どのぐらい笑うか」のアンケート調査を行い、その後、平均 5.4 年間フォローした研究があります[1]。週に 1 回以上笑う人と比較して、月に 1 回も笑わない人は年齢、性別、高血圧、糖尿病、喫煙、飲酒状況で補正しても HR 1.95(1.16-3.09)で、生命予後が悪いことが示されました。

　陰性感情は交感神経の緊張を高め、心血管系疾患のリスクとなります[2]。逆に、よく笑う人は心血管系の死亡が相対的に少ない可能性があります。また、笑うことは免疫[3]にも影響を与えうるため、いくつかの機序が重なり、生命予後を良好にしたと考えることもできますが、いずれも仮説に過ぎません。少なくともこのアンケート調査では、心血管系疾患による死亡に有意差はありませんでした。また笑うことが多かった群のほうが、運動習慣があり、婚姻率は高く、社会的に孤立していませんでした。このことから「幸せだから笑う」ということは言えそうですが、「笑うから幸せになる」と言うには、エビデンスが乏しいです。

笑う門（家族・一族）には福来る？

　それでは、笑うことの周囲への影響はどうでしょうか？

　小児科領域ではピエロを用いて、入院や処置前の不安をとることが試みられています。映画「パッチ・アダムス」でご存知の方も多いかもしれません。ピエロは滑稽な格好で小児と接し、時には小道具や芸を用いて小児の不安を軽減することがメタ解析にて報告されています[4]。病院という空間でも子どもの笑顔が得られること

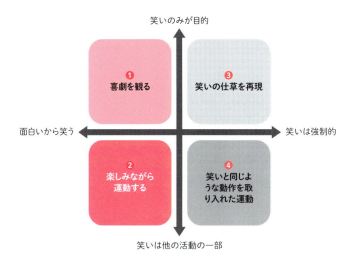

図1 laughter therapy の例

で、親の不安が有意に軽減することも示されています。

自分の子どもに気をかけてもらえば不安が和らぐのは理解ができますが、さらには赤の他人の笑い声ですら、ストレスを軽減してくれることを示したランダム化比較試験もあります。ひたすら足し算を繰り返すという内田クレペリン検査で精神的負荷をかけると、副交感神経が抑制された緊張状態となりますが、検査後に笑い声の音声データを聞かせると緊張状態は緩和し、自覚的なストレスも軽減するというのです[5]。

自分が笑うということは、他の家族をも幸せにする力があるかもしれません。笑顔が素敵な人を見ると、こちらも思わず笑顔になるのは筆者だけではないでしょう。幸せは伝播するのですね。

回答例1 明るい家族で羨ましいですね。「笑う門には福来る」の言葉どおり、これだけ笑顔に溢れていたら、家族の皆が幸せですね。

無理やり笑えば福は来るのか？

笑いを治療として用いる"laughter therapy"の報告は数多くあります。メタ解析では、うつ、ストレス、不安のスコアが有意に改善すると報告されています[6]。laughter therapy にはいくつかの種類があります（図1）。楽しんでいるから笑う

場合には、精神的に良い影響があることは自明でしょう。そこで笑いを模倣するだけ（図1の❸）で効果があるかに注目が集まりますが、残念ながら、質の高い報告はほとんどありません。

"笑いの模倣"で最も有益性が期待されるものの1つである、Laughter Yogaを紹介します。拍手のような運動とともに「HO HO HA-HA-HA」と発声し、深呼吸するヨガ運動です。これを通常の有酸素運動とランダム化比較試験したところ、うつスコアは同程度の改善でしたが、満足度は有意に高かったことが報告されています[7]。ただし、良い出来事の話をして気分を高めてから始め、最後に「私は世界で一番幸せだ」と参加者が言うことで締めくくることから、心理療法的な要素が関係しています。

回答例2 むりやり笑う門にも福が来るかは、まだよくわかっていません。自然と笑顔になるような"門"を目指したいですね。

当たり前ですが、笑いにもTPOは大事です。例えば昏睡、臨終、虐待に関する診療を行っている場合には、ユーモアは避けるべきでしょう[8]。

Case の続き
妻：笑わせてあげたんだから感謝してもらわないと。
夫：そんなに笑わせられたら本当に死んでしまうわ！　なあ、せんせ。

笑い過ぎると死ぬ？

関西地方では、このような夫婦漫才が外来で繰り広げられるのも珍しくはないですが、突然話題を医師に振るのは勘弁いただきたいこともあります。

さて、次は「笑い過ぎて死ぬことはあるのか？」という疑問ですが、紀元前5世紀の画家ゼウクシスは自分の描いた女神がユニーク過ぎて、それを見て笑いながら死んだと伝えられています。

笑うことで失神することをgelastic syncopeと言います。gelastic syncopeは、笑うというValsalva手技によって誘発された神経介在性失神の1つと解釈されています。非常に稀なケースですが、後天性QT延長症候群の患者が笑うことで徐脈が引き起こされ、それをきっかけにtorsades de pointes（TdP）が起こり、死亡したと推測される症例報告があります[9]。この報告以外に笑うことが直接死因となったという論文は、筆者の知る限りありません。

回答例3 笑い過ぎて死ぬとは、一般的には考えにくいです。万が一死んだならば、症例報告させて下さい（笑）。

Case の続き
妻：あんなに笑われるとは思わなかったわ。この人ったら頭がおかしくなったのかと思うほど笑うんだから…。

面白くないのに笑ってしまう場合は要注意

　脳障害によって病的な笑いが生じることがあります。特に面白くもないのに笑ってしまう場合には要注意ですが、愛想笑いや苦笑いはむしろ正常な反応です。

　笑い発作 (gelastic seizure) は小児期の視床下部過誤腫によるてんかん発作として有名です。突然笑う発作を繰り返しますが、特徴的な発作様式や合併しうる思春期早発、発育障害、認知障害により疑うことができます。

　成人で病的な笑いから発症する疾患には、fou rire prodromique（フランス語）が知られています。2003年までに19例しか報告がされていない稀な病態ですが[10]、英語訳は prodrome of crazy laughter であり、狂ったように笑うことから始まる脳血管障害のことを言います。病変部位は大脳辺縁系・視床下部・脳幹の報告が多いですが、明確にはされていません。持続時間は10～15分（47%）であることが多いですが、1時間以上（35%）という報告も珍しくありません。1分未満の持続時間の症例が1例ありましたが、その症例では3週間で何度も（several）発作を起こしていることから、笑いの様相だけでも病的と判断できると思います。

回答例4 奥さんは話が上手なので、それを聞いて笑ってしまうのは仕方ありません。ただし、面白くない話でも突然笑い出して10分以上止まらない場合は、本当に頭がどうかしてしまった場合もあります。今回はそのような状況じゃなくてよかったですね。

> **まとめ**
>
> ◆笑うことは原因ではなく、結果であるかもしれないが、笑う人にも笑う門に
> も福はある。
> ◆笑って失神することがある。また後天性 QT 延長症候群では、笑いによる
> 徐脈発作が致死的不整脈を惹起する可能性がある。
> ◆情動に関連しない笑い発作は、頭蓋内疾患を示唆する。

文献

1) Sakurada K, et al: Associations of frequency of laughter with risk of all-cause mortality and cardiovascular disease incidence in a general population; findings from the Yamagata study. J Epidemiol 30(4): 188–193, 2020. **PMID 30956258**
2) Miller M, et al: The effect of mirthful laughter on the human cardiovascular system. Med Hypotheses 73 (5): 636-639, 2009. **PMID 19477604**
3) Hayashi T, et al: Laughter up-regulates the genes related to NK cell activity in diabetes. Biomed Res 28(6): 281-285, 2007. **PMID 18202517**
4) Sridharan K, et al: Therapeutic clowns in pediatrics; a systematic review and meta-analysis of randomized controlled trials. Eur J Pediatr 175(10): 1353-1360, 2016. **PMID 27605131**
5) Fujiwara Y, et al: Hearing laughter improves the recovery process of the autonomic nervous system after a stress-loading task; a randomized controlled trial. Biopsychosoc Med 12(1): 22, 2018. **PMID 30598694**
6) van der Wal CN, et al: Laughter-inducing therapies; systematic review and meta-analysis. Soc Sci Med 232: 473-488, 2019. **PMID 31029483**
7) Shahidi M, et al: Laughter yoga versus group exercise program in elderly depressed women; a randomized controlled trial. Int J Geriatr Psychiatry 26(3): 322-327, 2011. **PMID 20848578**
8) Pinna MÁC, et al: The use of humor in palliative care: a systematic literature review. Am J Hosp Palliat Care 35(10): 1342-1354, 2018. **PMID 29587520**
9) Kadari R, et al: Fatal laughter. Ann Intern Med 157(10): 756, 2012. **PMID 23165674**
10) Coelho M, et al: Fou rire prodromique; case report and systematic review of literature. Cerebrovasc Dis 16 (1): 101-104, 2003. **PMID 12807101**

Q13 おならがよく出て困ります

> **Case** 虫垂炎術後の17歳、女性。
> 医師：「ガス」は出ましたか？
> 患者：え?!　ガス？
> 医師：おならのことです。
> 患者：(少し赤ら顔で)はい…。
> ▶放屁の医学的意義には、どのようなものがあるでしょうか？

おならは恥ずかしい

　若い女性が放屁を恥ずかしがる気持ちはよくわかりますが、時代によってはより深刻に捉えられていました。たとえば江戸時代には女性が人前で放屁することはタブー視されており、結婚をしない中年の尼さんが放屁した人の肩代わりをする屁負比丘尼という特別職があったほどです。さらに人には言いにくい話として、性交渉時の放屁（肛門括約筋調節の問題が疑われる）で悩む女性もおられます[1]。近年ではマラウイ共和国では2011年に人前で放屁することを禁止する法律が制定されそうになったことがありますが、国民の反対により廃案となりました。

　身近なのにタブー視されがちな放屁については、医学論文も多くはありませんが、今月は医療従事者として放屁への理解を深めましょう。

「待望のガス出づ　今暁1時15分　一同大喜び」

　これは昭和5(1930)年11月17日付 東京朝日新聞朝刊2面の記事の見出しです。濱口雄幸総理大臣が要撃された後の手術後の放屁の喜びを伝えるものです。本文内には大文字かつ太字で「相当な量のガスを二度排出した」とあり、続いて「この喜ばしい症状に一同が非常に歓喜」と報じています。

　腹部術後の放屁は、消化管運動が改善したことを示す指標として昔から役立てられていました。腸管蠕動音がしても経口摂取が可能とは言えませんが、排便があれば経口摂取ができる可能性が高いと考えられます。放屁は腸管蠕動音と排便の間に位置する所見です[2]。排便は平均して術後6～7日後に認められますが、放屁は3

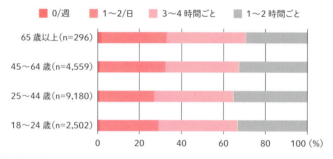

図1　年齢ごとの放屁回数(文献7より)

～4日後であり、早期に判断が可能です[3]。

また放屁回数は排便回数より多いことから、腸閉塞の診断には放屁の停止(90%)のほうが排便の停止(81%)よりも感度が高いと言えます。なお、この報告では放屁の停止は疝痛(74%)、嘔吐(79%)、腹部膨満(65%)よりも感度が高かったです[4]。

このような放屁の有用性から、放屁モニター(おならに含まれる水素ガスを検出する機器)というものも開発されています[5]。

回答例1　手術後におならが出るということは、腸の動きが元に戻っていることを示す大事な所見です。

おならの回数に性差はあるか？　高齢者ではおならが多い？

25例と小規模ながら1週間観察した比較的質の高い研究によると、成人の放屁回数は10±1回/日で、男女差はありませんでした。95%信頼区間の上限は1日20回でした[6]。女性のほうが放屁回数は少ないと思っていた方は、周囲の女性が気を遣ってくれていることに感謝しましょう。

また16,537名に対するアンケート調査では、年齢による放屁回数の違いはありませんでした(図1)[7]。高齢者では放屁回数が増えるのではなく、放屁する時と場所を選べなくなるだけのようです。

回答例2　おならは老若男女を問わず、1日10回ぐらい出るのが普通です。

おならを減らすには？

　10人の健常者に直腸カテーテルを留置して測定した研究によると、1日の排ガス量は705（476〜1,491）mLでした。食物繊維を抜いた特別な食事に置換すると214 mLまで減少しました[8]。ペクチンやキシランのように吸収されない食物繊維は腸管内で発酵に利用されるため、排ガス量を増加させます[9]。慢性便秘患者に対する食物繊維の効果を調べたメタ解析でも、食物繊維を摂取することで放屁が増えることが報告されています[10]。さつまいもで放屁が増えるのはお馴染みですね[11]。同様に腸管内で吸収されないラクツロースを1日10 g摂取すると、放屁回数は1日19±2.4回に増加することも報告されています[6]。

　一方、プロバイオティクスは放屁を減らすとメタ解析で報告されています。10報の論文のうちラクトバチルスを用いた1つの研究でのみ有意差が得られており、結論を出すには時期尚早ですが、ヨーグルトを試してみるのは1つの手かもしれません。

回答例3 食物繊維などの非吸収性の炭水化物を控えればおならは減りますが、便秘にはなりやすくなります。

おならは我慢したらよくない？

　放屁をこらえることで腸管内圧が上昇し大腸憩室が増えるという説がありますが[12]、医学的に十分検証されているわけではありません。

ガスの組成は？

　放屁されたガスの分析によると、大よそ1/4が嚥下された空気によりできており、残り3/4が腸管内で微生物により生成されたガス（二酸化炭素、メタン、水素など）です（図2）[13]。ゆで卵のような臭いの硫化水素や、腐った玉ねぎのような臭いのメタンチオール、キャベツが腐ったような臭いのジメチルスルフィドは僅かにしか含まれておらず、排ガスが多いことと臭いがきついこととは別問題です。

おならは燃える？

　排ガスには燃料として用いられるメタンや水素ガスを多く含んでいます。そこで戦時中に水上置換でガスを集め、燃焼実験が行われたこともあるそうです。

　医学的には下部消化管内視鏡での処置中に起こる爆発が問題です。2006年までに20例の報告しかない稀な事象ですが、大よそ半数で穿孔し、1例は死亡してい

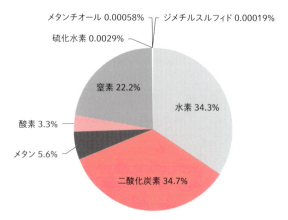

図2 "おなら"ガスの組成（文献13 より）

ます[14]）。ソルビトールのような非吸収性の炭水化物を前処置に用いることや、注腸だけの前処置、アルゴンプラズマ凝固法を用いた場合などがハイリスクと考えられています。2016年には、東京医科大学でレーザーメスを使って子宮頸部円錐切除の手術を行っていたところ、ドレープが燃える事象が発生し、腸内ガスが原因と結論づけられていますので、産婦人科領域でも注意が必要です。

回答例4 下部消化管内視鏡手術では腸管内ガスに引火することがないように、適切な前処置を行う必要があります。

おならを吸着できるか？

排ガス内に含まれる可燃性ガスや臭い物質は、密閉空間である宇宙船では真剣に論じる必要があります[15]）。飛行機でも客室の空気の50%は再循環させているため[16]）、やはり重要な問題として考えられています。大型旅客機では与圧装置を備えていますが、それでも客室内は0.8気圧程度にまで下がります。その分、腸管内のガスは膨張しますので、日常生活よりも排ガスは多くなります。

快適な空の旅（あるいは日常生活）を楽しむために、臭いを抑え込む手段として活性炭を用いる方法が検討されています。しかし活性炭を2g/日服用した研究では、排ガスの臭いを抑え込むことはできませんでした[17]）。筆者の経験上も、腎不全患者に用いる球形吸着炭細粒（1日用量6g）で便や排ガスの臭いを抑え込むのは困難と思われます。

64　第2章　身体の健康に関するトリビア

そこで活性炭を内包したクッションが開発されました。クッションを介することで硫化水素、メタンチオール、ジメチルスルフィドはそれぞれ前値と比較して0.3％、0.4％、1.1％にまで濃度が低下し、観察者による主観的な臭いも有意に改善しました[18]。しかし、クッションは密着度に問題があるため、密着度の高いパンツやパッドを用いるほうが、ガス吸着率は高いことがわかってきました。活性炭面積はクッションで900〜1,764 cm^2 であるのに比べ、パンツやパッドでは64〜210 cm^2 と少量の活性炭で済むのも魅力です[19]。最近は活性炭を使用した下着が市販されていますが、個々の製品の効果や耐久性については不明です。

回答例5 おならの臭いを活性炭で吸着することはできますが、消臭下着の効果は保証されていません。

まとめ

- ◆ 放屁は腸管運動を反映する重要な所見であるが、患者の羞恥心に配慮して病歴を聴取すべきである。
- ◆ 放屁回数は年齢・性別に関係なく、平均すると1日10回である。
- ◆ 食物繊維や非吸収性の糖質は便秘を解消するが、放屁は増える。
- ◆ 腸管内の可燃性ガスは下部消化管内視鏡処置において引火することがある。

文献

1) Shafik A, et al : Flaturia ; passage of flatus at coitus ; incidence and pathogenesis. Arch Gynecol Obstet 275 (1) : 33-37, 2007. PMID 16912854
2) Hernández-Hernández B, et al : Usefulness of peristalsis, flatulence and evacuation for predicting oral route tolerance in patients subjected to major abdominal surgery. Rev Gastroenterol Mex 72 (3) : 207-213, 2007. PMID 18402209
3) Read TE, et al : Bowel sounds are not associated with flatus, bowel movement, or tolerance of oral intake in patients after major abdominal surgery. Dis Colon Rectum 60 (6) : 608-613, 2017. PMID 28481855
4) Markogiannakis H, et al : Acute mechanical bowel obstruction ; clinical presentation, etiology, management and outcome. World J Gastroenterol 13 (3) : 432-437, 2007. PMID 17230614
5) Terai T, et al : Flatus monitor ; flatus as index of bowel function. J Japan Assoc Odor Environ 36 (5) : 275-279, 2005.
6) Furne JK, et al : Factors influencing frequency of flatus emission by healthy subjects. Dig Dis Sci 41 (8) : 1631-1635, 1996. PMID 8769291
7) Almario CV, et al : Old farts ; fact or fiction? results from a population-based survey of 16,000 Americans examining the association between age and flatus. Clin Gastroenterol Hepatol 15 (8) : 1308-1310, 2017. PMID 28344066
8) Tomlin J, et al : Investigation of normal flatus production in healthy volunteers. Gut 32 (6) : 665-669, 1991.

PMID 1648028

9) Marthinsen D, et al: Excretion of breath and flatus gases by humans consuming high-fiber diets. J Nutr 112 (6) : 1133-1143, 1982. PMID 6283045

10) Christodoulides S, et al: Systematic review with meta-analysis; effect of fibre supplementation on chronic idiopathic constipation in adults. Aliment Pharmacol Ther 44(2) : 103-116, 2016. PMID 27170558

11) 伴野太平，他：さつまいも摂取が女子大学生の排便状況ならびに腸内常在菌構成に及ぼす影響．日本栄養・食糧学会誌 69(5)：229-235，2016．

12) Wynne-Jones G: Flatus retention is the major factor in diverticular disease. Lancet 2(7927) : 211-212, 1975. PMID 51965

13) Suarez F, et al: Insights into human colonic physiology obtained from the study of flatus composition. Am J Physiol 272(5 pt 1) : G1028-1033, 1997. PMID 9176210

14) Ladas SD, et al: Colonic gas explosion during therapeutic colonoscopy with electrocautery. World J Gastroenterol 13(40) : 5295-5298, 2007. PMID 17879396

15) Calloway DH, et al: Intestinal hydrogen and methane of men fed space diet. Life Sci Space Res 7 : 102-109, 1969. PMID 12197533

16) Bull K: Cabin air filtration; helping to protect occupants from infectious diseases. Travel Med Infect Dis 6 (3) : 142-144, 2008. PMID 18486070

17) Suarez FL, et al: Failure of activated charcoal to reduce the release of gases produced by the colonic flora. Am J Gastroenterol 94(1) : 208-212, 1999. PMID 9934757

18) Suarez FL, et al: Identification of gases responsible for the odour of human flatus and evaluation of a device purported to reduce this odour. Gut 43(1) : 100-104, 1998. PMID 9771412

19) Ohge H, et al: Effectiveness of devices purported to reduce flatus odor. Am J Gastroenterol 100(2) : 397-400, 2005. PMID 15667499

Q 14 若白髪はなぜ起こるの？

Case 28 歳、研修医。
学生の頃（22〜23 歳）から白髪があり、最近は年々白髪が増えてきている。
▶ 何歳から白髪があれば若白髪と呼んでよいのでしょうか（後天的な場合）？
▶ ストレスで白髪が増えるというのは本当でしょうか？

若白髪の定義

50 歳までに 50% の人が 50% 以上の白髪割合になるという「白髪の 50 ルール」がありますが、実際には 50 歳で 50% 以上の白髪割合になるのは人口の 6〜23% のみです[1]。

若白髪の定義は白色人種では 20 歳未満、アフリカ系アメリカ人では 30 歳未満での白髪と定義されますが、アジア人での定義はありません[2]。アジア人はアフリカ系アメリカ人と白色人種の間の白髪率であることから[1]、20 歳前半で白髪を認めるのが若白髪の目安になると思います。なお、日本人においては 45〜65 歳の 62% で白髪を認め、白髪の割合は 22±23% とされています[1]。

白毛の分布による年齢推定

頭髪以外にも、加齢により色素脱失した体毛（以後、白毛と称する）が認められます。口髭、顎髭、恥毛、胸毛の白毛は頭髪の白髪よりも遅れて認められ、腋毛、眉毛、睫毛の白毛はさらに遅れます（図 1）[3]。頭髪の白髪は 20 歳台でも珍しくありませんが、髭あるいは恥毛まで白毛化することは少ないです。ちなみに菅原道真は 40 歳のときに自分の髭の白毛を見て歳をとったと感じ、「霜鬢秋暮驚初老」という文章を残しています。女性では白毛化は男性よりも 6〜12 年遅いようです。

日本人に対する研究でも頭髪が最も白毛化しやすく、眉毛や睫毛は白毛を認め難いことが示されています（図 2）[4]。図 1 と図 2 からは鼻毛は髭や恥毛とほぼ同じタイミングで白毛化するようです。冒頭の Case では頭髪の白髪が 5〜10% 程度あ

67

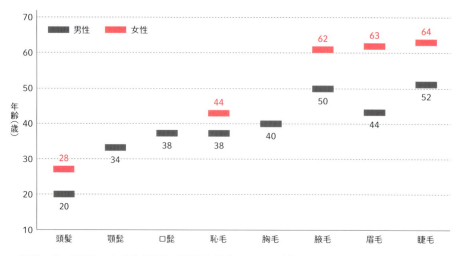

図1 2〜50%の白毛化を認める平均年齢（スリランカ人）（文献3より）

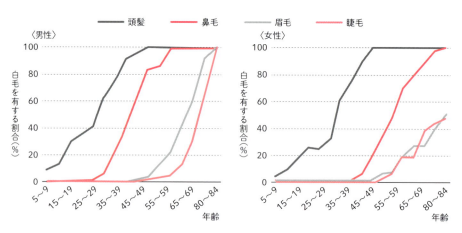

図2 日本人の有白毛率（文献4より）

りますが、髭の白毛は数本のみで（＜1％）許容範囲内と考えられました。鼻毛や他の体毛の白毛には気づいていませんでした。

　眉毛・睫毛は白毛化率が低く、40歳台になってようやく白毛化し始めます（図3）[5]。優秀な5人兄弟のなかでも「白眉（はくび）」をもつ馬良（ばりょう）が最も秀でていたとする漢文がありますが、「白眉」になるのは容易ではないのです。また、白毛化したとしても、数本程度であることが多いです。「白眉」の由来となった漢文でも「良眉中

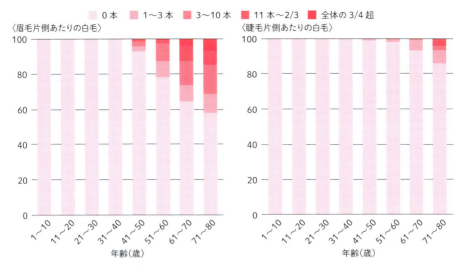

図3　眉毛と睫毛の白毛化(文献5より)

有白毛」、つまり白毛が混じっていると記しており、全体が白毛化しているわけではありません。

　馬良が白眉を持つようになった年齢は具体的に明らかにされていないものの、彼についての白髪に関する記述がないこと、さらに当時の平均寿命を鑑みると、加齢による変化である可能性は低いと考えられます。眉に限局的な白毛化が見られる場合、これは poliosis である可能性が高いです。Poliosis は、メラノサイトの損失によって白毛化が生じる現象で、しばしば白斑症と合併します。先天的な場合もあり得ますが、後天的な場合には自己免疫機序が疑われます。Vogt-小柳-原田病は、そのような疾患の1例です。

> **回答例1**　20歳台で白髪を認めることは珍しくありませんが、20歳台前半で認める場合は「若白髪」と呼ぶ目安となります。
> 　髭、恥毛、鼻毛の白毛は男性では30歳台、女性では40歳台から増加します。眉毛や睫毛に白毛が混じることはより高齢になってからです。

若白髪の原因は？

　若白髪の発生には家族歴、飲酒習慣、慢性疾患、ストレスの自覚、喫煙、肥満な

どとの関連が報告されています[6]。これらのなかでも特に家族歴の関与が大きく、母親が若白髪であると OR 3.3（2.0-4.9）、父親のそれは 5.2（3.1-8.6）、祖父母は 2.4、兄弟は 3.1（1.7-5.6）で、若白髪を認めやすいです[7]。

> **回答例2** 若白髪にはさまざまな要因が考えられますが、喫煙や暴飲も原因として考えられますから、生活習慣を見直すことは大切です。若白髪は遺伝することもありますが、ご両親に若白髪はなかったでしょうか？

特に見落としたくない若白髪の原因

若白髪が生じる遺伝性疾患はいくつかありますが[8]、最も有名な疾患は Werner 症候群（早老症）です。Werner 症候群は世界的には稀な疾患ですが、日本では 5～6 万人に 1 人ほどが罹患しており、稀とは言い切れない疾患です。白髪や禿頭などの毛髪変化は 98.2% で認められます。それ以外には白内障（89.1%）、皮膚の所見〔萎縮（99%）、硬化（胼胝・鶏眼：92.4%）、潰瘍（88.5%）〕、鳥様顔貌（97.2%）、甲高いしわがれ声（91.3%）、アキレス腱石灰化（83.6%）を高頻度に認めます[9]。

外的要因により若白髪が起こる疾患としてはビタミン B_{12} 欠乏症があります。可逆的であることに加え、治療しなければ神経障害や貧血を呈するため、重要な鑑別疾患です。皮膚の色素沈着を呈する一方で白髪が生じ、ビタミン B_{12} 補充により回復した症例が報告されており[10,11]、皮膚の色調にも注意を払うとよいでしょう。

ストレスで白髪は増えるか？

結論から言えば、ストレスで白髪は増加します。ストレスにより交感神経が緊張し、ノルアドレナリンが放出されると、その影響でメラノサイト幹細胞が減少し白毛化することが動物実験で確かめられています[12]。

> **回答例3** 最近になりストレスで白髪が増えるメカニズムも解明されてきました。

白髪は悪か？

年を重ねると毛髪は少なく、また細くなり、全体の毛髪量が減少します[13]。白髪は色素の残っている毛髪よりも太く（直径がそれぞれ 68 μm、57 μm）、髄質が発達しています。また成長する速度が速いこともわかっています[14]。白髪が太く成長が速いことから、他の毛髪とは揃わずに飛び出しやすいことを自覚している人

もいるのではないでしょうか？ 髭の場合も同様に白毛のほうが成長は速いです[15]。白毛化した毛髪は分化が遅れることが速い成長速度と関係していると推測されています。

これらのことから、加齢性変化として毛髪量が減ってしまうことを白髪は補ってくれているとも捉えられます。

若白髪は骨粗鬆症や冠動脈疾患との関連が示唆されています[6]。しかし、臨床的な意義は不明確です。たとえば骨密度低下において若白髪で説明が可能なのは全体の0.6〜1.3%のみです[16]。若白髪を見た場合に骨粗鬆症や冠動脈疾患の合併を闇雲に心配するよりは、生活指導（禁煙・節酒・規則正しい生活習慣）に結びつけるチャンスと考えるほうがよいでしょう。

回答例4 白髪が増えたお陰で毛髪が薄く見えないともされますし、何よりも医師は白髪があったほうが貫録が付くので、気にしすぎないほうがよいでしょう。

白髪は元に戻る？

白髪が薬剤により元に戻ったという報告は多数あります。抗炎症効果（サリドマイド、レナリドミド、アダリムマブ、レチノイド、ステロイド、シクロスポリン、シスプラチン、インターフェロン-α、PUVA療法）、メラニン産生刺激（プロスタグランジンF2α誘導体、チロシンキナーゼ阻害薬、タモキシフェン、レボドパ）、ビタミン（パントテン酸、プロテインキナーゼ阻害薬、パラアミノ安息香酸）、皮膚沈着（クロファジミン）、機序不明（カプトプリル）がその例ですが[17]、多くは症例報告レベルのエビデンスであり現実的な治療方法とは言えません。

白髪が全体的に回復してきた場合には、その原因が何であれ喜んでよいのでしょうが、局所的に回復した場合には注意が必要です。その場合は頭皮をよく確認して、メラノーマを除外しなければなりません[18, 19]。

最後になりましたが、冒頭のCaseは筆者です。現在47歳の筆者は毛髪にも髭にも白毛化が進んでいますが、いまだ「白眉」にはなれていません。今後「白眉」が認められるときまでには外見だけではなく、内面も「白眉」に相応しくあるように精進したいと思います。

> ## まとめ
>
> ◆ 25歳以前に白髪を認めた場合に「若白髪」と呼ぶのが1つの目安であるが、20歳台の白髪は珍しくない。
>
> ◆ 髭、恥毛、鼻毛の白毛は男性では30歳台、女性では40歳台から増加する。
>
> ◆ 眉毛や睫毛は白毛化が最も遅く、完全に白毛化することは稀である。
>
> ◆ 若白髪は遺伝的な要因が大きいが、生活習慣指導のチャンスでもある。
>
> ◆ ストレスはメラノサイト幹細胞に障害を与え、白髪を増やす。
>
> ◆ 白髪は成長が速く、また太いため、髪のボリューム喪失をわかりにくくしてくれる可能性がある。

文献

1) Panhard S, et al: Greying of the human hair; a worldwide survey, revisiting the '50' rule of thumb. Br J Dermatol 167(4): 865-873, 2012. PMID 22716034

2) Kumar AB, et al: Premature graying of hair; review with updates. Int J Trichology 10(5): 198-203, 2018. PMID 30607038

3) Senanayake HMK, et al: Age estimation based on appearance of gray hair in different body sites of Sri Lankan autopsy cases. J Forensic Sci 62(4): 1075-1079, 2017. PMID 28032350

4) Terada H: Appearance of gray hair as an aging phenomenon in Japanese. Okajimas Folia Anat Jpn 28(1-6): 435-449, 1956. PMID 13378810

5) Kantarci FA, et al: Age estimation using level of eyebrow and eyelash whitening. Med Sci Monit 20: 97-102, 2014. PMID 24448310

6) Triwongwaranat D, et al: A review of the etiologies, clinical characteristics, and treatment of canities. Int J Dermatol 58(6): 659-666, 2019. PMID 30768676

7) Thompson KG, et al: Evaluation of physiological, psychological, and lifestyle factors associated with premature hair graying. Int J Trichology 11(4): 153-158, 2019. PMID 31523106

8) Pandhi D, et al: Premature graying of hair. Indian J Dermatol Venereol Leprol 79(5): 641-653, 2013. PMID 23974581

9) Takemoto M, et al: Diagnostic criteria for Werner syndrome based on Japanese nationwide epidemiological survey. Geriatr Gerontol Int 13(2): 475-481, 2013. PMID 22817610

10) Noppakun N, et al: Reversible hyperpigmentation of skin and nails with white hair due to vitamin B_{12} deficiency. Arch Dermatol 122(8): 896-899, 1986. PMID 3740873

11) Niiyama S, et al: Reversible cutaneous hyperpigmentation and nails with white hair due to vitamin B_{12} deficiency. Eur J Dermatol 17(6): 551-552, 2007. PMID 17951150

12) Zhang B, et al: Hyperactivation of sympathetic nerves drives depletion of melanocyte stem cells. Nature 577(7792): 676-681, 2020. PMID 31969699

13) Kim SN, et al: Characteristic features of ageing in Korean women's hair and scalp. Br J Dermatol 168(6): 1215-1223, 2013. PMID 23278260

14) Van Neste D: Thickness, medullation and growth rate of female scalp hair are subject to significant variation according to pigmentation and scalp location during ageing. Eur J Dermatol 14(1): 28-32, 2004. PMID 14965792

15) Nagl W: Different growth rates of pigmented and white hair in the beard; differentiation vs. proliferation? Br J Dermatol 132(1): 94-97, 1995. PMID 7756157

16) Orr-Walker BJ, et al: Premature hair graying and bone mineral density. J Clin Endocrinol Metab 82(11): 3580-3583, 1997. PMID 9360510

17) Yale K, et al: Medication-induced repigmentation of gray hair; a systematic review. Skin Appendage Disord 6(1): 1-10, 2020. PMID 32021854

18) Oza VS, et al: A case of hair re-pigmentation from a scalp melanoma. Dermatol Online J 21(7): 13030/gt9gc61299, 2015. PMID 26436971

19) Chew T, et al: Focal hair re-pigmentation associated with melanoma of the scalp. ANZ J Surg 90(6): 1175-1176, 2020. PMID 31566287

Q15 暗い所でスマホを使うと失明する？

Case
医師：珍しいですね、娘さんを連れて受診されるのは。
母親：はい。このあと、この子を眼科に連れて行こうかと思って。随分眼が悪くなっているみたいで。先生みたいに勉強でならよいのですけどねぇ…。
　　　（長女のスマホから着信音が流れる）
▶成長期の近視進行を防ぐためには、何をアドバイスすべきでしょうか？

増加する近視患者

　近視患者は年々増加しています。久山町研究のデータを年齢調節した報告では、2005年には37.7％であった近視患者（＜－0.5 D）の頻度は2012年には40.6％、2017年には45.8％と増加しています[1]。近視患者の増加は世界的な傾向であり、今後さらに進むことが予測されています[2]。近視は6歳頃より頻度が高くなりますが、眼軸が延長しやすい成長期を過ぎると近視が新たに出現、もしくは進行することは少なくなります。

近視を侮ることなかれ

　現在、近視患者は非常に多いため、メガネやコンタクトレンズを装着していても特別なこととは扱われなくなってきています。しかし近視には重大な合併症があることを忘れてはなりません。近視では眼軸が延長することにより網膜や視神経が脆弱化し、近視性黄斑変性症（MMD）や網膜剥離（RD）、開放隅角緑内障のリスクとなります（表1）[3]。また近視患者では白内障が起こりやすくなる一方、白内障では水晶体の屈折力が強くなり近視が進行することもあります。

回答例1 成長期に近視の進行を抑制することは、将来失明するリスクを下げることに役立つ重要なことです。

表1　近視による合併症（OR）(文献3より)

	近視	軽度近視 （−3.0〜−0.5 D）	中等度近視 （−6.0〜−3.0 D）	強度近視 （≦−6.0 D）
近視性黄斑変性症（MMD）	102.11 (52.60-198.22)	13.57 (6.18-29.80)	72.74 (33.18-159.48)	845.08 (230.05-3104.34)
網膜剥離（RD）	3.45 (1.08-11.00)	3.15 (1.92-5.17)	8.74 (7.28-10.50)	12.62 (6.65-23.94)
後嚢下白内障	2.09 (1.60-2.74)	1.56 (1.32-1.84)	2.55 (1.99-3.28)	4.55 (2.67-7.75)
核性白内障	2.51 (1.53-4.13)	1.79 (1.08-2.97)	2.39 (1.03-5.55)	2.87 (1.43-5.73)
皮質白内障	1.15 (0.94-1.40)	0.99 (0.85-1.15)	1.06 (0.83-1.35)	1.07 (0.81-1.40)
開放隅角緑内障	1.95 (1.74-2.19)	1.59 (1.33-1.91)	2.92 (1.89-4.52)	

Case **の続き**

母親：（長女に向かって）ほら、暗い所で本なんか読んだらダメって言ってるでしょ。

読書は近視のリスク要因

　当然のことですが、近くを見る時間が長ければ長いほど近視が起こりやすくなります。近くを見る時間が1週間に1時間長いと、近視の可能性が2%高くなることがメタ解析で報告されています[4]。この報告によると近視者では読書時間が0.66時間/週ほど長かったのですが、テレビの視聴時間、テレビゲーム時間、勉強時間に差異はありませんでした。意外なことにパソコンやゲーム機などを使用した時間（スクリーンタイム）と近視の関係を調べた別のメタ解析でも、両者の関連性は証明されませんでした[OR 1.02（0.96-1.08）][5]。読書はテレビゲームと比較してより近くを見る行為であること、またゲームであれば親から時間制限を設けられることが多いと推測されますが、読書は制限なく長時間没頭しうることから、近視に影響を与えやすかったと考えられます。とは言ってもテレビを長時間近くで観ることは避けるべきであることは言うまでもありません。

　それでは暗い場所での読書は眼を悪くするのでしょうか？　確かに暗い場所での読書は眼精疲労を起こしやすくはします。しかし、暗い場所での読書が近視を増やすなら、昔と比べると近年は夜も明るい環境となっていることから、近視患者の増加を説明することができません。医学的には暗い場所での読書自体は近視のリスクではないと考えられています[6]。問題は暗くて本が読みづらいために眼を近づけて読書をすることです。当然その場合は近視のリスクが高くなります[7]。

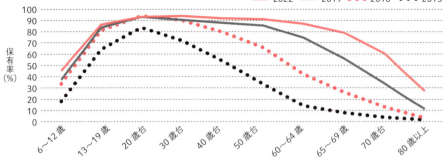

図 1 年齢別のスマートフォン保有率の推移(文献 8 より)

回答例2　(暗い所での読書によって必ずしも眼が悪くなるわけではないのですが)暗い所での読書や寝転んでの読書は眼を過剰に近づけがちです．読書するときには姿勢を正して，本と眼との距離を保つように心掛けましょう．

スマホの危険性

　最近は小学生がスマートフォンを保有するのも珍しくありません(図 1)[8]．そこで，近年の近視患者増加にはスマートフォンの関与が疑われています．スマートフォンでインターネットを使用するときの使用距離は 32(19〜60)cm と短く[9]，またテレビゲームと異なり携帯性に優れるので，長時間使用されがちであるためです．観察研究ではスマートフォンの利用時間と近視については明確な相関が示されていませんが[10]，利用時間ではなくデータ使用量で解析すると高い相関性が示されています[11]．つまり，データ使用量が多い動画閲覧やオンラインゲームは近視のリスクが高いですが，ストレージ内の音楽を再生するだけであれば必ずしも画面を凝視していないため，近視のリスクは高くないことが想定されます．

　このように人によってスマートフォンの利用方法がさまざまであることが解析を難しくしていますが，介入試験の結果からはスマートフォンの使用により短期間的な視機能が障害されることが示されており[10]，スマートフォンの使用は近視を引き起こす 1 つの要因であることには間違いないでしょう．

回答例3 近年では未成年へのスマートフォン普及が近視患者増加の要因の1つとなっています。

寝る前のスマホで一過性の"失明"

寝付く前にベッドに側臥位でスマートフォンを使用した後に、天井側の眼(左側臥位ならば右眼)が一過性に見えなくなることがあり、transient smartphone blindness と呼ばれています[12]。これは明るいスマートフォンの画面により明順応が起こることで説明が可能ですが、側臥位で下になっている側の眼は枕でカバーされているために明順応が妨げられ、片側性の一過性"失明"が生じるのです。

スマホで複視

スマートフォンの使い過ぎで常に輻輳している状態が維持され、内斜視が出現する現象が知られており、これを急性後天性共同性内斜視と呼びます[13]。小児に多く、30 cm 未満の近距離で1日4時間以上のスマートフォンの使用を4カ月以上続けていることがリスク要因です。一過性のこともありますが、手術を要する報告も多くあります。

外で過ごそう

近視の予防に有用な試みとして、子どもを外で遊ばせる方法があります。いくつかの介入研究ではその一環として近視発症予防効果が報告されており[14]、期待が持てる方法です。6歳の子どもに授業後に40分外で遊ばせるというランダム化比較試験(RCT)では、3年後の近視の発症率が 39.5% から 30.4% に低下[9.1(4.1-14.1)% の差]することが示されています[15]。

回答例4 外で遊ばせ、遠くを見る習慣をつけさせることが、近視の予防に役立ちます。

> **まとめ**
>
> ◆ 近視は網膜剥離、近視性黄斑変性症、開放隅角緑内障、白内障のリスクとなる。
>
> ◆ 暗所での読書で近視を増やすことはないが、見えづらいために眼を近づけるようならば近視のリスクとなる。
>
> ◆ 成長期のスマホの使用が近視患者の増加につながっている。
>
> ◆ 就寝前にスマホの明るい画面を凝視すると、生理的な一過性失明をきたしうる。
>
> ◆ スマホ画面を長時間近見すると、難治性の内斜視が起こることがある。

文献

1) Ueda E, et al: Trends in the prevalence of myopia and myopic maculopathy in a Japanese population; the Hisayama study. Invest Ophthalmol Vis Sci 60(8): 2781-2786, 2019. PMID 31260519

2) Holden BA, et al: Global prevalence of myopia and high myopia and temporal trends from 2000 through 2050. Ophthalmology 123(5): 1036-1042, 2016. PMID 26875007

3) Haarman AEG, et al: The complications of myopia; a review and meta-analysis. Invest Ophthalmol Vis Sci 61(4): 49, 2020. PMID 32347918

4) Huang HM, et al: The association between near work activities and myopia in children; a systematic review and meta-analysis. PLoS One 10(10): e0140419, 2015. PMID 26485393

5) Lanca C, et al: The association between digital screen time and myopia; a systematic review. Ophthalmic Physiol Opt 40(2): 216-229, 2020. PMID 31943280

6) Vreeman RC, et al: Medical myths. BMJ 335(7633): 1288-1289, 2007. PMID 18156231

7) Pärssinen O, et al: Myopia and myopic progression among schoolchildren; a three-year follow-up study. Invest Ophthalmol Vis Sci 34(9): 2794-2802, 1993. PMID 8344801

8) e-Start: 統計で見る日本: 通信利用動向調査. https://www.e-stat.go.jp/stat-search?page=1&layout=normal&toukei=00200356&survey=%E9%80%9A%E4%BF%A1%E5%88%A9%E7%94%A8%E5%8B%95%E5%90%91%E8%AA%BF%E6%9F%BB（2025年2月1日閲覧）

9) Bababekova Y, et al: Font size and viewing distance of handheld smart phones. Optom Vis Sci 88(7): 795-797, 2011. PMID 21499163

10) Wang J, et al: Smartphone overuse and visual impairment in children and young adults; a systematic review and meta-analysis (preprint) v. J Med Internet Res 22(12): e21923, 2020. PMID 33289673

11) McCrann S, et al: Smartphone use as a possible risk factor for myopia. Clin Exp Optom 104(1), 2020.

12) Alim-Marvasti A, et al: Transient smartphone "blindness." N Engl J Med 374(25): 2502-2504, 2016. PMID 27332920

13) Lee HS, et al: Acute acquired comitant esotropia related to excessive smartphone use. BMC Ophthalmol 16(1): 37, 2016. PMID 27061181

14) Xiong S, et al: Time spent in outdoor activities in relation to myopia prevention and control; a meta-analysis and systematic review. Acta Ophthalmol 95(6): 551-566, 2017. PMID 28251836

15) He M, et al: Effect of time spent outdoors at school on the development of myopia among children in China; a randomized clinical trial. JAMA 314(11): 1142-1148, 2015. PMID 26372583

Q 16 飲酒すると翌朝むくみます

Case 38歳、男性。

患者：最近、健康のために週末にテニスをしています。運動後のビールが最高なんですよね。

▶ 運動後のアルコール摂取は、脱水を促進してしまわないのでしょうか？

運動後のビールは美味しいですが、ほどほどに

　アルコールには利尿作用があります。運動後の飲酒では、アルコールの利尿作用による脱水が問題になります。

　120 mLのウイスキー（エタノール換算で48 g）を5～10分で摂取させた実験では、尿量が2時間程度増加しました[1]。自由水クリアランスが亢進しており、抗利尿ホルモン（ADH）の分泌が抑制されるためと考えられています。

　飲酒で脱水が起こるかどうかは、アルコール摂取量やアルコール度数によって異なります。エタノール摂取量が同じ30 gであっても、ビール（アルコール度数5%）では尿量に差異がないものの、ワインやスピリッツといったアルコール度数が高い飲料を摂取した場合には尿量が増加することが報告されています[2]。アルコール度数が高いものを摂取した場合は、アルコール血中濃度が上昇しやすいためと思われます。アルコール度数が高いものは避けるか、もし摂取するならば他の水分も併せて摂取するのが望ましいと言えるでしょう。アルコールには利尿作用の他に血管拡張作用があり、両者が合わさることで起立性低血圧を起こしやすくなることにも注意が必要です（図1）。

　なお、これらの研究は欧米人のデータであり、日本人が安全に飲酒できるエタノール量はよくわかっていません。

```
飲酒
・大量飲酒
・度数の高い
  アルコール摂取
```
→
```
ADH 分泌抑制
・利尿作用
```
→
```
有害事象
・脱水
・起立性低血圧
```

図1　飲酒と利尿作用

回答例1　❶　アルコールには利尿効果がありますので、運動後などで脱水があったり、入浴などで低血圧が問題となる状況での飲酒には注意が必要です。

Case の続き
患者：昨日は深酒をしてしまって、朝起きたら目の周囲がむくんでいました。肝臓が悪くなったのではと妻が心配するので受診しました。深酒すると時々こうなりますが、その日のうちによくなるので心配はいらないとは思っているのですが…。
▶飲酒後にむくむことがあるのはなぜでしょうか？

飲酒と浮腫

　多飲歴があり浮腫を主訴に受診した場合、アルコール性肝硬変による浮腫を想起する必要があります。それ以外にも、アルコール性心筋症やビタミン B_1 欠乏症による浮腫も考える必要があります。しかし、本 Case では1日も続かずに軽快することから、これらの病態ではなさそうです。

回答例2　飲酒により肝臓や心臓が悪くなったり、栄養の偏りがあるとむくむことがありますので、飲酒はほどほどにしましょう。

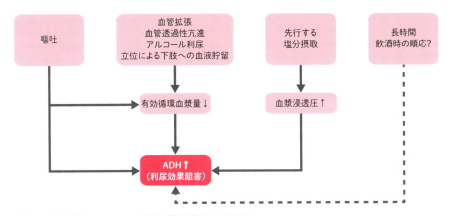

図2　飲酒時にアルコール利尿が阻害される要因

飲酒後、翌朝むくむ理由

　アルコールに利尿作用があるならば、飲酒後にむくみやすい理由は何でしょうか？　実はアルコールによる利尿効果は常に発揮されるわけではありません（図2）。
　水を 1,000 mL 摂取し、その後も自由水を負荷し続けることで"生理的な尿崩症"となっている場合は、ADH 分泌がすでに抑制されているため、飲酒による影響はありません。逆に高張食塩水を負荷した場合には血漿浸透圧が上昇し、ADH が分泌されるため水利尿が減少しますが、高張食塩水負荷と同時にアルコールを摂取すると、ADH 分泌が抑制されるため利尿効果を認めます。興味深いことに高張食塩水負荷に 30 分遅れて飲酒した場合は、すでに ADH が分泌されてしまっているためにアルコールは利尿効果を発揮できません[3]。つまり、先に塩分の多い食事をした後に飲酒した場合は、アルコールの利尿効果は期待できないことになります。
　また大腿を駆血してうっ滞させた実験では、有効循環血漿量が減少するために ADH が分泌され、駆血 100 分後に飲酒しても利尿効果は得られませんでした[3]。同様なことは立食パーティーや立ち飲み、長時間椅子に座っているときにも当てはまる可能性があります。
　アルコール血中濃度を高値に維持した場合も、利尿効果は 2 時間程度で急速に減弱することが知られています[4]。アルコールによる血管拡張もしくは利尿効果による有効循環血漿量減少が ADH 分泌を引き起こすためなのか、アルコールに対する順応が起こるためなのかはわかっていません。
　深酒し嘔吐すれば ADH 分泌は促されますし、睡眠中は尿量を減らすために

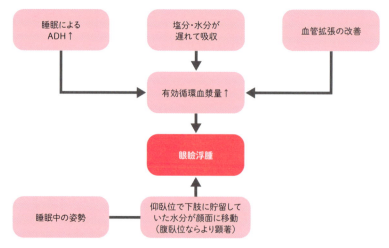

図3 飲酒後睡眠で眼瞼浮腫が起きやすい理由

ADHが生理的に分泌されますので[1]、飲酒後そのまま睡眠に陥ると、直前に摂取した水分と塩分が吸収、貯留され、むくみを引き起こす要因となりえます。お酒の席では塩分含有量が多い食べ物が多いことも大きく関係するでしょう。

最後に、アルコールには血管透過性を亢進させ[5]、浮腫をきたしやすくする可能性があります。これらの要因が組み合わさり、飲酒後に浮腫が出現するものと考えられます（図3）。

まとめ

- ◆ アルコールにはADH分泌抑制による利尿作用があるので、特にアルコール度数の高いお酒を摂取すると脱水を引き起こすことがある。
- ◆ アルコールの利尿作用は限定的なため、塩分摂取量が多く、その後泥酔（ADH分泌促進）した場合には、翌朝に浮腫が生じやすい。

文献

1) Rubini ME, et al: Studies on alcohol diuresis, I; the effect of ethyl alcohol ingestion on water, electrolyte and acid-base metabolism. J Clin Invest 34 (3): 439-447, 1955. PMID 14354014
2) Polhuis KCMM, et al: The diuretic action of weak and strong alcoholic beverages in elderly men; a randomized diet-controlled crossover trial. Nutrients 9 (7): 660, 2017. PMID 28657601

3) Kleeman CR, et al : Studies on alcohol diuresis, II ; the evaluation of ethyl alcohol as an inhibitor of the neurohypophysis. J Clin Invest 34(3) : 448-455, 1955. PMID 14354015

4) Eggleton MG : The diuretic action of alcohol in man. J Physiol 101(2) : 172-191, 1942. PMID 16991552

5) Doggett TM, et al : Acute alcohol intoxication-induced microvascular leakage. Alcohol Clin Exp Res 38(9) : 2414-2426, 2014. PMID 25257290

Q17 日光浴は「どのくらい」必要ですか?

> **Case** 36歳、男性。
>
> **患者**：最近は在宅勤務とネット通販のおかげで、外出せず、全く日光に当たっていません。
>
> **医師**：そういえば、随分と色白になりましたね。
>
> **患者**：人混みを避けて日没後にジョギングをしているので、体調はすこぶる良好です。妻には「色白で不健康に見える」と言われましたが。
>
> ▶ 医学的に日光浴は必要なのでしょうか?

ビタミンDとは?

ビタミンとは、生物の生存、生育に必要な栄養素のうち、炭水化物・蛋白質・脂質以外の体内でほとんど合成できない有機化合物の総称です。一般的にはビタミンは食事から摂取する必要があります。

ビタミンDは骨代謝に関わる重要なビタミンで、日光浴による生体内での合成も可能です。その意味ではビタミンDは厳密にはビタミンとは言えず、また多彩な生理作用を持つためホルモンとして扱われもします。

日光浴はビタミンD合成以外にもメラトニン分泌抑制を介して睡眠リズムを是正する効果などがあります。また精神衛生上の効果も期待されます。しかしながら、本項では日光浴とビタミンDの関係に限って話を進めたいと思います。

ビタミンD摂取量

国民健康・栄養調査報告(令和元年)[1]によると、日本人のビタミンD摂取量は3.4±8.6(中央値±標準偏差)μg/日です。対象者は5,865名と多い割に標準偏差は大きいです。この調査は1日だけの記録でしたので、その日の食事内容によってバラツキが大きかったものと推測されます。

そこで小規模ながら242名で、16日間のデータから算出したビタミンD摂取量も確認すると、結果は8.3 μg/日(90%信頼区間は1.4〜18.8 μg/日)でした[2]。16日間の記録でも信頼区間は広く、個人の食事の嗜好によってもビタミンD摂取

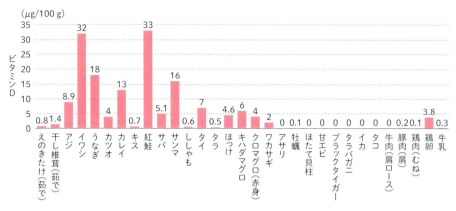

図1　食品中のビタミンD含有量（文献4より）

量は大きく異なる可能性があります。

このようにビタミンDの平均摂取量を定めるのは容易なことではありませんが、「日本人の食事摂取基準」（2020年版）[3]では、8.5 μg/日を摂取量目安と設定しています。

食事中のビタミンD含有量

では、どのような食事にビタミンDが多く含まれるのでしょうか？　ビタミンDは魚類に多く含まれていますが、すべての魚というわけではありません（図1）[4]。肉類や甲殻類、軟体類、貝類にはほとんど含まれません。その他にビタミンDを多く含むものに鶏卵とキノコ類があります。

限られた食材にしかビタミンDが含まれていないことから、ビタミンDが添加された加工食品も売られています。朝食用シリアルには1食あたり0.5〜4.5 μgのビタミンDが添加されているものが多いようです（筆者調べ）。米国では多くの牛乳やオレンジジュースでビタミンDが強化されていますが、日本国内でもビタミンDを強化した牛乳は入手可能で（正確には牛乳ではなく「乳飲料」と表記されている）、ある製品（毎日骨太MBP®）では400 mL中にビタミンD 5.5 μgが含まれています。

回答例1　魚や卵を食することがビタミンDの補充には役立ちます。また、朝食シリアルにはビタミンDが添加されているものが多いです。

ビタミンDを食事だけで補えるか？

　もし日光浴をしなかった場合、通常の食事で十分なビタミンDを摂取できるのでしょうか？

　潜水艦乗組員は長期間、日光を浴びることができません。たとえば、68日間の長期任務中には血清ビタミンDが低値になってしまうことが古くから報告されています[5]。この血清ビタミンD低値を補正するには、ビタミンDを5 μg/日補充するのでは不十分でした[6]。

　日光曝露の乏しい北欧の冬季における20〜40歳の健常者を対象にした研究では、ビタミンD欠乏（<20 ng/mL）とならないためには、中央値で10.2 μg/日、95%の人で欠乏をきたさないためには25 μg/日のビタミンD摂取が必要と推測されました[7]。同様に65歳以上では、中央値で7.1 μg/日、95%の人で欠乏をきたさないためには22 μg/日のビタミンD摂取が必要と推測されました[8]。

　魚類の摂取量が比較的多い日本においても、日光への曝露が乏しい施設入所高齢者において、ビタミンD欠乏症は高頻度です。平均ビタミンD摂取量が7.3 μg/日（日本人の平均的な摂取量に相当）である場合に、ビタミンDを5 μg/日補充したとしても、血清ビタミンDが正常域（>20 ng/mL）であるのは6%のみであったとも報告されています[9]。さらに、もし20 μg/日補充したとしても、正常域に達するのは41%に過ぎません[10]。

回答例2
- ビタミンD必要量は10 μg/日が目安ですが、人によっては20 μg/日以上が必要となります。
- ビタミンD摂取量は平均3〜8 μg/日であり、食事だけではビタミンDは不足しやすいです。
- 不足する分は日光浴もしくはサプリメントや医薬品で補う必要があります。

Case の続き

患者：それでは、私はビタミンD摂取のために、多少は日光に当たるようにします。妻は日中に買い物に出かけているので大丈夫そうですね。そういえば、妻はよく日焼け止めを塗っていますが、日焼け止めを塗っていてもビタミンDは合成されますか？

表1 紫外線の分類

	UV-C	UV-B	UV-A
波長	100〜280 nm	280〜315 nm	315〜400 nm
地表への到達[11]	オゾン層で完全に遮断	オゾン層で90%が遮断	オゾン層通過
窓ガラス	透過しない	透過しにくい	透過する
人体への影響	DNA損傷（殺菌作用）	ビタミンD生成 DNA損傷 日焼け 皮膚癌 白内障	即時黒化

紫外線の分類

　紫外線は波長の長いほうからUV-A、UV-B、UV-Cに分類されます（**表1**）[11]。UV-Cは人体に最も有害ですが、幸いなことにオゾン層で完全に遮断されます。UV-Aは可視光に波長が近く、人体に対する影響はそれほど強くありません。つまり、UV-Bが最も問題となることが多い紫外線です。

　しかし、残念ながら人体に有害な紫外線と、ビタミンDを生成する紫外線とは同じ波長域です。具体的には、ビタミンDの合成に関わる紫外線は大半がUV-Bであり、3〜4%のみがUV-Aになります[12]。

ビタミンD合成に必要な日光浴の時間

　食事からの摂取では不足するビタミンD量を仮に10 μg/日としましょう。顔面と両手の甲の面積に相当する600 cm² の皮膚で日光を浴びた場合、10 μgのビタミンD産生に必要な日光曝露は、皮膚に紅斑を起こす最小の紫外線量（UV minimal erythema dose：UV MEDs）の1/3に過ぎません[13]。日焼けを起こす前にビタミンD合成に必要な日光浴は終わります。時間にすれば夏の正午であれば10分以下です（**図2**）[14]。半袖であれば日光曝露面積はおおよそ倍になりますので、日光浴の時間はその半分で済みます。

　もし日焼け止めを塗っていたとしても、塗っていない時間での曝露、適切な間隔で塗り直しがされていないことが多いこと、塗り忘れた部位が存在しうること、衣服に用いられている布もUV-Bを1.1〜24.7%で透過することから[15]、夏季であれば必要な日光曝露を受けている可能性が高いです。

　一方で、厳密に日光曝露を避けている場合はビタミンD欠乏症のリスクが高いです。厳密な日光曝露回避は美容目的で行う人もいますが、色素性乾皮症[16]、全

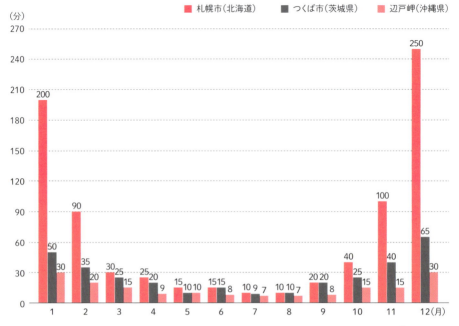

図2　10 μg のビタミン D 生成に必要な紫外線照射時間(曝露部位は 600 cm² 、正午の場合)（文献 14 より）

身性エリテマトーデス(特にヒドロキシクロロキン服用中)、薬剤(サイアザイドなど)服用中など、医学的な理由でやむを得ないケースもあります。これらの場合はサプリメントなどによる補充を検討します。

　冬季にはビタミン D 生成に必要な紫外線照射時間が非常に長くなり、つくば市で 1 時間以上、札幌市では 4 時間以上になることから(図2)[14]、意図的に日光浴を行う必要があります。可視光や UV-A と比較して波長の短い UV-B はオゾン層で吸収されやすく、入射角が浅くなる早朝や夕方では地表に到達しにくいです[12]。図3[14]に、時間帯によるビタミン D 生成に必要な紫外線照射時間の違いを示します。正午と比較して早朝や夕方には長い照射時間が必要であることがわかりますが、図2[14]や図3[14]は地表に水平な面が受ける紫外線量で計測されています。夏季の正午には主に真上から紫外線が降り注ぐため、計測上は高い値が出ますが、立位であれば紫外線を受ける皮膚面積は比較的少ないかもしれません。一方、冬季あるいは早朝や夕方には水平に近い入射角となりますので、紫外線量は計測上少ないです

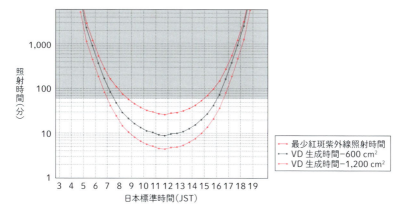

図3 時間帯によるビタミンD生成（10μg）に必要な紫外線照射時間（つくば局、7月中旬）（文献14より）

表2 紫外線強度の修飾因子（文献18より）

	紫外線量
緯度	1度高くなるごとに3%低下（UV-B）
高度	300m高くなるごとに4～10%増加（UV-B）
天候	快晴時と比較して曇天の場合、雲の程度により31～89%に減少
日陰	日向と比較して50%に減少（UV-A）
帽子	つばの広い（7.5cm）帽子であればSPFは鼻部で7、頬部で3、頸部で5、顎部で2に相当
化粧品	日焼け止め成分を含んでいなくてもSPFは2～6相当

SPF: sun protection factorの略で、UV MED（皮膚に紅斑を起こす最小の紫外線量）を何倍にするかの指標

が、立位で紫外線を受ける皮膚面積は比較的広くなるでしょう。つまり、**図2**、**3**[14]ほどの差は生じないと予測されます。

さまざまな機関が条件に応じて5分（夏季）〜1時間（冬季）の間の日光照射時間を推奨していますが[17]、季節以外にもさまざまな因子が紫外線照射量に影響を与えているため（**表2**）[18]、必要な日光浴の時間を定めることは容易ではありません。

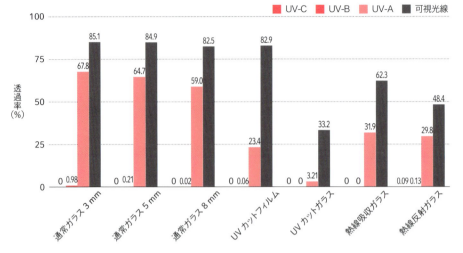

図4　ガラスの光線透過性の例（文献19より）

> **回答例3**　夏の正午であれば5分程度でも十分な日光浴になりますが、日焼け予防をしっかりしている場合や冬季では、毎日数時間の野外活動を行っていても、ビタミンD合成が不十分となりえます。

> **Case の続き**
> 看護師：高齢者が冬に日向ぼっこしているのには意味があったんですね。最近は縁側のある家も少ないですが、部屋の中でガラス越しの日向ぼっこでもビタミンDは合成されますか？

ガラス越しの日光浴に意味はあるか？

　ガラスはビタミンD合成に関わるUV-Bをほとんど通しません（図4）[19]。最近は紫外線による家具や床の損傷を防ぐため、UV-Aもカットする窓ガラスを採用している居宅も多いようです。

　自動車のフロントガラスは合わせガラスを用いることが定められています[20]。合わせガラスはガラスの間の樹脂が紫外線（UV-Bに加えUV-Aも）を吸収し、ほとんど通しません。一方、後部ドアガラスやリアガラスがUV-Aを透過するかど

うかは車種によって異なります。

回答例4 ガラスはビタミン D 合成に関係する UV-B を通しませんので、ガラス越しの日光浴だけではビタミン D 合成はできません。

まとめ
- ビタミン D は魚類、鶏卵、キノコ類、朝食用シリアルに多く含まれる。
- ビタミン D は食事からの摂取だけでは欠乏しやすい。
- 日光浴は日焼けしない程度で十分ではあるが、日焼け対策をしている場合はビタミン D 合成ができない。
- ガラス越しの日光浴ではビタミン D の合成はされない。

文献

1) 国民健康・栄養調査報告（令和元年）
https://www.mhlw.go.jp/stf/seisakunitsuite/bunya/kenkou_iryou/kenkou/eiyou/r1-houkoku_00002.html
2) 田島諒子，他：日本人成人における 16 日間食事記録法に基づく習慣的な栄養素摂取量の推定．栄養学雑誌 77(6)：176-182, 2019.
3) 日本人の食事摂取基準（2020 年版）
https://www.mhlw.go.jp/stf/seisakunitsuite/bunya/kenkou_iryou/kenkou/eiyou/syokuji_kijyun.html
4) 日本食品標準成分表 2020 年版（八訂）
https://www.mext.go.jp/a_menu/syokuhinseibun/mext_01110.html
5) Gilman SC, et al：Effect of a 68-day submarine patrol on serum 25-hydroxyvitamin D levels in healthy men. Int J Vitam Nutr Res 52(1)：63-67, 1982. PMID 7085202
6) Duplessis CA, et al：Vitamin D supplementation in underway submariners. Aviat Space Environ Med 76(6)：569-575, 2005. PMID 15945402
7) Cashman KD, et al：Estimation of the dietary requirement for vitamin D in healthy adults. Am J Clin Nutr 88(6)：1535-1542, 2008. PMID 19064513
8) Cashman KD, et al：Estimation of the dietary requirement for vitamin D in free-living adults≧64 y of age. Am J Clin Nutr 89(5)：1366-1374, 2009. PMID 19297462
9) Himeno M, et al：Effect of vitamin D supplementation in the institutionalized elderly. J Bone Miner Metab 27(6)：733-737, 2009. PMID 19444379
10) Kuwabara A, et al：Improvement of vitamin D status in Japanese institutionalized elderly by supplementation with 800 IU of vitamin D(3). J Nutr Sci Vitaminol (Tokyo) 55(6)：453-458, 2009. PMID 20086314
11) Diffey BL：What is light? Photodermatol Photoimmunol Photomed 18(2)：68-74, 2002. PMID 12147039
12) Norval M, et al：Is the action spectrum for the UV-induced production of previtamin D_3 in human skin correct? Photochem Photobiol Sci 9(1)：11-17, 2010. PMID 20062839
13) Miyauchi M, et al：Determining an effective UV radiation exposure time for vitamin D synthesis in the skin without risk to health；simplified estimations from UV observations. Photochem Photobiol 92(6)：863-869, 2016. PMID 27754554
14) 国立研究開発法人国立環境研究所地球環境研究センター：ビタミン D 生成・紅斑紫外線量情報．
https://db.cger.nies.go.jp/dataset/uv_vitaminD/ja/index.html

15) 篠原陽子，他：紫外線対策と衣服の着方に関する教育内容開発−ESD（持続発展教育）を視点とした家庭科教育内容開発研究．日本教科教育学会誌 40(1)：69-83, 2017.

16) Kuwabara A, et al：High prevalence of vitamin D deficiency in patients with xeroderma pigmetosum；a under strict sun protection. Eur J Clin Nutr 69(6)：693-696, 2015. PMID 25669318

17) 中島英彰：日光によるビタミン D の生成．ビタミン 94(9)：469-491, 2020.

18) Jansen R, et al：Photoprotection；part I. photoprotection by naturally occurring, physical, and systemic agents. J Am Acad Dermatol 69(6)：853. e1-853. e12, 2013. PMID 24238179

19) 川西利昌，他：建築材料の紫外帯域反射・透過率に関する基礎的研究．日本建築学会計画系論文集 64(525)：21-26, 1999.

20) 道路運送車両の保安基準（昭和二十六年運輸省令第六十七号）で「前面ガラスは，損傷した場合においても運転者の視野を確保できるものであり，かつ，容易に貫通されないものとして，強度等に関し告示で定める基準に適合するものでなければならない。」と定められている。

※URL は 2025 年 2 月 1 日閲覧。

Q 18 鼻をかむことの弊害

Case

患者：鼻をかむと耳が詰まる感じがするのはなぜですか？

医師：鼻腔と中耳は耳管という管でつながっています。すでに鼻道が狭くなっているときに鼻をかむと高くなった鼻腔内圧が耳管を通じて中耳に達するため、耳閉感や耳痛を生じるのです。

▶ その他に、鼻をかむことで生じうる合併症には何があるでしょうか？

鼻をかむのは日常茶飯事

鼻汁は鼻腔内の湿度を適切に保ち、微生物から鼻腔を守ることに寄与している物質であり、健常者でも生理的に分泌されています。鼻をかむことは鼻腔内のウイルスやアレルゲンの除去に役立ちます。そのため、鼻炎がない人でも鼻をかむことは珍しくありません。健常者の鼻をかむ回数の正常範囲（95％ 信頼区間）は 1 日 4 回未満であり[1]、1 日 2～3 回だけ鼻をかむような場合は病的とは考えません。

鼻かみ検体

鼻腔のスワブ検体の代わりに、鼻をかむことで得られた鼻汁検体を用いることができれば、非侵襲的に利用でき便利です。"鼻かみ検体"はアレルギー性鼻炎の診断に用いる好酸球[2]、あるいは微生物の検出において有用[3]であると報告されています。鼻漏がある場合、"鼻かみ検体"は鼻腔スワブと比較して 94％ の感度で肺炎球菌を検出可能でしたが、鼻漏がない場合は 46％ にすぎないという報告があり[4]、無症状者の検査目的には勧められません。医療機関では鼻咽頭スワブや鼻汁吸引など、より診断特性の良い検体採取を試みることが多いのですが、これらの検体採取の協力が得られないような患者さん（小児、精神疾患患者、認知症患者）には、"鼻かみ検体"が重宝します。

回答例1 1日2～3回鼻をかむことは健常者でもありますが、それよりも鼻をかむ回数が多い場合は、"鼻かみ検体"でアレルギーや感染の検査を行うことも考えます。

鼻かみの威力

　鼻汁が多い場合、鼻かみにより鼻孔から鼻汁を排出することができます。この鼻かみによって鼻腔内にかかる圧は 66±15 mmHg で、鼻腔内内容物が上顎洞内へ流れ込むことがわかっています。一方、咳発作(6±3 mmHg)やくしゃみ(5±4 mmHg)でかかる圧は鼻道が開存しているためにそれほど高くなく、鼻腔内内容物は上顎洞へ流れ込みません[5]。

　鼻腔と中耳は耳管によりつながっているため、鼓膜穿孔している中耳炎患者で確認すると、鼻をかんだときには中耳の圧も 49（32～66）mmHg と非常に高くなります[6]。

　このように鼻腔内に高い圧がかかることで、鼻腔内から細菌を含む鼻汁が副鼻腔や中耳に流れ込めば、副鼻腔炎や中耳炎になるおそれがあります。

回答例2 勢いよく鼻をかむと、鼻汁が副鼻腔や中耳に流れ込み、副鼻腔炎や中耳炎が起こりやすくなる可能性があります。

鼻かみによる圧外傷

　これだけの圧がかかるならば、さまざまな圧外傷が認められてもおかしくありません。副鼻腔の圧が高まれば、圧外傷による眼窩内側もしくは眼窩底骨折を介して、眼窩気腫が生じることがあります[7]。頭蓋底から頭蓋内へと空気が漏れると、髄液鼻漏が生じ、細菌性髄膜炎を併発することも報告されています[8]。内耳への空気の流入が起こると、めまいや聴力障害が生じることもあります[9]。

　空気が下へと伝わると、縦隔気腫を起こすこともあります[10]。口腔・上顎部の外傷後の縦隔気腫の誘因として最も多いのは、鼻かみであるとされています[11]。

　このように、鼻かみにはさまざまな部位に気腫を生じさせるおそれがあり、特に上気道に粘膜損傷があるときに起こりやすいことは昔から知られていました。第二次世界大戦時には、頬粘膜を剃刀で切ったり大臼歯で噛むことで傷つけ、その後、鼻をつまんで強く鼻をかむことで、皮下気腫を生じさせて、病気を装い、懲罰や徴

兵を逃れる方法は珍しくなかったそうです[12]。

回答例3 特に上気道に粘膜損傷がある場合、勢いよく鼻をかむと、眼窩・頭蓋内・中耳/内耳・縦隔に気腫（特に感染）を生じることがあります。

安全な鼻かみ

　このように激しい鼻かみは合併症を引き起こす可能性がありますが、副鼻腔の手術を受けた後に注意深く鼻をかむことは安全であったという報告もあります[13]。いかに愛護的に鼻をかむのかが問題のようです。

　片側の鼻孔を押さえて鼻をかむと鼻腔内にかかる圧は 49 mmHg ですが、両鼻をつまんで鼻をかむと 89 mmHg の圧がかかります[14]。鼻をつままずにそのまま鼻をかんだ場合でも鼻をかんだ後の鼻腔の開存性は同等であったという報告もあり[15]、できるだけ圧を高めないように優しく圧をかけることが望ましいです。どれほど圧がかかっているかを正確に知るのは難しいですが、少なくとも鼻をかむときに耳がキーンとするようであれば、かなり高い圧がかかってると言えるでしょう。筆者は、過剰な圧がかからないよう、片側の鼻孔しか押さえないようにしたうえで、鼻をかむ前に深吸気をしないように指導しています。

回答例4 鼻をかむときには両鼻をつまんではいけません。片側の鼻孔を押さえ、対側鼻孔から鼻をかむようにします。鼻をかむ前には深吸気はせずに鼻をかむことで、過剰な圧がかかることを避けられます。

まとめ

◆ 鼻咽頭スワブや鼻腔内吸引の協力が得られない場合は、"鼻かみ検体"が有用な可能性がある。
◆ 激しく鼻をかむことで、眼窩・頭蓋内・中耳/内耳・縦隔の気腫や感染が起こることがある。
◆ 鼻をかむ場合は両鼻をつままず、直前に深吸気はさせないなど、過剰な圧がかからないように指導すべきである。

文献

1) Hansen B, et al: How often do normal persons sneeze and blow the nose? Rhinology 40 (1) : 10-12, 2002. PMID 12012947

2) Jean R, et al: Nasal cytology in rhinitis children; comparison between brushing and blowing the nose. Allergy Eur J Allergy Clin Immunol 51 (12) : 932-934, 1996. PMID 9020423

3) van den Bergh MR, et al: Alternative sampling methods for detecting bacterial pathogens in children with upper respiratory tract infections. J Clin Microbiol 50 (12) : 4134-4137, 2012. PMID 23052306

4) Leach AJ, et al: Comparison of nasal swabs with nose blowing for community-based pneumococcal surveillance of healthy children. J Clin Microbiol 46 (6) : 2081-2082, 2008. PMID 18385438

5) Gwaltney JM Jr, et al: Nose blowing propels nasal fluid into the paranasal sinuses. Clin Infect Dis 30 (2) : 387-391, 2000. PMID 10671347

6) Sakikawa Y, et al: Changes in middle ear pressure in daily life. Laryngoscope 105 (12 Pt 1) : 1353-1357, 1995. PMID 8523991

7) Komro JJ, et al: Orbital defect and emphysema after nose blowing; a case report and literature review. Cureus 14 (12) : e32958, 2022. PMID 36712780

8) Fix A, et al: A complication of forceful nose-blowing. Am J Med 120 (4) : 328-329, 2007. PMID 17398226

9) Lee JS, et al: Bilateral sequential pneumolabyrinth resulting from nose blowing. J Audiol Otol 19 (3) : 182-185, 2015. PMID 26771019

10) Lin YC: Pneumomediastinum after nose blowing. J Pediatr 166 (5) : 1317-1317. e1, 2015. PMID 25708688

11) Papadiochos IY, et al: Pneumomediastinum as a complication of oral and maxillofacial injuries; report of 3 cases and a 50-year systematic review of case reports. Craniomaxillofac Trauma Reconstr 15 (1) : 72-82, 2022. PMID 35265281

12) Reading P: Autemphysesis. Br Med J 1 (4645) : 105, 1950. PMID 15404168

13) Ayoub N, et al: Nose blowing after endoscopic sinus surgery does not adversely affect outcomes. Laryngoscope 128 (6) : 1268-1273, 2018. PMID 29068050

14) Clement P, et al: Pressures generated during nose blowing in patients with nasal complaints and normal test subjects. Rhinology 41 (3) : 152-158, 2003. PMID 14579655

15) Piromchai P, et al: Comparison of nasal patency after nose-blowing between pinch versus no pinch method; a randomized controlled trial. Sci Rep 11 (1) : 22084, 2021. PMID 34764377

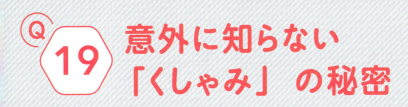

Q19 意外に知らない「くしゃみ」の秘密

> **Case** 50代、男性。
> 患者：はっくしょん！
> 医師：おや、風邪ですか？
> 患者：いえ、誰かが噂しているみたいで…。
> ▶ なぜ、「噂をされるとくしゃみが出る」と言われるようになったのでしょうか？

くしゃみはなぜ出るのか？

　「くしゃみをしてみてください」と言われてすぐにできる人はいません。くしゃみは自発的にすることが難しく、何らかの誘因をきっかけとした一連の反射的な運動です。鼻炎など鼻孔や鼻腔への刺激が誘因として挙げられ、くしゃみは鼻腔から異物を取り除く役割を果たします。

　しかし、くしゃみには明らかな誘因がわからない場合もあり、昔から不思議な現象として捉えられていました。明らかな誘因がなく不随意に生じるくしゃみには、邪気を払おうとする行動など、さまざまな意味があるのではないかと想像された時代もあったようです。くしゃみが生じた人に対して、英語では"God bless you.（神の祝福を）"と言う習慣があることはその名残りと言えます。

　「誰かが噂をすると、くしゃみが出る」という考えも古くから存在します。現存する日本最古の歌集『万葉集』には、「うち鼻ひ 鼻をぞひつる 剣大刀 身に添ふ妹し 思ひけらしも（くしゃみが出る、またくしゃみが出る。どうやら、腰につける剣大刀のようにぴったり寄り添ってくれている妻も、私のことを思ってくれているらしい）」という行がありますので、これよりも前から存在する言い伝えであることがわかります。

> **回答例1** 鼻への軽い刺激がくしゃみの誘因であることが多いですが、原因がはっきりとわからないこともあり、その場合は「誰かが噂をしているせいだ」と古来の人は考えたようですね。

くしゃみの威力は咳嗽以上

　咳嗽と比べると、くしゃみは飛沫をいっそう拡散させる動作であると考えられています。咳嗽の初速は10.2～15.3 m/秒（37～55 km/時）とする報告が多いですが、くしゃみでは30 m/秒（108 km/時）とされます。計算値では100 m/秒（360 km/時）にも達するという報告すらあります[1]。くしゃみで生じた大きな飛沫は1～2 mで落下しますが、小さな飛沫は6～8 mにまで達します（以下のQRコード参照のこと）[2]。

くしゃみで生じた飛沫の拡散（文献2より）

『NEJM』誌に紹介された動画。QRコードのリンク先にある動画の前半「Video 1」は通常の速度、後半「Video 2」では1/67の速度でスロー再生した、くしゃみでの飛沫拡散のビデオである。

> **回答例2** 咳エチケットも大事ですが、くしゃみエチケットはもっと大事です。

まぶしいとくしゃみが出る

　太陽を見ると、くしゃみが生じることがあります。一方、炎の熱ではくしゃみが生じません。このことには、紀元前4世紀にアリストテレスがすでに気づいていたと言われています。まぶしい光による視神経への刺激が三叉神経や副交感神経などと協調し、くしゃみを生じさせると考えられますが、詳しい機序はよくわかっていません[3]。

　光くしゃみ反射の有病率は白人では23～38％と高頻度ですが、黒人では2.3～8.2％、日本人では3.1％と報告されています[4]。光くしゃみ反射は常染色体顕性

(優性)遺伝であることが知られ、角膜神経が過度に発達していることと関係しているという報告があります[5]。光刺激により瞳孔が収縮することで三叉神経第1枝の分枝である角膜神経が刺激されますが、この刺激は強いものではありません。鼻腔内の感覚は三叉神経第1枝と第2枝が支配しています。突然の強い光による角膜神経への軽い刺激は、鼻腔内をくすぐられるのと似た刺激となると考えれば、理解しやすいでしょう。

> **回答例3** 強い光を見ることでくしゃみが生じることがあり、「光くしゃみ反射」と呼ばれます。

くしゃみの合併症

くしゃみで脊椎椎体骨折、肋骨骨折、鼓膜損傷などが生じることがあります。その他には運転など危険を伴う機械の操作中にくしゃみが生じることで、大きな事故が生じる可能性があります。くしゃみによる交通事故に関する医学論文は少ないですが、運転者の7%がくしゃみにより危ない思いをしたことがあるという報告があります[6]。特に車がトンネルから出たときや対向車のヘッドライトを直視したときなどは、光くしゃみ反射が起こりやすいため注意が必要です。

また戦闘機パイロットは光くしゃみ反射によって重大な事故を生じうるほか[7]、野球の外野手(飛球が太陽やナイター照明と重なった場合)や、アクロバットのパフォーマー(高い場所でスポットライトを浴びる場合)も重大な事故が生じる可能性があります。

眼周囲への局所麻酔薬注射時にも、処置のために灯りを照らすことに加え、注射による三叉神経刺激により、くしゃみが生じやすいです[8]。光くしゃみ反射が顕著に出現する患者の白内障の手術時には、全身麻酔で対応することも報告されています[9]。

> **回答例4** 光くしゃみ反射は、時として大きな事故につながります。光くしゃみ反射があるとわかっている人は、侵襲的な眼科的処置を受ける前に、その旨を医師に告げるほうがよいでしょう。

くしゃみの止め方

くしゃみを止めるには三叉神経への比較的弱い刺激を、同じく三叉神経(第1枝

もしくは第2枝)へのより強い刺激でかき消してしまえばよいと考えられます。具体的には眼科の細隙灯による診察時に上口唇と鼻の間(人中)を人差し指で圧迫し、三叉神経第2枝の分枝を刺激することで光くしゃみ反射を抑制できたという報告があります[10]。

自分自身でより簡便にくしゃみを抑制するならば、舌の先端を硬口蓋や上歯茎に押し当てる方法が考えられます。

回答例5 鼻と口の間(人中)を指で強く押したり、舌の先端を上の歯茎に押し当てることは、くしゃみを止めるのに役立ちます。

くしゃみが止まらない

くしゃみが続く場合は、その原因を考えなければなりません。アレルギー性鼻炎など鼻孔や鼻腔内に刺激がある場合が多いですが、注意が必要なのは中枢性の原因です。難治性のくしゃみでは、延髄外側症候群を中心とした中枢性が稀に報告されています[11]。麻痺や構音障害があれば中枢性を想起することは容易と思われますが、Horner症候群や後頸部痛は見過ごされやすいために、鼻症状の乏しいくしゃみでは注意して確認すべきでしょう。

難治性のくしゃみで最も多い原因は心因性とされています[12]。心因性のくしゃみは若年女性に多く、食事中や睡眠中にはくしゃみが生じないという特徴があります[13]。くしゃみは閉眼、深吸気、声門閉鎖、突然の声門開口を伴う強制呼気、鼻を通る爆発的な気流という一連の流れがある不随意運動です[14]。しかし、心因性くしゃみでは閉眼していないことがあるのも特徴の1つです[13]。

回答例6 鼻の症状がなく、原因不明のくしゃみが続く場合は、稀に脳血管障害のことがあります。力が入らない、しびれる、しゃべりにくい、歩きにくい場合には、すぐに受診することを勧めます。

> **まとめ**
>
> ◆ くしゃみによる飛沫は6〜8m先にまで達するため、くしゃみエチケットは重要である。
>
> ◆ 光くしゃみ反射の有病率は日本人では3%程度だが、時として重大な事故を引き起こす。
>
> ◆ くしゃみを抑制するには、人中や硬口蓋を圧迫刺激する。
>
> ◆ 原因不明の難治性くしゃみは心因性のことが多いとされるが、延髄外側症候群を除外する必要がある。

文献

1) El Hassan M, et al: A review on the transmission of COVID-19 based on cough/sneeze/breath flows. Eur Phys J plus 137(1): 1, 2022. **PMID** 34909366
2) Bourouiba L: images in clinical medicine; a Sneeze. N Engl J Med 375(8): e15, 2016. **PMID** 27557321
3) Scherbakova I, et al: Acute solar retinopathy and the autosomal dominant compelling helio-ophthalmic outburst syndrome. J Neuroophthalmol 40(2): 243-245, 2020. **PMID** 31609836
4) Sasayama D, et al: Possible association between photic sneeze syndrome and migraine and psychological distress. Neuropsychopharmacol Rep 39(3): 217-222, 2019. **PMID** 31287245
5) Sevillano C, et al: A curious fact; photic sneeze reflex; autosomical dominant compelling helio-ophthalmic outburst syndrome. Arch Soc Esp Oftalmol 91(7): 305-309, 2016. **PMID** 26896062
6) Spector SL, et al: Fatal consequence of allergic rhinitis. J Allergy Clin Immunol 126(5): 1077, 2010. **PMID** 20810154
7) Breitenbach RA, et al: The photic sneeze reflex as a risk factor to combat pilots. Mil Med 158(12): 806-809, 1993. **PMID** 8108024
8) Hakim KYK, et al: Comparative study between the efficacy of fentanyl, antihistamines, and dexmedetomidine in suppressing photic sneeze reflex during peribulbar block. Anesth essays Res 13(1): 40-43, 2019. **PMID** 31031478
9) Yarrow S: General anaesthesia and the photosternutatory reflex. Anaesthesia 58(9): 925-926, 2003. **PMID** 12911385
10) Bobba S, et al: Management of the photic sneeze reflex utilising the philtral pressure technique. Eye (Lond) 33(7): 1186-1187, 2019. **PMID** 30783255
11) Hu HT, et al: Atypical sneezing attack induced by lateral medullary infarction. CNS Neurosci Ther 19(11): 908-910, 2013. **PMID** 24127694
12) Ng JJ, et al: Intractable sneezing unfolding a hideous truth. Cureus 13(5): e15268, 2021. **PMID** 34194872
13) Guner SN, et al: Haloperidol; a possible medication for the treatment of exacerbation of intractable psychogenic sneezing. Int J Pediatr Otorhinolaryngol 74(10): 1196-1198, 2010. **PMID** 20701983
14) Sangha MS, et al: Intraoperative sneezing secondary to indirect olfactory nerve stimulation. World Neurosurg 159: 134-135, 2022. **PMID** 34990839

Q 20 眼をこすると眼が悪くなる？

> **Case** 8歳、男児。
> **母親**：そんなに眼をこすったら、余計に痒くなるよ！
> **男児**：だって、痒いんだもん。
> **母親**：こすり過ぎたら、眼が悪くなるよ。
> ▶ "眼をこする" ことの医学的リスクとは？

こすればこするほど痒くなる…、だけではない

アトピー性皮膚炎やアレルギー性結膜炎で眼が痒くなることがありますが、眼をこすることで炎症が起こりますので、余計に痒くなります[1]。眼をこすることで起こる、より重大な病態としては角膜の急性水腫や穿孔が知られているほか[2]、網膜剥離も起こることがあります[3]。高齢者に多い腱膜性眼瞼下垂も習慣的に眼をこすることと関連があります[4]。

疫学的に最も関連性が明確な病態としては円錐角膜があります。円錐角膜とは、思春期に好発する角膜の菲薄化や変形を呈する疾患です。進行性の視力障害をきたし、角膜移植が必要になることもあります。円錐角膜は Marfan 症候群や Ehlers-Danlos 症候群のように膠原線維に問題がある疾患でも生じますが、眼をこする習慣は OR 6.46（4.12-10.1）と非常にリスクが高いことが、メタ解析で示されています[5]。

眼の術後では特に眼をこすることに注意が必要で、硝子体脱出などの合併症も報告されています[6, 7]。

眼をこすれば眼圧が高くなる

当然のことですが、眼をこすればそのときに眼圧は高くなります。正常な眼圧は 10～21 mmHg とされています。眼をこするときの圧をヒトでリアルタイムに測ることは難しいため、サル（マカクザル）に埋め込んだセンサーで眼をこするときの圧を測定した結果、眼圧は基準値よりも 80～150 mmHg（瞬間的には 205～310

mmHg）上昇しました[8]。

　短期間であったとしても非常に高い眼圧が起こるため、緑内障と似た病態が生じえます。論文になっている実際の症例を紹介します。「霧視（かすみ眼）のために受診した46歳男性が、眼圧が正常な緑内障と診断されました。4年後には左眼は光覚も消失してしまいましたが、20年間行っていた強く眼をこする習慣を止めたところ、右眼の視力低下は安定しました。このことから眼をこすることで虚血性視神経症となっていたと考えられました[9]。」

回答例1 眼をこすりすぎると、眼球が傷ついたり、網膜剥離したり、角膜が変形したり、眼瞼下垂が起こることがあります。最悪の場合、失明することもあります。

眼を強くこすり過ぎないようにするには

　まずは眼をこする習慣のある人は要注意です。前述したアトピー性皮膚炎、アレルギー性結膜炎のほかに、強迫性障害のような精神疾患[7]が基礎疾患として考えられます。またコンタクトレンズの装着前後には眼をこする人が多いと報告されています[10]。これはコンタクトレンズ装着による角膜炎症と相まって角膜損傷のリスクを高めるため注意すべきです。

　眼をこする回数や長さは他覚的に評価しやすいかも知れませんが、強さについてはどうでしょうか？　まずは歩行時に眼をこする行為は力の調節が難しいためにハイリスクと考えてよいでしょう[11]。次にこする指について考えます。握り拳をつくりPIP関節（いわゆる指の第2関節）でこすった場合は、指先や爪甲でこするよりも2.2〜3.7倍の力が加わることが報告されています[12]。どうしても眼をこすりたい場合は、歩行時は避け、指腹部で愛護的にこすることが勧められます。

　ところでフォスフェン（phosphene）という言葉を聞いたことがあるでしょうか？　眼球から視覚野までの系路を刺激することで疑似的な光覚が得られることを指し、視神経への圧迫刺激でも生じます[13]。このフォスフェンを最も簡単に誘発する方法が眼球圧迫です。眼瞼の上から8〜32 mmHgの圧で眼球を圧迫するとフォスフェンを誘発できます[14]。フォスフェンを誘発できれば、眼をこすることで視力に影響を与える可能性があることを体感してもらえますが、残念ながらこの方法でフォスフェンが生じるのは69％の人だけです。

回答例2 眼をこすったときに明るさを感じることがあれば、それは視神経の"悲鳴"によるものです。

まとめ

- ◆ アトピー性皮膚炎、アレルギー性結膜炎、コンタクトレンズ装着者は眼をこすることが多い。
- ◆ 眼をこすることは腱膜性眼瞼下垂、角膜損傷、円錐角膜、網膜剥離、視神経障害のリスクとなる。
- ◆ コンタクトレンズ装着前後や歩行時に眼をこするのは避け、どうしても眼をこすりたい場合は指腹部で愛護的に行うべきである。

文献

1) Raizman MB, et al: Effect of eye rubbing on signs and symptoms of allergic conjunctivitis in cat-sensitive individuals. Ophthalmology 107(12): 2158-2161, 2000. PMID 11097588
2) McMonnies CW: Mechanisms for acute corneal hydrops and perforation. Eye Contact Lens 40(4): 257-264, 2014. PMID 25390550
3) Hida T, et al: Multicenter retrospective study of retinal detachment associated with atopic dermatitis. Jpn J Ophthalmol 44(4): 407-418, 2000. PMID 10974298
4) Fujiwara T, et al: Etiology and pathogenesis of aponeurotic blepharoptosis. Ann Plast Surg 46(1): 29-35, 2001. PMID 11192030
5) Sahebjada S, et al: Eye rubbing in the aetiology of keratoconus: a systematic review and meta-analysis. Graefes Arch Clin Exp Ophthalmol＝Albr von Graefes Arch fur Klin und Exp Ophthalmol 259(8): 2057-2067, 2021. PMID 33484296
6) Chen DA, et al: Bilateral posterior capsule rupture and anterior vitreous prolapse from vigorous eye rubbing. Am J Ophthalmol case reports 26: 101426, 2022. PMID 35243163
7) Panikkar K, et al: Progressive keratoconus, retinal detachment, and intracorneal silicone oil with obsessive-compulsive eye rubbing. Oman J Ophthalmol 9(3): 170-173, 2016. PMID 27843234
8) Turner DC, et al: The Magnitude of Intraocular Pressure Elevation Associated with Eye Rubbing. Ophthalmology 126(1): 171-172, 2019. PMID 30153437
9) Pecora L, et al: Eye-rubbing optic neuropathy. Am J Ophthalmol 134(3): 460-461, 2002. PMID 12208269
10) McMonnies CW: Eye rubbing type and prevalence including contact lens "removal-relief" rubbing. Clin Exp Optom 99(4): 366-372, 2016. PMID 27306478
11) McMonnies CW: Management of chronic habits of abnormal eye rubbing. Cont Lens Anterior Eye 31(2): 95-102, 2008. PMID 18356094
12) Hafezi F, et al: Assessment of the mechanical forces applied during eye rubbing. BMC Ophthalmol 20(1) 301, 2020. PMID 32698803
13) Miyazawa T, et al: "Phosphene": early sign of vascular compression neuropathy of the optic nerve. Acta Neurochir (Wien) 151(10): 1315-1317, 2009. PMID 19290471
14) Chew GSM, et al: The pressure phosphene tonometer—a clinical evaluation. Eye (Lond) 19(6): 683-685, 2005. PMID 15192693

Q21 トイレのウォシュレット®は安全か?

> **Case** 55歳、女性。
> 医師：それでは来週、糖尿病の教育入院を頑張りましょうね。
> 患者：ところで先生、病棟のトイレにウォシュレット®は付いていますか？ 私、ウォシュレット®が付いていないとダメなんです。
>
> ▶ 温水洗浄便座の使用に際して、医学的に気をつけるべきことはあるでしょうか？

国内での温水洗浄便座の普及率は？

　1964年に温水洗浄便座を輸入販売していた東洋陶器（現 TOTO）が国産化した温水洗浄便座は、1980年代にウォシュレット®という商標で広く知られるようになりました。なお、ウォシュレット®という名称は「Let's Wash」に由来するそうです。

　2023年の報告では、温水洗浄便座の世帯普及率は81.7％で、1世帯あたり1.17台の保有率となっています[1]。

　日本人の清潔好きな性格に加え、一般家庭ではユニットバスが一般的ではなく、トイレの個室にコンセントを設置しやすい環境であることや、機器の故障を引き起こしにくい高品質な純度の高い水道水などが、日本で温水洗浄便座の普及が促進した要因と考えられます。海外からの観光客が日本の温水洗浄便座をお土産に買って帰るのも理解できるほど、高品質な製品が多く売られています。

温水洗浄便座は衛生的

　温水洗浄便座は乾燥した紙でお尻（陰部）を拭くだけよりも、効率的に汚れを落としてくれます。そこでお尻（陰部）が衛生的になるというのは理解できますが、実はそれだけではありません。

　日本人へのアンケートでは、トイレットペーパーを4枚重ねて拭く人が最も多いそうですが、4枚重ねのトイレットペーパーで拭いた後に、手袋に付着した微生物数を調べた研究では、温水洗浄を行うことで微生物数を39,499 cfu/手袋から

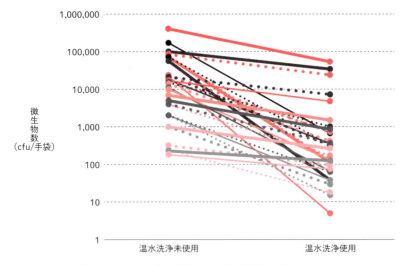

図1 温水洗浄の有無による、手指に付着しうる微生物数の違い（文献2より）

4,147 cfu/手袋に減少させました（図1）[2]。つまり，手指の衛生にも役立ちます。

介護の現場でも活躍

温水洗浄便座の使用により陰部が清潔に保たれることで，尿中の細菌が減少する可能性も報告されています[3]。ただし，症状を伴う尿路感染症や陰部感染症が減少することは示されていません。またこの研究は，陰部の衛生を保ちにくい老人ホーム入居者の女性に限られたデータであること，尿の採取方法が不明であるなどの問題点があり，研究の質も高くはないことに注意が必要です。

介護の現場ではそれよりも，介護者の無理な姿勢での介助が15～32%減ること，脳卒中後に温水洗浄便器を用いることで73%がトイレの自立と自尊心の向上に役立つことが重要と思われます[4]。

回答例1 温水洗浄便座は清潔を保ちやすいだけではなく，身体が不自由な人にとっては介護量を減らし，トイレの自立を促すこともあります。

感染対策は?

　温水洗浄便座は便利で満足度の高いものであったとしても、公共のトイレの場合は感染のリスクが心配になります。洗浄ノズルの表面からは便由来と考えられる大腸菌が3〜12%、腸球菌が4〜20%の割合で、洗浄液からも数%の割合で同様の菌が検出されます[5]。

　もちろんこれらの細菌が肛門に吹き付けられたからといって、感染が成立するわけではありません。もし急性胃腸炎の原因微生物が存在したとしても、通常は経口摂取しない限り感染は成立しません。つまり、温水洗浄便座を使うか否かよりも、用を足した後にしっかりと手洗いをすることのほうが大切であると言えます。

　水道水に残留する塩素を電気分解した中性電解水は消毒に有用ですが、近年では温水洗浄便座にこの中性電解水が応用されており[6]、安全性がより高まっています。

腟感染症のリスクは高くなるかもしれない

　温水洗浄便座の利用者では尿路感染症(膀胱炎や腎盂腎炎)の頻度に差異はないですが、症候性細菌性腟炎が多いという報告があります[7]。他の研究でも、温水洗浄便座の利用者では腟の常在細菌叢が腸内細菌に置き換わっていることが多いとされています[8,9]。しかし、より大規模な研究によると、細菌性腟炎の頻度に差異はなく、早産発生率も高くはならないとされており、過度な心配はいりません[10]。

　ただし、感染が成立しやすい産褥期は注意が必要です。創部に菌を押し込まないように弱い水流に調節し、腟内まで洗浄する装置ではないことを理解して、正しい使い方をすべきでしょう。

> **回答例2** 公共トイレでは温水洗浄便座による病原微生物の媒介が問題視されることがありますが、温水洗浄便座を介した感染症は非常に稀であると考えられています。

過ぎたるは猶及ばざるが如し

　何ごともやり過ぎは良くありません。温水洗浄を行い過ぎると、肛門周囲の皮脂が脱落し、皮膚が乾燥することで瘙痒感が生じることがあり[5]、これは"温水洗浄便座症候群"とも呼ばれます。排便前にも温水洗浄を行うことがリスク要因として知られています[OR 1.47（1.013-1.91）][11]。長過ぎる洗浄時間も温水洗浄便座症候群のリスク要因で、TOTOは取扱説明書に洗浄時間を0〜20秒と記載しています。

一般的に裂肛は肛門の後方に生じることが多いですが、肛門の前方に裂肛をきたした10名の患者（Crohn病や肛門性交歴がある場合などは除外）の全員が、肛門周囲に数分間（1〜5分）の温水洗浄を習慣的に行っていたことが報告されています。温水洗浄を止めることで9名は速やかに改善したことから、過度な温水洗浄との関連が疑われています[12]。

回答例3 温水洗浄をし過ぎると皮脂が失われて肛門周囲が痒くなることがあり、"温水洗浄便座症候群"と呼ばれます。

便意誘発には有用だが有害

　温水洗浄の利用者の少なくとも30％が、排便前にも便意を誘発するために利用すると回答しています[11]。確かに脊髄損傷患者に対して特別に開発した温水洗浄便座を用いた研究では、75％の患者で30分以内に排便誘発に成功しました[13]。

　肛門周囲を温水で刺激するだけでも便意を誘発しうるのですが、これを過剰に行うと、温水洗浄便座症候群になることは先に述べたとおりです。さらに直腸内に水が浸入すれば、浣腸したときのように排便反射を誘発します。肛門括約筋が緩んでいる患者では直腸内に水が浸入しやすいですが、そのような患者は排便後に便失禁を起こしやすくなります[14]。排便後に下着が汚れると訴える患者さんには温水洗浄便座の使用方法について確認する必要があると言えるでしょう。

　さらに直腸壁に高圧の水流が当たれば、直腸潰瘍を生じる可能性があります。便意を誘発するために温水洗浄便座を利用して直腸内に水を入れた症例もありますが[15]、排便後に肛門括約筋を緩めて"しっかりと洗浄"しようとしたために生じた症例もあります[16]。

回答例4 便意を誘発するために排便前に温水洗浄を用いたり、肛門内を温水洗浄するのは不適切な使い方であり、温水洗浄便座症候群や直腸潰瘍を起こすことがあります。

まとめ

◆温水洗浄便座は、肛門や手指の清潔を保つことに役立つ。

◆うまく使えば要介護量を減らし、身体が不自由な方の自立と自尊心向上に貢献する。

◆その一方で、高水圧・長時間の洗浄は肛門周囲の瘙痒感や肛門前方の裂肛を引き起こす。

◆直腸内へ水を入れることは便意を誘発できるものの、便失禁や直腸潰瘍のリスクを高めるため推奨されない。

文献

1) 令和5年消費動向調査耐久消費財普及率等
https://www.esri.cao.go.jp/jp/stat/shouhi/kekkanoyouten2023.pdf（2025年2月1日閲覧）

2) Oie S, et al: Microbial contamination of hands with or without the use of bidet toilets（electric toilet seats with water spray）after defecation. J Water Health 20（1）: 271-275, 2022. PMID 35100172

3) Cohen-Mansfield J, et al: The potential of wash-and-dry toilets to improve the toileting experience for nursing home residents. Gerontologist 45（5）: 694-699, 2005. PMID 16199405

4) Bollinger R, et al: Feasibility of an automated bidet intervention to decrease caregiver burden. Am J Occup Ther 75（5）: 7505185020, 2021. PMID 34780632

5) Tsunoda A: Bidet toilet use may cause anal symptoms and nosocomial infection. J Anus Rectum Colon 5（4）: 335-339, 2021. PMID 34746497

6) Itami A, et al: Decontamination effect of neutral electrolysed water for spray nozzles of electric warm-water bidet toilet seats in the healthcare setting. Infect Prev Pract 3（2）: 100143, 2021. PMID 34368750

7) Kiuchi T, et al: Bidet toilet use and incidence of hemorrhoids or urogenital infections; a one-year follow-up web survey. Prev Med Rep 6: 121-125, 2017. PMID 28316906

8) Kim YM, et al: Prospective study of bidet toilet use; association of abnormal vaginal colonization and preterm birth in high-risk pregnant women. J Obstet Gynaecol Res 45（6）: 1134-1142, 2019. PMID 30884065

9) Ogino M, et al: Habitual use of warm-water cleaning toilets is related to the aggravation of vaginal microflora. J Obstet Gynaecol Res 36（5）: 1071-1074, 2010. PMID 21058441

10) Asakura K, et al: Effect of bidet toilet use on preterm birth and vaginal flora in pregnant women. Obstet Gynecol 121（6）: 1187-1194, 2013. PMID 23812451

11) Tsunoda A, et al: Survey of electric bidet toilet use among community dwelling Japanese people and correlates for an itch on the anus. Environ Health Prev Med 21（6）: 547-553, 2016. PMID 27714679

12) Garg P: Water stream in a bidet-toilet as a cause of anterior fissure-in-ano; a preliminary report. Colorectal Dis 12（6）: 601-602, 2010. PMID 19486098

13) Uchikawa K, et al: A washing toilet seat with a CCD camera monitor to stimulate bowel movement in patients with spinal cord injury. Am J Phys Med Rehabil 86（3）: 200-204, 2007. PMID 17314704

14) Tsunoda A, et al: A retrospective investigation on electric bidet use as a possible cause of anal incontinence. J Anus Rectum Colon 5（3）: 268-273, 2021. PMID 34395939

15) Soga K: Solitary rectal ulcer syndrome caused by electric bidet toilet misuse. J Gastrointestin Liver Dis 32（1）: 14, 2023. PMID 37004232

16) Choi J: Rectal ulcer after rectal washing with a bidet toilet. ACG Case Rep J 9（2）: e00754, 2022. PMID 35187188

Q22 医学的に「不衛生」が好ましい場合とは？

Case
患者：1歳、男児。
医師：お子さんはお元気ですか？
母親：はい。来月には1歳になります。最近は私たちの食べているものを欲しがりますが、虫歯菌をうつしてしまわないように、お皿は別にしています。
▶食器の共有は乳幼児の虫歯の原因となりますか？

食器の共有は齲歯と関連はない

　食器を共用すると、唾液混入が起こります。食事中のあんかけ料理のとろみが弱くなっていくのは、混入した唾液中のアミラーゼで、とろみ成分が分解されるためです。

　親が有している齲歯の原因菌を子どもに伝播させないために、食器の共用を避けるほうがよいという考えがあります。しかし、4カ月児の口腔内にはすでに母親の口腔常在菌が住み着いていることがわかっています[1]。食器を共有するのは離乳食開始時期である生後5～6カ月以降ですので、食器を共有する段階よりも早期に、すでに常在菌の伝播は起こっています。事実、3歳児の歯科検診において、食器の共有は齲歯の有無とは関連がないことが示されています[2]。これらのことから、2023年8月に日本口腔衛生学会は、乳幼児期における親との食器共有よりも、砂糖の摂取を控え、親が毎日仕上げ磨きを行って歯垢を除去し、またフッ化物を利用することが、齲歯の予防にとって重要である旨の声明を出しています[3]。

 回答例1 食器を共用することで虫歯になりやすくなることはありません。

食器の共有でアレルギー疾患が減るかもしれない

　乳児期に食器を親と共用していると、唾液接触を介することで湿疹が OR 0.52 (0.32–0.84) で少ないことが報告されています。アレルギー性鼻炎[OR 0.69

(0.43-1.09)]や喘息[OR 0.89（0.52-1.50)]も少ない傾向にありました[4]。

　これは感染症があるほうが、アレルギー疾患が減るという衛生仮説によって説明できます。感染症が減少した先進国では、アレルギー疾患や自己免疫疾患が増加する現象が知られていました[5]。細菌やウイルスに対して反応するTh1細胞ではなく、アレルギーや自己免疫反応と関連するTh2細胞優位となることが原因の1つとして説明されています。

　長期間無症候性に感染する病原体としては、消化管内の寄生虫であれば、駆虫薬を使って駆除することも比較的容易ですので安全性も高いです。寄生虫が消化管内にいることで、花粉症に罹りにくいという仮説を基に[6]、東京医科歯科大学（現 東京科学大学）名誉教授の故・藤田紘一郎先生は、自ら条虫を15年にもわたり消化管内で飼っていたことで知られています。マウスの実験ではありますが、寄生虫が腸内細菌叢を変化させ免疫を介在し、1型糖尿病の発症が抑えられるという報告も近年されています[7]。

　アーミッシュとフッター派は宗教的迫害のために米国に移住した歴史を持ちますが、両者は遺伝的に近く、また伝統的なライフスタイルを維持しているという共通点があります。しかし、アーミッシュのほうが現代技術を避け、農耕や輸送に馬を使用しており、幼少期より家畜と接する機会が多いです。アーミッシュの人々は吸入抗原曝露により自然免疫が活性化されており、フッター派の人々よりも喘息患者が少ない（それぞれ5.2%、21.3%）ことが報告されています[8]。

　このように、健康であろうと清潔を心掛けるほど、不健康になるかもしれないというのは皮肉な話です。

> **回答例2** 感染症があるほうが免疫系のバランスが整い、アレルギー疾患が少ないという考えがあります。事実、食器を共用することで、アレルギー疾患が減るかもしれないことが近年報告されています。

Case の続き
医師：息子さん、大きくなりましたね。
母親：はい。もう3歳になりました。でも指しゃぶりをやめてくれなくて。お友達は指しゃぶりを卒業したようなのですが、この子はまだやめてくれません。
▶指しゃぶりを続けると、医学的な問題が何か生じますか？

指しゃぶりのほとんどは自然軽快する

　指しゃぶりは幼児期に現れる原始反射の1つで、自己満足感や安心感と関連していると言われています。指しゃぶりは爪の変形や爪周囲炎と関連がありますが、ほとんどの場合は2～4歳の間に自然と止まる良性の病態です[9]。

> **回答例3** 指しゃぶりは2～4歳ぐらいで自然と止まることが多いですが、個人差があります。指しゃぶりは子どもの心を落ち着かせる役割があると言われています。息子さんは"吸いだこ"もあまり目立ちませんし、今の段階では無理にやめさせようとしないほうがよいですね。

Case の続き
医師：息子さん、大きくなりましたね。
母親：はい。もう5歳になりました。お陰様で指しゃぶりはほとんどしなくなりましたが、寝る前にだけは時々しています。このまま様子をみてもよいでしょうか？

指しゃぶりがアトピーを減らす？

　永久歯が生えてからも指しゃぶりの習慣が続くと、咬合不正の原因となることがあります。小学校で指しゃぶりをしていると友達にからかわれることもあります。そのため小学校に入っても指しゃぶりがあると、心配される親御さんも多いです。
　しかし、指しゃぶりには精神を落ち着かせる効果があるため、無理にやめさせると子どもにとって負担になることがあります。叱るのではなく、指しゃぶりは「出っ歯」となりやすくなってしまうことを理解してもらい、ストレスを軽減する代替手段を提案し、やめようと努力している場合には褒めることが大切です。
　指しゃぶりは不潔だと感じる方がおられるかもしれませんが、ここでも衛生仮説が成り立ちます。すなわち5歳以降に指しゃぶりをしていると、13歳もしくは32歳時のアトピー性感作(皮膚プリック試験陽性)がそれぞれOR 0.67(0.48-0.92)、OR 0.61(0.46-0.81)で少ないと報告されています[10]。親が子どもを過度に清潔に保とうとすることは、本当は子どもにとって良くない可能性があるのです。子どもを自由にのびのびと育てることは、心身ともに健康に育てるためにはとても重要なのです。

回答例4 多少指しゃぶりがあったほうが、アレルギー疾患が少なく、むしろメリットがある可能性も指摘されています。指や爪、歯並びに問題はありませんので、このまま様子をみましょう。

まとめ

- 親との食器の共用では、子どもの齲歯は起こらない。
- 乳幼児の指しゃぶりは爪周囲炎や咬合不正を引き起こすことはあるが、自然軽快することが多い良性の病態である。
- 過度に清潔にこだわることは、アレルギー疾患を増やす可能性がある。乳幼児の食器の共用や指しゃぶりは許容されるべき"不潔"である。

文献

1) Kageyama S, et al: High-level acquisition of maternal oral bacteria in formula-fed infant oral microbiota. mBio 13(1): e0345221, 2022. PMID 35038919
2) Wakaguri S, et al: Association between caregiver behaviours to prevent vertical transmission and dental caries in their 3-year-old children. Caries Res 45(3): 281-286, 2011. PMID 21576961
3) 一般財団法人日本口腔保健協会：乳幼児期における親との食器共有について. https://www.kokuhoken.or.jp/jsdh/statement/file/statement_20230901.pdf（2025年2月1日閲覧）
4) Kubo Y, et al: Saliva contact during infancy and allergy development in school-age children. J Allergy Clin Immunol Glob 2(3): 100108, 2023. PMID 37779525
5) Bach JF: The effect of infections on susceptibility to autoimmune and allergic diseases. N Engl J Med 347(12): 911-920, 2002. PMID 12239361
6) 藤田紘一郎：回虫の今日的意味．日本獣医師会雑誌 51(7): 345-349, 1998.
7) Shimokawa C, et al: CD8$^+$ regulatory T cells are critical in prevention of autoimmune-mediated diabetes. Nat Commun 11(1): 1922, 2020. PMID 32321922
8) Carole Ober, et al: Donata Vercelli Immune development and environment; lessons from Amish and Hutterite children. Curr Opin Immunol 48: 51-60, 2017. PMID 28843541
9) Staufert Gutierrez D, et al: Thumb Sucking. StatPearls Publishing, Treasure Island, 2023. PMID 32310572
10) Lynch SJ, et al: Thumb-sucking, nail-biting, and atopic sensitization, asthma, and hay fever. Pediatrics 138(2): e20160443, 2016. PMID 27401101

Q23 お酒が毒になる量は？

Case1 47歳、男性。健診で肝機能障害。

患者：体重は変化ありませんが、脂肪肝と言われました。

医師：脂肪肝はメタボリックシンドロームに関連するものだけではなく、お酒によるものも多いです。

患者：お酒はいわゆる"ストロング系"を1日1本(350 mL)だけです。

▶ お酒の適量とはどのぐらいの量でしょうか？

お酒は薬か毒か

お酒は「百薬の長」とも言われます。食欲を増進したり、気分を高めることから、そのように言われるようになったものと考えられますが、その一方でさまざまな健康被害を引き起こし、「万病の元」とも言われます。それではお酒はどのぐらいの量で、薬から毒になってしまうのでしょうか？

死亡率からみたお酒の適量

お酒の量は純アルコール換算で行うことが多いです(**表1**)。日本人において、アルコール23 g/日未満(ビール500 mL/日相当)までは、全くアルコール摂取をしないよりも死亡率が低いことが報告されています(**図1**)[1]。より高用量の摂取では徐々に死亡率は高くなり、男性ではビールで2,000 mL/日以上の摂取で有意に死

表1 純アルコール換算で20 gとなるお酒の量

種類	アルコール濃度	量
ビール	5%	500 mL
ストロング系チューハイ	9%	280 mL
日本酒	15%	180 mL
焼酎	25%	110 mL
ウイスキー	43%	60 mL
ワイン	14%	180 mL

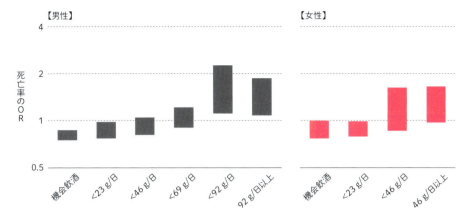

図1 日本人におけるアルコール摂取量と死亡率の関係(文献1より)

亡率が高くなります。注意が必要なのは、この研究はあくまで観察研究であり、毎日少量の飲酒をすることで死亡率が下がることを示したわけではないことです。つまり、健康だからこそ毎日飲酒をしているだけで、飲酒をしていれば健康になれるとは言えない可能性があります。

> **回答例1** アルコール摂取量が1日ビール500 mL（日本酒なら1合）を超えると、死亡率が高くなっていくという報告があります。ストロング系（9%）の場合は、350 mLでもその量を超えてしまいます。

> **Case 2** 44歳、女性。身長158 cm、体重65 kg（BMI 26）。健診で肝機能障害を指摘された。
> 患者：20歳ごろから少しずつ体重が増えていって、気づけば今の体重です。脂肪肝とも言われたので、さすがに今年は気合を入れて体重を減らさないといけないと思っています。
> 医師：素晴らしい決意ですね。私もできるだけのサポートをさせていただきます。ところで、お酒はどのぐらい飲みますか？
> 患者：ビールを500 mL程度です。

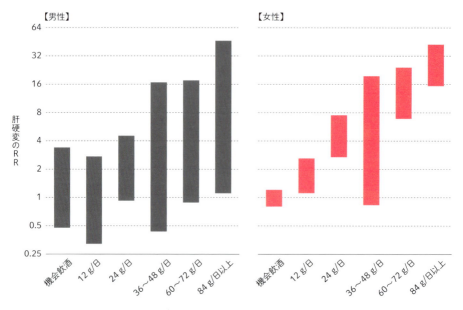

図2　欧米人における飲酒量ごとの肝硬変リスク(文献2より)

肝障害を起こさないお酒の量

　欧米人のデータでは、男性はビール 1,800 mL（日本酒 3.6 合）/日以下であれば有意には肝硬変が増えませんでしたが、女性はビール 350 mL/日でも有意に肝硬変が増えます（図2）[2]。中国人でのデータによると男性であっても肝疾患や肝硬変はビール 500 mL（日本酒 1 合）以上の摂取で有意に増加します（それぞれ RR 1.13-1.36、RR 1.38-2.03）[3]。韓国人のデータでは 1 日あたり 13 g のアルコール（ビールならば 325 mL）を超えると肝疾患が増加することが報告されています[4]。アルコールの身体への影響は個人差が大きいですが、「ビール 500 mL ならば大丈夫」とは言えないことがわかります。

　B 型肝炎や C 型肝炎がある場合、アルコールは肝障害を進行させやすく[5]、C 型肝炎患者では 12 g/日のアルコール摂取で肝硬変が 11% 増加するとされています[6]。脂肪性肝疾患においても同様で、代謝異常関連脂肪性肝疾患（MAFLD）において男性で 30 g/日、女性で 20 g/日以上のアルコール摂取は、"アルコール摂取量増加を伴う MAFLD"であるという定義がされています[7]。脂肪性肝疾患がある場合、軽症であっても飲酒量が 7.4 g/日、中等症以上においては少しでも飲酒していると死亡リスクが高いことも報告されています[8]。

回答例1 "肝機能障害"がある場合、少量の飲酒でも悪影響があることが報告されています。アジア人、なかでも女性は少量の飲酒でも影響を受けやすいことを考えると、飲酒量を減らすことが望ましいですね。

休肝日は意味がありますか？

　休肝日を設けることは昔から大切とされています。アセトアルデヒドなどの毒素から肝臓を休める時間を作るためです。メタ解析において、アルコール摂取量が同じであっても休肝日がない場合は RR 1.56-1.71 で肝硬変のリスクを高めることが報告されています[9]。一方で、肝臓でのアルコールの代謝速度は一定であり、アルコール摂取量が同じであれば肝臓への負担は変わらないのではないか、という意見もあります。

　このような疑問点が生じたときには、質の高い臨床研究を行い、疑問を解決していくのが定石ではありますが、アルコールの有害性に関しては質の高い研究ができません。それはアルコールを強制的に飲ませるという介入研究は倫理的に許されないためです。そのため本項で紹介している論文はすべて非介入研究（観察研究）ですが、観察研究ではどうしてもバイアスが入ってしまいます。例えば先ほどの休肝日に関するメタ解析では、ビール中ジョッキ2杯を連日飲んだ場合（アルコール摂取量 266 g/週）と、飲酒日の飲酒量はそのままで週に2回休肝日を設けた場合（アルコール摂取量 152 g/週）は、同じアルコール摂取量のカテゴリー（140〜279 g/週）にエントリーされてしまいます。より詳細に分類していけばよいという意見もあるとは思いますが、そもそも飲酒量は過少申告することが多いです[10]。特に連日飲酒する人のなかには過少申告しやすいアルコール関連問題（アルコール依存症）の患者さんが多く含まれているため、同じ飲酒申告量でも肝障害を生じやすい可能性があります。

　このように正確なデータを採取することが困難な研究分野ではあるのですが、休肝日が大事であるという結論は同じです。なぜならば休肝日を設けた分だけ全体の飲酒量は減る人が多いからです。なお、休肝日を作れない場合は、アルコール依存症を疑うきっかけにもなります。

回答例2 休肝日は肝臓に優しいです。休肝日があるだけでお酒の量が減りますので、お酒を減らす一つの方法として考えましょう。〇〇さんの場合は、500 mLの缶ビールを 350 mL に切り替える方法でも良いと思いますよ。

まとめ

◆ "適量" の飲酒とは1日1合（ビール 500 mL）までが目安である。
◆ ただし少量飲酒であっても肝障害をきたすことは稀ではない。特に女性や肝疾患がある場合は要注意である。
◆ 休肝日は肝硬変を減らすことが報告されているが、肝臓を休めたためか、飲酒総量が減るためかは不明である。

文献

1) Inoue M, et al: Impact of alcohol intake on total mortality and mortality from major causes in Japan: a pooled analysis of six large-scale cohort studies. J Epidemiol Community Health (1978) 66(5): 448-456, 2012. PMID 21148820
2) Roerecke M, et al: Alcohol Consumption and Risk of Liver Cirrhosis: A Systematic Review and Meta-Analysis. Am J Gastroenterol 114(10): 1574-1586, 2019. PMID 31464740
3) Im PK, et al: Alcohol drinking and risks of liver cancer and non-neoplastic chronic liver diseases in China: a 10-year prospective study of 0.5 million adults. BMC Med 19(1): 216, 2021. PMID 34530818
4) Moon SY, et al: Alcohol consumption and the risk of liver disease: a nationwide, population-based study. Front Med (Lausanne) 10: 1290266, 2023. PMID 38089863
5) Xu HQ, et al: Effects of alcohol consumption on viral hepatitis B and C. World J Clin Cases 9(33): 10052-10063, 2021. PMID 34904075
6) Llamosas-Falcón L, et al: Impact of alcohol on the progression of HCV-related liver disease: A systematic review and meta-analysis. J Hepatol 75(3): 536-546, 2021. PMID 33892007
7) Rinella ME, et al: A multisociety Delphi consensus statement on new fatty liver disease nomenclature. J Hepatol 79(6): 1542-1556, 2023. PMID 37364790
8) Yeo YH, et al: Alcohol Intake Thresholds Among Individuals With Steatotic Liver Disease. JAMA Netw Open 6(12): e2347548, 2023. PMID 38095900
9) Llamosas-Falcón L, et al: Liver holidays? A meta-analysis of drinking the same amount of alcohol daily or non-daily and the risk for cirrhosis. Drug Alcohol Rev 42(1): 119-124, 2023. PMID 36274528
10) Stockwell T, et al: Under-reporting of alcohol consumption in household surveys: a comparison of quantity-frequency, graduated-frequency and recent recall. Addiction (Abingdon, England) 99(8): 1024-1033, 2004. PMID 15265099

第 **3** 章

日常生活や行動に
関するトリビア

Q24 指を鳴らすと指が太くなる?

> **Case** 57歳、女性。変形性関節症(Heberden結節)。
> **患者**:「指を鳴らすと太くなる」と聞いたことがありますが、私もそのせいで指が太くなったのでしょうか?
> ▶ そもそも指が鳴るのはなぜですか?

"指の関節が鳴る"のはなぜか?

　指を引っ張ると、関節腔内が陰圧となり、気泡が形成されることで音が鳴ります。その様子をMRIでとらえたのが**動画1**[1]です。超音波検査でも同様の所見が確認でき(**図1**、**動画2**[1])、気泡は20分程度残存することが報告されています[2]。一度関節を鳴らすと気泡が形成され、それが陰圧を緩衝するため、しばらくは指を引っ張っても関節が鳴ることはありません。

 回答例1 関節腔内に気泡ができるためです。

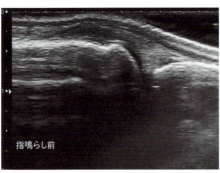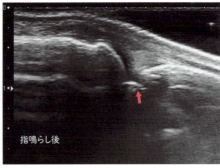

図1　指鳴らし前後の超音波検査(筆者のMCP関節)(矢印は気泡を示す)

MRIで見る関節腔内の気泡形成（文献1より）

動画1
https://PMC.ncbi.nlm.nih.gov/articles/instance/4398549/bin/pone.0119470.s002.mp4

動画2
https://gm.igaku-shoin.co.jp/300501

表1　指鳴らし前後でのMCP関節のROM（文献3より）

	指鳴らし前	指鳴らし後	差
自動的ROM	107.2±19.9°	110.8±21.1°	3.6 (0.0–7.3)°
受動的ROM	137.8±24.8°	145.6±23.1°	7.8 (3.8–11.7)°

指が鳴ることに何か意義はあるか？

　関節を鳴らした後は、関節可動域が一時的に広がることが報告されています（表1）[3]。運動（ケンカ？）などをする前に指をポキポキと鳴らすのには、それなりの意味があるのかもしれません。

回答例2　指を鳴らすことで、一時的に関節可動域を広くする可能性があります。

指の関節を鳴らしても変形性関節症にはならない

　指を鳴らす習慣のある人のほうが、指の腫脹を自覚しているという報告があります[4]。しかし、X線単純写真による変形性関節症をゴールドスタンダードとした研究では、手指の変形性関節症と指鳴らし習慣との関連性は否定的です[5,6]。理屈から考えても、指を引っ張るだけで関節軟骨が摩耗するのは説明が困難です。また、指を鳴らすときには基節骨を引っ張ることが多く、障害を受けるとすればMCP（中手指節）関節であることが予測されますが、手指の変形性関節症はDIP（遠位指骨間）関節に多く、MCP関節には少ないことも[7]、指鳴らし習慣と変形性関節症の関連を否定的にします。

回答例3 変形性関節症と指鳴らしとの関連は希薄です。

チリも積もれば山となる

箸以外につまむような作業を特別していない人でも、利き手のほうが手指の変形性関節症になりやすいことが知られています[8]。つまり、何気ない日常動作の繰り返しでも、変形性関節症は起こることがあります。筆者は普段からよく手を使っていることに敬意を表して、「働き者の手」と表現しています。

一昔前、Nintendonitis が子どもの間ではやったように[9]、最近はスマートフォンを用いることで生じる"smartphone thumb"あるいは"texting thumb"が問題となっています。長母指外転筋腱や短母指伸筋腱の腱鞘炎(de Quervain 病)や、長母指伸筋腱の腱鞘炎をきたすほか[10]、母指の MCP 関節炎をきたすこともあります[11]。通常の母指の変形性関節症は CMC(手根中手)関節に多いとされますので、特に母指 MCP 関節の変形性関節症を診る場合には、スマートフォンの使用歴を確認するとよいでしょう。

回答例4 DIP 関節は小さい関節にもかかわらず、指の先端であることから、一番負担がかかり、普段からよく手を使う働き者は、どうしても変形をきたしやすいんですよね。

指が太くなるのは軟部組織の肥厚

変形性関節症が起こらないとしたら、なぜ指が腫れることがあるのでしょうか？それは関節周囲の軟部組織が肥厚するためです。この手指腫脹を pachydermodactyly と言います。一般的な日本語訳はありませんが、pachy は肥厚、derm は皮膚、dactyly は指を意味するため、「手指皮膚肥厚症」というような意味になります。Pachydermodactyly は第 2～5 指の PIP(近位指骨間)関節に起こることが多いです[12]。

回答例5 指を引っ張ると関節周囲の組織が引っ張られて傷つきます。これを繰り返すと、関節周囲が腫れたまま戻らなくなります。

まとめ

◆指が鳴るのは、陰圧で関節腔内に気泡が生じるためである。

◆指を鳴らしても、変形性関節症は起こらない。

◆指を鳴らし続けると関節周囲の軟部組織肥厚（pachydermodactyly）が起こることがある。

文献

1) Kawchuk GN, et al：Real-time visualization of joint cavitation. PLoS One 10（4）：e0119470,2015. **PMID 25875374**

2) Jones AR, et al：Ultrasound imaging of the trapeziometacarpal articular cavity to investigate the presence of intraarticular gas bubbles after chiropractic manipulation. J Manipulative Physiol Ther 37（7）：476-484,2014. **PMID 25113654**

3) Boutin RD, et al：Knuckle cracking；can blinded observers detect changes with physical examination and sonography? Clin Orthop Relat Res 475（4）：1265-1271, 2017. **PMID 28050816**

4) Castellanos J, et al：Effect of habitual knuckle cracking on hand function. Ann Rheum Dis 49（5）：308-309, 1990. **PMID 2344210**

5) Swezey RL, et al：The consequences of habitual knuckle cracking. West J Med May 122（5）：377-379, 1975. **PMID 1130029**

6) Deweber K, et al：Knuckle cracking and hand osteoarthritis. J Am Board Fam Med 24（2）：169-174, 2011. **PMID 21383216**

7) Kodama R, et al：Prevalence of hand osteoarthritis and its relationship to hand pain and grip strength in Japan；the third survey of the ROAD study. Mod Rheumatol 26（5）：767-773, 2016. **PMID 26882012**

8) Hunter DJ, et al：Chopstick arthropathy；the Beijing osteoarthritis study. Arthritis Rheum 50（5）：1495-1500, 2004. **PMID 15146419**

9) Macgregor DM：Nintendonitis?；a case report of repetitive strain injury in a child as a result of playing computer games. Scott Med J 45（5）：150, 2000. **PMID 11130299**

10) Eapen C, et al：Extensor pollicis longus injury in addition to de Quervain's with text messaging on mobile phones. J Clin Diagn Res 8（11）：LC01-4, 2014. **PMID 25584249**

11) Eapen C, et al：Clinical and ultrasonic evaluation of the thumb；comparison of young adults with and without thumb pain with text messaging. J Manipulative Physiol Ther 41（3）：199-207, 2018. **PMID 29549890**

12) Aljohani R：Unilateral pachydermodactyly misdiagnosed as juvenile idiopathic arthritis：A case report. Medicine（Baltimore）101（3）：e28663, 2022. **PMID 35060560**

Q25 2日後に筋肉痛が来るのは歳のせいか？

> **Case** 69歳、男性。
> 久々に旅行に行って長距離を歩いたら、2日後に筋肉痛になりました。こんなに遅れて筋肉痛になるとは、年をとりました…。ところで、先生、なんで年をとると筋肉痛がすぐに来ないんでしょうか？

DOMSとは？

運動後に筋肉痛が遅れて発症することをDOMS（delayed-onset muscle soreness：遅発性筋肉痛）と言います。DOMSは運動後6〜12時間してから始まり、48〜72時間後にピークとなり、5〜7日で治まります[1]。筋損傷により炎症が惹起され、その炎症により生じる筋肉痛であるため、発症までに時間がかかると考えられています（図1）[2]。

なぜ高齢者ではDOMSが多いのか？

安静時ならびに運動後の筋肉組織内のインターロイキンやTNF-α、NF-κBなど、さまざまな炎症マーカーが若年者と比較して高齢者では高いことが報告されています[3]。また小児（12.1±0.2歳）は成人（28.3±3.5歳）と比較して、運動後の筋肉痛やCK上昇は伴いにくいことも報告されており[4]、筋肉痛になると"年をとった"と感じるのも理解できます。しかしDOMSは高齢者だけで起こるわけではありません。

運動後のDOMSの程度を調べた研究によると、激しい運動をするとDOMSや

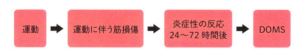

図1 DOMS（遅発性筋肉痛）の発症機序（文献2より）

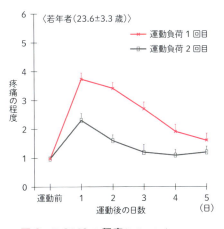 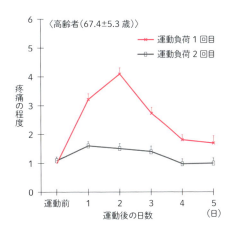

図2　DOMSの程度(文献6より)
7日間の間隔をあけて、最大等尺性収縮力の115%の負荷を24回かけた場合。

CK上昇が起こりますが、2週間後に同じ強度の運動を行うとDOMSやCK上昇は前回よりも軽度で済みます[5]。これは若年者であっても高齢者であっても同様でした（図2）[6]。これらのデータからDOMSの起こりやすさは、年齢よりも習慣的に運動を行っているかどうかが大きく関与することがわかります。

> **回答例1** 1～3日後に遅れて筋肉痛になることがあるのは、若い人でもお年を召した方でも同じです。遅れて筋肉痛になるのは、運動不足であることと関連があるので、習慣的な運動を心がけましょう。

高齢者はDOMSがさらに遅れるのか？

　同じDOMSであっても若年者(23.6±3.3歳)ではピークが1日目で、高齢者(67.4±5.3歳)では2日目であったとの報告がありますが（図2）[6]、有意差はありませんでした[7]。20代6名、30代2名、40代2名、50代1名、60代1名への実験ではDOMSのピークは2～3日目で、年齢による傾向は認められませんでした[8]。DOMSのタイミングには年齢による差は見い出せず、個人差が大きいという報告もあります[9]。個人差を排除するため、同じ被験者が26歳と43歳のときに長距離水泳を行ってDOMSを比較した研究でも、加齢によってDOMSが遅発することはありませんでした[10]。さらに、DOMSによるCK値の推移は20～30歳と59～63歳では同様であり、5日目にピークがありました[11]。DOMSの発症

が加齢によってさらに遅延するという証拠は科学的にはありません。

回答例2 遅発性筋肉痛は1～3日後にピークとなりますが、これは加齢によって大きく変化することはありません。

事前のストレッチは無意味？

　筋肉痛の予防にストレッチを行う意義についてはどうでしょうか？　ランダム化比較試験のメタ解析によると、運動前後にストレッチを行った場合は、筋肉痛の程度が臨床的に意義は乏しい程度で軽減（100点中3.8点）しましたが、運動前もしくは運動後どちらかだけのストレッチでは、筋肉痛を有意に減らすことはありませんでした[12]。

　一定の姿勢を保って行う静的ストレッチでは外傷予防効果も否定的で[13]、一過性の運動能力低下に関連しうることも報告されています[14, 15]。そこで静的ストレッチではなく、身体を動かしながら行うストレッチ（dynamic stretching）が薦められます。dynamic stretching は身体能力を向上させ、DOMS を減らします[15]。筋肉を引き伸ばして軽い損傷を与える静的ストレッチよりは、筋肉を動かして筋血流を良好にしておく準備運動のほうが運動能力を向上させて、DOMS を起こしにくいと考えれば理解しやすいでしょう。

回答例3 運動する前には準備運動をすると、筋肉痛や怪我の予防に役立ちますし、運動能力も向上すると言われています。ただし、筋肉を伸ばすようなストレッチだけでは無意味なので気をつけてください。

まとめ

- ◆ 歳をとると1～3日遅れて筋肉痛になることが増えるが、歳をとったことを嘆くよりは、むしろ普段の運動不足を嘆くべきである。
- ◆ 運動前にはストレッチではなく準備運動をすることで、怪我や DOMS を予防し、運動能力を向上させることが期待できる。

文献

1) Hotfiel T, et al: Advances in delayed-onset muscle soreness (DOMS); part I; pathogenesis and diagnos-

tics. Sportverletz Sportschaden 32（4）: 243–250, 2018. PMID 30537791

2) Heiss R, et al: Advances in delayed-onset muscle soreness（DOMS）; part II; treatment and prevention. Sportverletz Sportschaden 33（1）: 21–29, 2019. PMID 30865998

3) Peake J, et al: Aging and its effects on inflammation in skeletal muscle at rest and following exercise-induced muscle injury. Am J Physiol Regul Integr Comp Physiol 298（6）: R1485–1495, 2010. PMID 20393160

4) Soares JMC, et al: Children are less susceptible to exercise-induced muscle damage than adults; a preliminary investigation. Pediatr Exerc Sci 8（4）: 361–367, 1996.

5) Clarkson PM, et al: Exercise-induced muscle damage, repair, and adaptation in humans. J Appl Physiol 65（1）: 1–6, 1988. PMID 3403453

6) Clarkson PM, et al: Exercise-induced muscle damage, repair, and adaptation in old and young subjects. J Gerontol 43（4）: M91–96, 1988. PMID 3385145

7) Dedrick ME, et al: The effects of eccentric exercise on motor performance in young and older women. Eur J Appl Physiol Occup Physiol 60（3）: 183–186, 1990. PMID 2347319

8) 一宮禎仁, 他：遅発性筋肉痛の発生時期は加齢によって遅れるのか？ 体力科学 53（6）: 684, 2004.

9) 野坂和則：遅発性筋肉痛のメカニズムとその予防・対処法. 科学研究費助成事業, 2003. https://kaken.nii.ac.jp/ja/report/KAKENHI-PROJECT-14580049/145800492003jisseki/（2025 年 2 月 1 日閲覧）

10) 文谷知明：加齢と遅発性筋肉痛に関する一事例. 体力科學 54（6）: 543, 2005.

11) Manfredi TG, et al: Plasma creatine kinase activity and exercise-induced muscle damage in older men. Med Sci Sports Exerc 23（9）: 1028–1034, 1991. PMID 1943622

12) Herbert RD, et al: Stretching to prevent or reduce muscle soreness after exercise. Cochrane database Syst Rev（7）: CD004577, 2011. PMID 21735398

13) Dijksma I, et al: Exercise programs to reduce the risk of musculoskeletal injuries in military personnel; a systematic review and meta-analysis. PM R 12（10）: 1028–1037, 2020. PMID 32162467

14) Hammami A, et al: The efficacy and characteristics of warm-up and re-warm-up practices in soccer players; a systematic review. J Sports Med Phys Fitness 58（1–2）: 135–149, 2018. PMID 27901341

15) Behm DG, et al: Acute effects of muscle stretching on physical performance, range of motion, and injury incidence in healthy active individuals; a systematic review. Appl Physiol Nutr Metab 41（1）: 1–11, 2015. PMID 26642915

Q26 欠伸は伝播する？

Case 26歳、研修医。

研修医：上田先生、昨晩 ICU に入院した患者さん、大分落ち着きました。

　ふぁ〜（欠伸）！　なんかホッとしたら、つい、欠伸が…。

筆者：こらこら、病棟でそんな気の抜けた様子を見せたらプロ失格だよ。

　ふぁ〜（欠伸）！　あれ？　欠伸がうつったな、こりゃ。

▶ さて、欠伸は本当に伝播するのでしょうか？

欠伸はなぜ起こるのか？

　「欠伸はなぜ起こるのか」は未だに議論があります。ヒポクラテスの時代から、欠伸は呼吸機能との関連があると考えられていました。身体中の酸素が足りない、もしくは二酸化炭素が増えた状況では欠伸が引き起こされ、これらのガスの異常を改善するのではないかという仮説です。そこで酸素 100%、二酸化炭素 3%、二酸化炭素 5% の気体をそれぞれ吸わせた実験が行われました。その結果、二酸化炭素の吸入濃度が高いと呼吸数は増えますが、欠伸は増えることがないことがわかりました[1]。考えてみれば、呼吸を止めたり、また運動後には速い呼吸になりますが、欠伸は増えないことからも納得できる研究結果です。

　次に、欠伸は外気を多く取り込むことで、脳を冷やすという生理的な役割があるという説があります[2]。これはオーストリアのウィーンでは冬（外気温 1.4℃）より夏（外気温 19.4℃）のほうが欠伸が多いことから考えられました。この研究者らはさらに自分たちの仮説を証明するために、頸部を 46℃ で温めると欠伸が増加傾向にあるが、頸部を 4℃ で冷やすと欠伸が有意に減少することを示しています[3]。この仮説は興味深いものではありますが、頸部を温めれば気持ちよくて眠くなり、頸部を 4℃ で冷やされれば冷たくて目が覚めるために欠伸が起こりにくいだけとも考えられます。

欠伸で目が覚める？

　眠いときに欠伸が起こるのは誰でも経験があります。そのため欠伸は眠気から覚

醒させるために起こるという仮説もあります。眠気を覚ますならば、欠伸をするよりは立ち上がってストレッチをするほうが効果は高いと思いますが、大きく動くことなく欠伸だけで眠気を軽減できるならば、動物にとっては外敵に見つかりにくく意義のある行動と言えそうです。この仮説を証明するため、脳波、心拍数の変化、Galvanic 皮膚反応（皮膚の電気抵抗変化）が、欠伸前後で変化するかについて、いくつもの研究で確認されています[4]。残念ながらその結果は欠伸による覚醒効果はないか、あったとしても姿勢を整える体動と同程度であると考えられています。

回答例1 健常者の欠伸がなぜ起こるのか、その生理的意義についてはよくわかっていません。

欠伸の伝播は想像だけでも起こる

さて本題に戻りますが、結論から言いますと、欠伸は伝播することがわかっています。英語では contagious yawning と言います。contagious とは伝染性という意味ですが、特に接触感染を意図して用いられます。しかし contagious yawning は接触に留まらず、非常に高い"伝染性"を有しています。よく経験するのは他人の欠伸を見た人が欠伸をすることだと思いますが、見るだけではなく、聞いたり、文章で読んだり、想像するだけで欠伸は誘発されます[5]。

決定的な証拠はないものの[6]、この欠伸の伝播は共感の表現型の1つであり、社会的コミュニケーションツールであると考えられます[7]。「もらい泣き」と同じと考えると理解しやすいかと思います。

回答例2 欠伸が伝播するのは共感の表現型の1つと推察されています。

何歳から欠伸は伝播するのか？

生後 23.7±13.12 カ月の子どもは母親の欠伸を見ても欠伸をしません[8]。まだ十分な社会的コミュニケーション能力を獲得していないためと考えられます。1～6歳の小児120例を対象とした研究では、欠伸は4歳になると急に伝播するようになることが報告されています[9]。また欠伸の映像で伝播するのは5歳から、欠伸の音声で伝播するのは6歳からです[10]。このように成長過程がわかるのは興味深いですね。

他の動物ではどうか？

　チンパンジーでは欠伸が伝播することがよく知られており、権力争いに関係するためかオスのほうがそのような行動をとるようです[11]。またグループ内で伝播しやすく、他のグループには伝播しにくいことから[12]、社会的コミュニケーションの側面が強いようです。欠伸を起こしやすい（立ち回りが上手と思われる）個体とそうではない個体が存在することも[13]、ヒトの世界と似ています。

　また、オオカミは群れで生活する動物です。立場が強いオオカミの欠伸は立場が弱いオオカミに伝播することが知られています[14]。さらにイヌには飼い主の欠伸が伝播することが知られています。一方、知らない人の欠伸には反応しません[15]。しかしイヌにおける欠伸の伝播も共感によって生じているかは、まだ議論のあるところです[16]。

　他にはアフリカゾウ（ヒトからの伝播についても報告あり）[17]、ヒツジ[18]、セキセイインコ[19]、キツネザル[20]でも欠伸の伝播は報告されていますが、ここまでいくと本当に欠伸なのかどうかの判断が難しくなってきます。ちなみにネコでの報告はありません。

> **回答例3**　少なくともチンパンジーやイヌのように社会性の高い動物でも欠伸が伝播することがわかっています。自分の欠伸が飼いイヌに伝播すれば、自分が目上として認められていることを示唆しているかもしれません。

欠伸が伝播しない人とは？

　欠伸の伝播は共感の表現形の1つですから、共感することが難しい人では認められません。他者に共感することが苦手な自閉症患者では欠伸が伝播しにくいことが知られています（図1）[9]。自閉スペクトラム症（ASD）では認知的共感（他者の感情や状況を理解する能力）に障害があると考えられています。例えば、友人がペットを失ったと聞いたとき、その友人が悲しいと理解するのが認知的共感です。ASDにおける欠伸の伝播の困難は、このような共感の障害に加えて、他人の顔の表情や目の動きなどの社会的な視覚刺激に注意を払うことが難しいことも関連していると考えられています。

　一方、精神病質（サイコパス）の人々でも、欠伸の伝播が起こりにくいですが、この場合は情動的共感（他者の感情を内面化する能力）に障害があると考えられています[21]。

　また、歳をとると欠伸伝播が起こりにくくなることが知られています[22]。年を

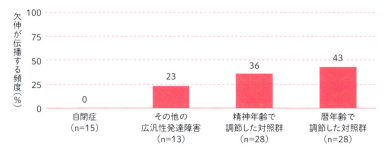

図1 欠伸が伝播する頻度(文献9より)

とっても他者の気持ちがわかるままでいたいものですね。

まとめ

- ◆ 欠伸が起こるのは眠気を覚ますためなどいくつかの仮説はあるものの、生理的意義は未だ不明である。
- ◆ 欠伸が他者に伝播するのは共感の表現型の1つである。
- ◆ 飼い主の欠伸がイヌに伝播することがある。
- ◆ 自閉スペクトラム症/精神病質があると欠伸が伝播しにくい。

文献

1) Provine RR, et al: Yawning; no effect of 3-5% CO_2, 100% O_2, and exercise. Behav Neural Biol 48(3): 382-393, 1987. PMID 3120687
2) Massen JJM, et al: A thermal window for yawning in humans; yawning as a brain cooling mechanism. Physiol Behav 130: 145-148, 2014. PMID 24721675
3) Ramirez V, et al: Manipulating neck temperature alters contagious yawning in humans. Physiol Behav 207: 86-89, 2019. PMID 31022409
4) Guggisberg AG, et al: Interplay between yawning and vigilance; a review of the experimental evidence. Front Neurol Neurosci 28: 47-54, 2010. PMID 20357462
5) Platek SM, et al: Contagious yawning and the brain. Brain Res Cogn Brain Res 23(2-3): 448-452, 2005. PMID 15820652
6) Massen JJM, et al: Why contagious yawning does not (yet) equate to empathy. Neurosci Biobehav Rev 80: 573-585, 2017. PMID 28735879
7) Senju A: Developmental and comparative perspectives of contagious yawning. Front Neurol Neurosci 28: 113-119, 2010. PMID 20357469
8) Millen A, et al: Neither infants nor toddlers catch yawns from their mothers. Biol Lett 7(3): 440-442, 2011. PMID 21123252
9) Helt MS, et al: Contagious yawning in autistic and typical development. Child Dev 81(5): 1620-1631, 2010. PMID 20840244
10) Anderson JR, et al: Psychological influences on yawning in children. Current Psychology Letters 2 (11),

2003.

11) Massen JJM, et al: Male yawning is more contagious than female yawning among chimpanzees (pan troglodytes). PLoS One 7(7) : e40697, 2012. PMID 22808234

12) Campbell MW, et al: Ingroup-outgroup bias in contagious yawning by chimpanzees supports link to empathy. PLoS One 6(4) : e18283, 2011. PMID 21494669

13) Anderson JR, et al: Contagious yawning in chimpanzees. Proc Biol Sci 271(Suppl 6) : S468-470, 2004. PMID 15801606

14) Romero T, et al: Social modulation of contagious yawning in wolves. PLoS One 9(8) : e105963, 2014. PMID 25162677

15) Romero T, et al: Familiarity bias and physiological responses in contagious yawning by dogs support link to empathy. PLoS One 8(8) : e71365, 2013. PMID 23951146

16) Neilands P, et al: Contagious yawning is not a signal of empathy; no evidence of familiarity, gender or prosociality biases in dogs. Proc Biol Sci 287(1920) : 20192236, 2020. PMID 32075525

17) Rossman ZT, et al: Contagious yawning in African elephants (*Loxodonta africana*) ; responses to other elephants and familiar humans. Front Vet Sci 7 : 252, 2020. PMID 32457923

18) Yonezawa T, et al: Presence of contagious yawning in sheep. Anim Sci J 88(1) : 195-200, 2017. PMID 27605500

19) Gallup AC, et al: Experimental evidence of contagious yawning in budgerigars (*Melopsittacus undulatus*). Anim Cogn 18(5) : 1051-1058, 2015. PMID 26012708

20) Reddy RB, et al: No evidence for contagious yawning in lemurs. Anim Cogn 19(5) : 889-898, 2016. PMID 27075549

21) Helt MS, et al: Patterns of Contagious Yawning and Itching Differ Amongst Adults With Autistic Traits vs. Psychopathic Traits. Front Psychol12 : 645310,2021. PMID 33897548

22) Bartholomew AJ, et al: Individual variation in contagious yawning susceptibility is highly stable and largely unexplained by empathy or other known factors. PLoS One 9(3) : e91773, 2014. PMID 24632594

Q27 "3秒ルール"は本当ですか?

> **Case** 入院中の54歳、男性。
> 主治医：おはようございます。あ、足元に薬が落ちてますよ。
> 患者：本当だ…。（すぐに薬を拾い上げ、「ふぅー」っと息を吹きかけたと思ったら、次の瞬間には薬を口の中に放り込む）
> 主治医：あっ！　汚いですよ！！
> 患者：大丈夫や。"3秒ルール"だな…。
> 主治医(心の声)："3秒ルール"は落ちてから3秒という意味で、見つけてから3秒ではないんだけどなぁ…。

「食べ物が地面に落ちたとしても3秒以内に拾えば衛生的には大きな問題がない」という趣旨のことを俗に"3秒ルール"と言いますが、医学的な根拠はあるのでしょうか？

3秒ルールも30秒ルールも、ほぼ同じ

日本では"3秒ルール"と言いますが、世界的には5秒ルールのほうが主流のようです。日本人はキレイ好きということの反映なのかもしれません。この俗説に関しては医学論文がいくつかあります。

1つ目の医学論文では、非チフス型サルモネラ属菌がどれほどの時間で床から食品に移動するかが調べられました[1]。床の素材は木材、タイル、カーペットの3つが選ばれ、食品としてはパンとソーセージが用いられました。いずれの組み合わせでも食品を5秒接触させた場合と、30秒もしくは60秒接触させた場合と比較して、食品に付着した菌量は同等でした。つまり、5秒以内に拾っても60秒以内に拾っても大差がありません。

2つ目の論文では、4つの素材（ステンレス鋼、タイル、木材、カーペット）に付着したエンテロバクターが、どれほどの時間で4つの食材（スイカ、パン、バター付きパン、グミキャンディ）へと移動するかが調べられました[2]。1秒未満の接触時間である場合と比較して、5秒間接触させると菌量は多くなりますが、30秒、

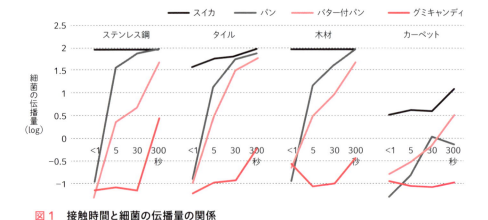

図1 接触時間と細菌の伝播量の関係

　300秒と接触時間を長くしても、それほど大きくは変化しませんでした。それよりも素材と食材の種類に大きく依存することが示されました（図1）。
　いずれの論文でも、カーペットでは細菌の伝播量が少ないことが共通していました。これは研究のために滅菌後のカーペットに新たな細菌を付着させたつもりでも、その細菌は水分とともに奥深くに浸透し、また表面が平滑ではないため食品との接地面が一部しかないことで説明ができます。実際にはタイルと比較して、カーペットは細菌にとって好都合な湿度が保たれやすく、拭き掃除がされることもありませんので、これらの研究が示すように「カーペットのほうが感染リスクは低い」とは結論づけられません。

回答例1　一度食品を床に落としてしまえばすぐに細菌の伝播が起こるため、数秒以内に拾ったとしても、もはやキレイとは言えません。

息で微生物を吹き飛ばせるかは不明

　拾い上げた食材に強く息を吹きかけたり、表面をこそぎ落とすようにすることで、付着したゴミや微生物を取り除くことができるかもしれません。残念ながらこの点に関する研究はありませんが、粘着性の高い食品でなければ物理的に減菌する方法は有効性が高いと考えられ、多くの人が実践している方法だと思います。

頬についた米粒

　病原菌を経口摂取してしまうのはよろしくありませんが、病原性の低い常在菌ならば摂取しても問題はありません。たとえば、顔面の皮膚にも多くの常在菌が存在しており、この常在菌を許容できないならば、頬や顎についた米粒をつまんで食べることも許されません。さらには、皮膚には常在菌が $10^{2\sim4}/cm^2$ 程度存在しますが[3]、唾液には $10^{6\sim8}/mL$ とより大量の菌が生息していますので[4]、自分の唾液を嚥下することも許されなくなってしまいます。これらのことから"3秒ルール"を適応してよいかどうかは、落とした場所に病原菌が存在していそうかどうかにもよります。たとえばトイレで落とした食品をそのまま食べる人はいないだろうという感覚で理解しやすいと思います。そこで、ここからは生活環境における微生物の生存期間について考えます。

細菌の生存期間は？

　病原菌は乾燥した物体の表面に付着した後は徐々に死滅して減少していきます。冒頭で紹介した1つ目の論文でも、菌を木材、タイル、カーペットの表面に付着させてから24時間経過させた場合には、その後に食品に付着する菌量が減少することが報告されています[1]。

　病原体が無生物の表面で生存できる期間について図2[5]、図3[5,6]にまとめます。多くの細菌は月単位で生存しうるため、医療業界や食品業界では環境の消毒が重要です。生存期間が短い菌には、*Bordetella pertussis*（百日咳菌）や *Campylobacter jejuni*、*Neisserria gonorrhoeae*（淋菌）などの培養の条件が厳しい菌が多いですが、流行歴など感染リスクを把握することで疑うことができます。

　真菌である *Candida* 属は、最大150日間生存します[5]。一般的な細菌と同程度と考えてよいでしょう。

> **回答例2**　一般的な細菌の多くや真菌は、床などに付着してから数カ月ほど生存しえます。まな板を肉、魚、野菜用に分けて使わない場合には、毎回使用後に殺菌処理をしないと病原体が長期間残っている可能性がありますので注意しましょう。

ウイルスは生存期間が短いが、油断することなかれ

　日常診療でよく遭遇するウイルスの生存期間は細菌や真菌と比較すると短いものが多いですが（図3）[5,6]、例外的に天然痘ウイルスは、室温で18カ月もの間生存することが知られています[6]。天然痘ウイルスはヒトにしか感染しないために、ワ

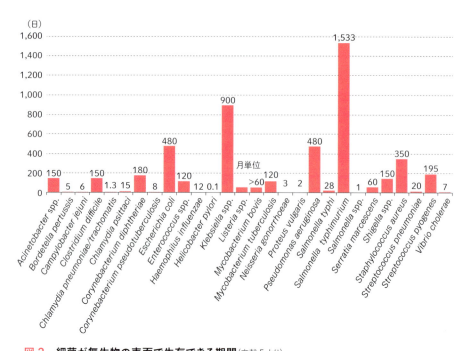

図2　細菌が無生物の表面で生存できる期間（文献5より）
1カ月は30日として換算し、最大生存期間を数値として記した。

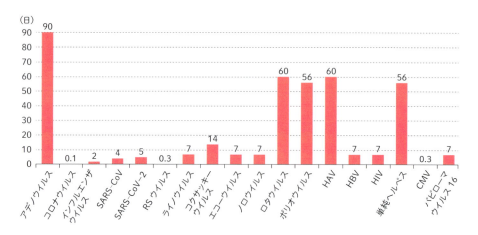

図3　ウイルスが無生物の表面で生存できる期間（文献5、6より）
1カ月は30日として換算し、最大生存期間を数値として記した。

クチンが非常に有効であったことが知られていますが、ワクチンがなければ生存期間の長いこのウイルスを撲滅することは至難の業であったことでしょう。

SARS-CoV-2は、インフルエンザウイルスと比較すれば生存期間が長いです。ヒトの皮膚の上で生存する時間も調べられていますが、インフルエンザウイルスでは1.82(1.65～2.00)時間であるのと比較して、SARS-CoV-2では9.04(7.96～10.2)時間であることが報告されています。このことはCOVID-19の予防には手指衛生も重要視される理由の1つであるとされます[7]。

緑膿菌(*Pseudomonas aeruginosa*)は水回りで繁殖しやすい菌として有名ですが、ノロウイルスも水がある環境では長く生存することが知られています。緑膿菌は乾燥した床で35日間生存しますが、浸潤環境下では480日間も生存できます[5]。ノロウイルスは図3[5,6]では7日間生存しますが、水中では60～728日間も生存できると報告されています[8]。そのため汚染された可能性がある液体は必ず破棄(あるいは加熱消毒)しなければなりません。急性胃腸炎では100万個以上の病原体を摂取しないと発症しないものが多いとされますが、ノロウイルス、腸管出血性大腸菌、赤痢は100個未満の少数の病原体摂取でも発症しうるとされており、2次感染予防も重要です。

> **回答例3** ウイルスは細菌と比較すれば生存期間は短いものが多いですが、感染の予防に手洗いが重要なことに変わりはありません。

まとめ

- ◆ 食品が床に落ちれば数秒以内に相当量の微生物が食材に付着するため、3または5秒ルールは科学的には正しいとは言えない。
- ◆ 床に落ちた食品を摂取し健康を害するかどうかは、付着した微生物に病原性があるかどうかによる。
- ◆ 病原体は環境内に月単位で生存しうるものが多く、感染症対策に環境の消毒は重要である。
- ◆ 環境で生存期間が短い病原体による感染症は、流行歴などのリスク評価が診断に重要である。

文献

1) Dawson P, et al: Residence time and food contact time effects on transfer of *Salmonella Typhimurium* from

tile, wood and carpet; testing the five-second rule. J Appl Microbiol 102(4): 945-953, 2007. PMID 17381737

2) Miranda RC, et al: Longer contact times increase cross-contamination of *Enterobacter aerogenes* from surfaces to food. Appl Environ Microbiol 82(21): 6490-6496, 2016. PMID 27590818

3) Heroes AS, et al: Presence of Gram-negative bacteria and *Staphylococcus aureus* on the skin of blood donors in the Democratic Republic of the Congo. Transfusion 63(2): 360-372, 2023. PMID 36478388

4) 伊藤康雅:口腔衛生と口腔内細菌. 耳鼻咽喉科展望 45(3): 226-234, 2002.

5) Kramer A, et al: How long do nosocomial pathogens persist on inanimate surfaces?; a systematic review. BMC Infect Dis 6: 130, 2006. PMID 16914034

6) Carraturo F, et al: Persistence of SARS-CoV-2 in the environment and COVID-19 transmission risk from environmental matrices and surfaces. Environ Pollut 265(Pt B): 115010, 2020. PMID 32570023

7) Hirose R, et al: Survival of SARS-CoV-2 and influenza virus on the human skin; importance of hand hygiene in COVID-19. Clin Infect Dis 73(11): e4329-e4335, 2021. PMID 33009907

8) Cook N, et al: Persistence and elimination of human norovirus in food and on food contact surfaces; a critical review. J Food Prot 79(7): 1273-1294, 2016. PMID 27357051

Q28 夫婦が似るならペットも似る

Case 健康診断で肥満・高血糖を指摘されて受診した56歳男性。今まで生活指導を何度も受けているが、全く改善の兆しがない。
患者：体重は若い頃と比べると20kgぐらい増えて、90kgぐらいですね。
医師：食生活はどうですか？ 外食はされますか？
患者：外食はあまりしませんが、間食は欠かさないですね（笑）。
医師：栄養指導がとても大事になりますので、奥様にも話を聞いてほしいのですが、本日はお見えですか？
▶患者本人も立派な体格であったが、待合室で待っていた奥さんも負けず劣らずの体格であった。似たもの夫婦は医学的に多いのでしょうか？

似たもの夫婦はよくあること

　夫婦は生活習慣が似ています。そのため夫婦間では体重、BMI、ウエスト・ヒップ比、喫煙習慣に関して正の相関があります[1]。そこで夫婦のどちらかに生活習慣病があれば、その配偶者は生活習慣病のリスクが高いことは想像に難くありません。具体的には、夫婦のどちらかに高血圧症があれば、その配偶者は高血圧症である可能性がOR（オッズ比）1.4（1.2-1.6）で高くなります[2]。糖尿病がある場合も同様に、その配偶者が糖尿病である可能性がOR 1.9（1.5-2.3）で高くなります[3]。しかも、BMIで補正すると糖尿病リスクの違いが消失するとも報告されており[4]、生活習慣の重要性が窺えます。

回答例1 糖尿病は生活習慣病と呼ばれていることからわかるように、生活習慣を見直すことがとても大事です。そのためには奥さんにもご協力いただかなければなりません。旦那さんが糖尿病の場合、奥さんも糖尿病になってしまう可能性が2倍ほど高いことがわかっていますが、今から生活習慣を見直せば、奥さんが糖尿病になることを防げ、お2人の健康を守ることになりますので、頑張っていきましょう。

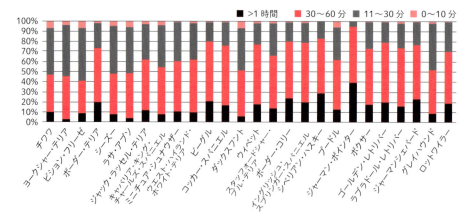

図1 飼いイヌの種類と飼い主の1日あたりの平均運動時間(文献7より)
左から平均体重の少ない品種から並べている。小型犬のほうが飼い主の運動時間が短い傾向がある。ただし小型犬でもボーダー・テリアは猟犬として知られており、飼い主の運動時間は長い。一方、ダックスフントは体重の割に足が短く、飼い主の運動時間も短めである。

Case の続き

患者：ほとんど自宅での仕事なので外出の機会も少なく、運動習慣がありません。
妻：それならレオ（飼いイヌ）の散歩をしてあげたら、レオも喜んで一石二鳥だわ。

イヌを飼っている人は運動している？

　イヌを飼っている人は飼っていない人と比較して、身体を動かすことが15.2 MET（metabolic equivalent）・時/週多いことが知られています[5]。特に小児と60歳以上では、イヌを飼っているほうが運動量は多いようです。冒頭の患者もイヌを飼ってはいましたが、残念ながら散歩する習慣がなかったようです。散歩をさせている飼い主は、散歩させる習慣のない飼い主と比較して、150分/週の身体活動を達成する可能性が高いことが知られています［OR 2.7（2.1-3.6）］[6]。

　"レオ"は室内で飼っているチワワだそうですが、飼っているイヌの種類によって飼い主の運動量は異なります（**図1**）[7]。一般的に大型犬の飼い主のほうが平均運動時間は長いですが、散歩に時間を割ける人が大型犬を飼う傾向があるため、短絡的に「大型犬を飼えば飼い主は運動する」とは言えません。

表1 イヌを飼っていることと死亡率の関係（HR）(文献8、9より)

	独居	独居ではない
心血管系疾患による死亡[8]	0.64 (0.59-0.70)	0.85 (0.81-0.90)
全死亡[8]	0.67 (0.65-0.69)	0.89 (0.88-0.91)
心筋梗塞後の死亡[9]	0.67 (0.61-0.75)	0.85 (0.80-0.90)
脳梗塞後の死亡[9]	0.73 (0.66-0.80)	0.88 (0.83-0.93)

独居ではイヌを飼うべし？

　独居の場合は飼い主が自分自身でイヌを散歩させざるをえないため、飼い主の運動促進効果が高いです。また、独居の寂しさが紛れるという精神的にも良い影響を与える可能性もあります。

　コホート研究では、独居患者ではイヌを飼っていると心筋梗塞〔HR（ハザード比）0.89（0.85-0.94）〕、脳梗塞〔HR 0.91（0.86-0.96）〕、心不全〔HR 0.92（0.86-0.98）〕が少なかった一方で、独居ではない場合にはこの傾向は認められませんでした[8]。イヌを飼っていることは低い死亡率と関連があり、特に独居の場合にその傾向が顕著であることも報告されています（表1）[8,9]。独居の場合は、独居ではない場合と比較してイヌを飼う恩恵が大きい可能性があります。

　しかし、イヌを飼っている人は高血圧症や脂質異常症の治療を受けているケースが多いことも報告されています[8]。このことはイヌを飼っている人は経済的に裕福であったり、健康意識が高いというバイアスの存在を示唆します。また、イヌを散歩させている飼い主は、イヌを飼っていない人や散歩させていない飼い主と比較して運動習慣があるのみならず、喫煙率も低いことも報告されています[10]。イヌを散歩させたり、独居でイヌを飼うことは、ADL（日常生活動作）や運動耐容能が良好であることを反映しているという見方もできます。いずれにせよ、イヌを飼えば健康になれると考えるのは短絡的と言わざるをえません。

> **回答例2** イヌを飼っている人は運動する機会が多く、健康的で長生きできることが報告されています。しかし、「イヌを飼えばそれだけで健康になれる」ことはありません。あくまでイヌの散歩などを通じて良い生活習慣が身についた場合に期待できる効果です。

被害者ならぬ"被害イヌ"

　生活習慣を共有することで似たもの夫婦となるならば、飼いイヌにも同じような

ことが起きてもおかしくありません。飼い主と飼いイヌの肥満度を調べると、正の相関が認められます[11]。つまり、飼いイヌは飼い主の体型に似る傾向があります。過体重のイヌは食事摂取量が多いのに加え、運動量も不足しており[12]、これもヒトと同様です。飼いイヌが糖尿病の場合、飼い主も糖尿病の可能性は高いとされます〔HR 1.32（1.04-1.68）〕[13]。イヌが糖尿病になると、飼い主が血糖を測定してインスリンを投与する必要が生じる場合もあり[14]、これらの苦痛を避けるために飼いイヌの安楽死を考えることもあるそうです[15]。イヌの運動不足や食事過多は飼い主が引き起こしたものですので、あまりに身勝手な話であると思います。イヌを飼うならば責任を持って自分もイヌも健康になるように飼っていただきたいものです。

回答例3 飼い主が生活習慣病であると、イヌにも生活習慣病を認めやすいです。イヌの生活習慣改善のため、飼い主の責務として散歩に連れて行くのを日課としてはどうでしょうか？

Case の続き
患者：あれから家の食事は健康的なメニューとなりました。妻の目が厳しいので、間食はしていません。イヌとの散歩も楽しくなってきました。何よりもイヌが喜んでくれますしね。体重も2kg減りました。しかし、なぜか妻は全く痩せません。たぶん、妻はこっそり間食していると思います…。

妻は夫のため、夫は飼いイヌのために頑張った夫婦。他者のためには頑張れても、自分のためには厳しくできない「似たもの夫婦」でした。

まとめ
- ◆ 夫婦は生活習慣が似るため、どちらかに生活習慣病があるなら、伴侶を含めた生活指導が必要である。
- ◆ ペットも飼い主と生活習慣が似る。
- ◆ イヌの散歩が生活習慣改善の契機となる可能性はあるが、健康意識の低い人がイヌを飼うと、イヌが被害に遭う可能性がある。

文献

1) Di Castelnuovo A, et al：Spousal concordance for major coronary risk factors；a systematic review and meta-analysis. Am J Epidemiol 169(1)：1-8, 2009. **PMID** 18845552

2) Wang Z, et al：Spousal concordance for hypertension；a meta-analysis of observational studies. J Clin Hypertens (Greenwich) 19(11)：1088-1095, 2017. **PMID** 28856830

3) Appiah D, et al：Spousal diabetes status as a risk factor for incident type 2 diabetes；a prospective cohort study and meta-analysis. Acta Diabetol 56(6)：619-629, 2019. **PMID** 30888538

4) Leong A, et al：Spousal diabetes as a diabetes risk factor；a systematic review and meta-analysis. BMC Med 12(1)：12, 2014. **PMID** 24460622

5) Wasenius NS, et al：Dog ownership from a life course perspective and leisure-time physical activity in late adulthood；the Helsinki Birth Cohort Study. Am J Health Behav 42(6)：11-18, 2018. **PMID** 30157997

6) Soares J, et al：Odds of getting adequate physical activity by dog walking. J Phys Act Health 12 Suppl 1 (601)：S102-S109, 2015. **PMID** 24733365

7) Pickup E, et al：Variation in activity levels amongst dogs of different breeds；results of a large online survey of dog owners from the UK. J Nutr Sci 6：e10, 2017. **PMID** 28620485

8) Mubanga M, et al：Dog ownership and cardiovascular risk factors；a nationwide prospective register-based cohort study. BMJ Open 9(3)：e023447, 2019. **PMID** 30850401

9) Mubanga M, et al：Dog ownership and survival after a major cardiovascular event；a register-based prospective study. Circ Cardiovasc Qual Outcomes 12(10)：e00534, 2019. **PMID** 31592725

10) Lentino C, et al：Dog walking is associated with a favorable risk profile independent of moderate to high volume of physical activity. J Phys Act Heal 9(3)：414-420, 2012. **PMID** 21934154

11) Linder DE, et al：Is there a correlation between dog obesity and human obesity?；preliminary findings of overweight status among dog owners and their dogs. Front Vet Sci 8：654617, 2021. **PMID** 34307518

12) German AJ, et al：Overweight dogs exercise less frequently and for shorter periods；results of a large online survey of dog owners from the UK. J Nutr Sci 6：e11, 2017. **PMID** 28620486

13) Delicano RA, et al：The shared risk of diabetes between dog and cat owners and their pets；register based cohort study. BMJ 371：m4337, 2020. **PMID** 33303475

14) Van de Maele I, et al：Retrospective study of owners' perception on home monitoring of blood glucose in diabetic dogs and cats. Can Vet J 46(8)：718-723, 2005. **PMID** 16187716

15) Niessen SJM, et al：The big pet diabetes survey；perceived frequency and triggers for euthanasia. Vet Sci 4(2)：27, 2017. **PMID** 29056686

Q29 爪の成長速度から学ぶこと

> **Case** 60代、男性。
>
> **奥さん**：夫はもともと病院嫌いで、どこにもかかっていませんでしたが、脳梗塞になってしまいお薬をもらうようになりました。「あとは自宅でリハビリを」と言われて退院しましたが、退院後は先生にお薬を処方してほしくて、本日受診しました。
>
> **医師**：なるほど。（爪を見ながら）おや、最近までおタバコを吸われていたようですね。もしかして脳梗塞になられたのは2、3カ月ほど前ではないですか？
>
> **患者夫婦**：（なぜわかったんだ！？　この医者、キレ者だぞ！）

爪が伸びる速度―ギネス世界記録より

ギネス世界記録に掲載されている「片手の爪の長さを測って世界一長い爪の男性」はシュリダハル・チラールで、66年間伸ばし続けた最長の爪は197.8cmでした。これは0.082mm/日に相当します。同じく「両手の爪の長さを測って世界一長い爪の女性」はリー・レッドモンドで、29年間伸ばし続けた両手の爪の長さの合計は865cmでした。これも平均0.082mm/日に相当します。なんと偶然にも同じ数値が導かれました。

足の爪に関しては「最長の足指の爪」に認定されたルイーズ・ホリスが、9年間で合計220.98cmの記録を打ち立てています。これは平均0.067mm/日に相当し、足の爪は手の爪より成長速度が遅いことがわかります。

医学的な研究による爪の成長速度

成人健常者の爪を30日間観察した研究では、手の爪は0.12〜0.13mm/日の成長速度で、足の爪は0.05〜0.07mm/日でした[1,2]。これらの研究では18〜35歳という若年者が対象でした。さまざまな年齢を含む300名を対象として爪の成長速度を測定した研究からは、若年者では個人差が大きくて爪の成長速度は速い傾向にありますが、中高年者ではおおよそ0.1mm/日と言ってよいでしょう（**図1**）[3]。

Case では手の爪の遠位1/2にタバコのヤニが付着していました。手の爪の成

144　第3章　日常生活や行動に関するトリビア

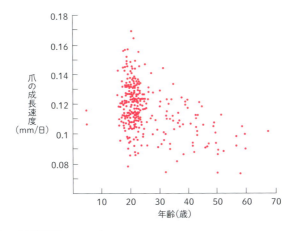

図1　手の爪の成長速度(文献3より)

長速度から考えると、おおよそ2、3カ月前に禁煙したことが予測されたというわけです。このような爪遠位の着色を quitter's nail（喫煙者の爪）[4]、あるいは見た目から harlequin nail（道化師の爪）[5] と呼ぶこともあります。注意点は低タールのタバコに切り替えた場合でも、この徴候を認めることがあることです[6]。

なお、爪の成長速度を考えると、手の爪が生え替わるのは4～6カ月、足の爪では12～18カ月かかります。よって爪白癬治療には手では4～6カ月、足では12～18カ月かかることは治療の際にあらかじめ説明しておく必要があります。

> **回答例1** 手の爪は 0.1 mm/日（3 mm/月）で成長します。足の指はその半分のスピードが目安となります。手の爪のタバコのヤニの位置で、禁煙したおおよその時期がわかります。

継続は力なり

ウィリアム・ベネット・ビーンは、自分の爪の成長を記録し続けたことで知られています。医師であった彼は32歳で自分の爪を測定しようと思い立ち、毎月爪の生え際に傷をつけ、先端まで伸びる日数を測定しました。そして10年間記録し続けた結果、医学論文に結果が掲載されました[7]。しかし、彼はここで研究を終わらせませんでした。今度は20年間の記録を医学論文として発表します[8]。しかも『Archives of Internal Medicine』誌（現『JAMA Internal Medicine』）という超一流誌にです。その後、25年[9]、30年[10]、35年[11]の観察結果も同誌で報告して

います。これらの研究から、爪の成長速度には季節・居住地・職業（軍人、教師、医師、教授、編集者と変遷）・趣味（テニス、スカッシュ、自転車、ガーデニング）の影響はほとんどありませんが、加齢により爪の成長が遅くなることが示されました（32歳では0.123 mm/日、67歳では0.095 mm/日）[11]。実は、彼は『Archives of Internal Medicine』誌の編集者でもあり、医学界の偉人の1人ですが、彼を成功に導いた大きな要因として、筆者は「継続力」があったのではないかと思います。

回答例2 医学の世界では爪の診察は大切なので、自分の爪を何十年も記録するだけで立派な論文を何本も書いている先生もおられます。まさに「継続は力なり」です。話は変わりますが、リハビリも「継続が力なり」です。毎日大変とは思いますが、リハビリを頑張って続けていきましょう。

爪は身体の異変を記録する

先述のウィリアム・ベネット・ビーンは、インフルエンザに罹患したときに爪の成長が遅くなったことを報告しています[9]。原因疾患が何であれ、重篤な急性疾患に罹患すると爪の成長が障害されて爪に横溝が生じることがあり、これをBeau's lineと呼びます[12]。定期的に抗癌薬治療を受けている患者では規則的な横溝が生じます[13]。医師がこの徴候を診た場合には、推測される時期に何があったのかを確認する必要があります。

回答例3 一般的には「爪痕を残す」と言いますが、大きな病気になると爪に溝ができますので、「爪に跡を残す」のほうが、医学的に正しい表現なのかもしれませんね。

爪の成長に影響を与える因子

爪の成長に影響を与える因子は多く知られています。たとえば甲状腺機能が爪の成長速度に関連することは想像に難くありません。しかし、甲状腺機能異常症はすぐに治療されるため、爪の成長速度との関連性を明確に示した研究はまだありません。

指をスプリント固定すると爪の成長速度は29%低下するという報告もあります[14]。ギネス世界記録に掲載されている爪の成長速度は医学論文と比較して遅め

でしたが、これは彼らが手指を自由に動かせないことが関係していたのかもしれません（他には加齢や日常生活における摩耗が関与したと推測されます）。

それ以外には妊婦[15]やHIV感染者[16]で爪の成長が速いという報告がありますが、その程度は軽度のみであり臨床的に役立つとは言えなさそうです。

黄色爪症候群では爪の成長が遅い

爪の成長速度が診断に有用な疾患に黄色爪症候群があります。黄色爪症候群とは、黄色爪、リンパ浮腫、胸水が三徴候の疾患です。この疾患では爪は黄色で分厚くなりますが、成長速度は0.12～0.27 mm/週（≒0.02～0.04 mm/日）であり[17, 18]、1カ月で0.5～1.1 mmしか伸びません。筆者は爪を切る頻度が月に1回以下であることが、黄色爪症候群を疑う目安としています。

黄色爪の鑑別にはタバコのヤニ、除光液使用後、糖尿病性黄色爪などがありますが[19]、これらでは爪の成長速度は正常です。乾癬でも黄色爪となることがありますが、爪乾癬では爪の成長速度が速くなることが知られていますので[20]、黄色爪症候群とは逆になります。

ただし、乾癬患者に対してメトトレキサートを投与すると爪の成長速度は0.04～0.05 mm/日まで低下することがあり[21]、黄色爪症候群との鑑別が難しくなります。

また、爪白癬では爪の成長速度は0.080 mm/日から0.068 mm/日に低下しますが[22]、黄色爪症候群ほど遅くなることは稀と思われます。

まとめ

◆ 手の爪は0.1 mm/日で、足の爪はその半分のスピードで成長する。
◆ タバコのヤニやBeau's lineにより、数カ月以内の禁煙や重篤な疾患の有無、ならびにその時期が推測できる。
◆ 爪白癬治癒には、手では4～6カ月、足では12～18カ月かかる。
◆ 自分の爪の観察だけでも年余にわたれば、立派な医学研究となる。まさに「継続は力なり」である。
◆ 爪の成長が遅いことは、黄色爪症候群の診断に有用である。

文献

1) Buzalaf MA, et al: Influence of growth rate and length on fluoride detection in human nails. Caries Res 40 (3): 231-238, 2006. PMID 16707872

2) Yaemsiri S, et al: Growth rate of human fingernails and toenails in healthy American young adults. J Eur Acad Dermatol Venereol 24(4): 420-423, 2010. PMID 19744178

3) Hillman RW: Fingernail growth in the human subject; rates and variations in 300 individuals. Hum Biol 27 (4): 274-283, 1955. PMID 13285907

4) Verghese A: Images in clinical medicine; Quitter's nail. N Engl J Med 330(14): 974, 1994. PMID 7818625

5) Verghese A, et al: The harlequin nail; a marker for smoking cessation. Chest 97(1): 236-238, 1990. PMID 2295246

6) Frederick JA: False positive Quitter's nail. N Engl J Med 331(9): 618, 1994. PMID 7818646

7) Bean WB: A note on fingernail growth. J Invest Dermatol 20(1): 27-31, 1953. PMID 13023027

8) Bean WB: Nail Growth; a twenty-year study. Arch Intern Med 111(4): 476-482, 1963. PMID 13969933

9) Bean WB: Nail growth; tweny-five years' observation. Arch Intern Med 122(4): 359-361, 1968. PMID 5676421

10) Bean WB: Nail growth; 30 years of observation. Arch Intern Med 134(3): 497-502, 1974. PMID 4137073

11) Bean WB: Nail growth; thirty-five years of observation. Arch Intern Med 140(1): 73-76, 1980. PMID 7352807

12) Lipner SR, et al: Evaluation of nail lines; color and shape hold clues. Cleve Clin J Med 83(5): 385-391, 2016. PMID 27168515

13) Park J, et al: Images in clinical medicine; multiple Beau's lines. N Engl J Med 362(20): e63, 2010. PMID 20484394

14) Dawber R: The effect of immobilization on fingernail growth. Clin Exp Dermatol 6(5): 533-535, 1981. PMID 7318247

15) Hewitt D, et al: Relation between rate of nail growth in pregnant women and estimated previous general growth rate. Am J Clin Nutr 19(6): 436-439, 1966. PMID 5954021

16) Sánchez-Moreno EC, et al: Accelerated nail growth rate in HIV patients. Int J Dermatol 56(5): 524-526, 2017. PMID 28233292

17) Moffitt DL, et al: Yellow nail syndrome; the nail that grows half as fast grows twice as thick. Clin Exp Dermatol 25(1): 21-23, 2000. PMID 10671964

18) Geyer AS, et al: Modulation of linear nail growth to treat diseases of the nail. J Am Acad Dermatol 50(2): 229-234, 2004. PMID 14726877

19) Chiriac A, et al: Transient yellow discoloration of the nails for differential diagnosis with yellow nail syndrome. Orphanet J Rare Dis 12(1): 159, 2017. PMID 28969652

20) Honma M, et al: Accelerated nail elongation speed in psoriasis patients during treatment. J Dermatol 42 (9): 910-911, 2015. PMID 26096888

21) Dawber RP: The effect of methotrexate, corticosteroids and azathioprine on fingernail growth in psoriasis. Br J Dermatol 83(6): 680-683, 1970. PMID 5492479

22) Yu HJ, et al: Is slow nail growth a risk factor for onychomycosis? Clin Exp Dermatol 29(4): 415-418, 2004. PMID 15245545

Q30 眉毛や睫毛が伸びる

Case 43歳、女性。顔面挫創のため来院。
患者：自転車で転倒してしまって、眉毛のあたりを怪我してしまいました。
医師：傷口を綺麗に縫い合わせるために、眉毛を剃ってしまってよいですか？
▶眉毛を剃ると、どのくらいで元に戻るのでしょうか？

眉毛や睫毛の再生は遅い

　頭髪は 0.3～0.4 mm/日で成長します[1]。あごひげは頭髪より速い速度（0.4～0.6 mm/日）で[2, 3]、恥毛は頭髪とほぼ同じ速度（0.3 mm/日）で成長します[4]。一方で、眉毛や睫毛はそれらよりも成長が遅く、睫毛は 0.15 mm/日[1]、眉毛も同じような成長速度であると考えられています。眉毛や睫毛は眼球を守るために存在すると考えられますが、速く成長する必要はなく、生え変わりが少ないほうがむしろ好都合であるためと考えられます。成長速度だけではなく、休止期の期間も異なります。頭髪では休止期は 5～15％ ですが、眉毛では 90％、睫毛では 50％ です[1, 5]。

　そのため眉毛を剃ってしまうと回復するのに時間がかかります。完全に回復するには 4～6 カ月かかります[6]。また化粧として眉を描く場合に強くこすると、せっかく生えてきた眉毛の産毛をこそぎ落としてしまい、いつまで経っても眉毛が生えてこないことになります。

回答例1 頭髪は 1 カ月で 1 cm ほど伸びますが、眉毛はその半分ほどの速度でしか伸びません。また休止期が長いため、元に戻るには 4～6 カ月かかる可能性があります。

> **Case の続き**
> 医師：眉毛は剃らずに、可能な限り綺麗に縫いますね。
> 患者：はい。お願いします。
> 看護師：眉毛を綺麗に手入れされておられますね。剃らずに済んでよかったですね。
> 患者：私くらいの年になると、眉毛で見た目の年齢も変わってきますので、意識しています。

眉毛に現れる経年変化

　加齢により眉毛の外側は下がる傾向にあります。一方、内側や中央では高い位置となります。これは軟部組織が緩んで重力によって眉毛の外側が垂れ下がるため、視野が妨げられないように前頭筋の緊張が高まり、眉毛の内側〜中央はむしろ高い位置になるからと考えられます[7]。

　年をとると下がり眉になることは、優しい顔つきになるとも言え、必ずしも悪いこととは思いませんが、美容整形の領域では若返り手術として、眉毛を吊り上げる手術も行われています。

 回答例2　年をとると下がり眉となり、優しい顔つきになりやすいです。

> **Case の続き**
> 患者：先生、眉毛だけじゃなくて、睫毛のことも聞いていいですか？
> 　実は、義父の睫毛が最近長くなってきたんです。中学生の娘が「おじいちゃんの眼が可愛い」と言って褒めているので悪い気はしないようですが、確かに昔よりも睫毛が長くなっています。

睫毛が伸びる病気とは？

　長い睫毛をきたす疾患にはさまざまなものがあります[8]。先天性疾患だけでも少なくとも20種類以上が原因として知られていますが、これらはいずれも稀な疾患です。

　後天性疾患ではアトピー性皮膚炎、尋常性魚鱗癬、アレルギー性結膜炎、春季カタル、ぶどう膜炎など、睫毛の毛根に炎症刺激が及ぶ疾患が挙げられます。

コントロールが不十分な HIV 感染症でも睫毛が伸びることが報告されています。HIV 感染症で睫毛が伸びる機序は不明ですが、HIV 感染症は尋常性乾癬、尋常性魚鱗癬、脂漏性皮膚炎との関連があることから、皮膚の炎症が関与していると推測されています[9]。

　プロスタグランジン点眼薬も局所の血流増加や炎症惹起により眉毛を伸長させます。プロスタグランジン点眼薬は緑内障治療薬として用いられることが多いですが、近年ビマトプロスト外用液剤が睫毛貧毛症に対して使用できるようになりました。

　抗癌薬である上皮成長因子受容体（epidermal growth factor receptor：EGFR）阻害薬も睫毛伸長をきたす薬剤としてよく知られています。EGFR は、皮膚の表皮基底層、外毛根鞘、エクリン腺、脂腺細胞などに発現しており、EGFR 阻害薬では、ざ瘡様皮疹、皮膚乾燥、爪囲炎など、さまざまな皮膚障害が生じることが知られています。EGFR 阻害薬は毛髪・体毛の成長を促進するわけではなく、異常なねじれや変形、過剰な色素沈着を伴う成長障害の結果として毛髪・体毛が伸長します[10]。睫毛伸長をきたすその他の薬剤としては、インターフェロン、カルシニューリン阻害薬、FGFR（fibroblast growth factor receptor）阻害薬、JAK（Janus kinase）阻害薬、トピラマート、MEK1（mitogen-activated protein kinase kinase 1）阻害薬がありますが[8]、遭遇する機会は EGFR 阻害薬と比較して稀と思われます。

回答例3 睫毛伸長を起こす病気には花粉症やアトピー性皮膚炎があります。また、緑内障の点眼薬や抗癌薬の一種でも睫毛伸長が起こります。

Case の続き
患者：義父は肺癌の治療を受けていると言っていました。抗癌薬の影響なのですね。納得しました。ところで、先ほど睫毛が伸びる薬があるとの話でしたが、その薬を処方してもらえませんか？　人形のような長くてカールした睫毛に憧れます。

人形の睫毛

　リカちゃん人形や少女漫画では、長くカールした睫毛が広く使用されており、女性にはこのような睫毛のスタイルが非常に人気です。アジア人と白人を比較した研究では、白人のほうが睫毛はより急峻に立ち上がり、弯曲の度合いも強いことが報

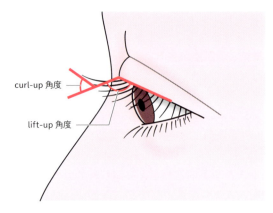

図1　アジア人と白色人種の睫毛の違い(文献11より)
白色人種のほうがlift-up角度とcurl-up角度が大きい。

告されています(図1)[11]。浮世絵において、長くカールした睫毛は強調されていなかったことを考えると、日本人の西洋への憧れが、現在人気のある睫毛のスタイルに影響を与えた可能性があります。また、加齢により睫毛は短く、立ち上がりと弯曲が緩やかになることが報告されています[12,13]。つまり、若く見せるためにもこのような睫毛は役立っていると考えられ、幅広い年齢層でマスカラやまつげエクステンションが人気なのも頷けます。一方、実際に少女漫画のような眼をメイクで再現すると、あまり魅力的とは言えません。睫毛の長さは人種にかかわらず、眼裂の1/3程度が最も魅力的という研究があります[14]。何事も適度が一番ですね。

さて、睫毛貧毛症に用いられるビマトプロスト外用液剤ですが、結膜充血、眼瞼色素沈着、眼瘙痒症などが数%以上で認められることに注意が必要です。

 回答例4 ビマトプロスト外用液剤は眼の充血や眼周囲の色素沈着を起こすことがあるので、安易にはお勧めしません。

> **まとめ**
>
> ◆頭髪は1カ月に1cm伸びるが、眉毛は伸びるのに時間がかかり、剃毛すると元に戻るまで4～6カ月かかる。
> ◆年をとると下がり眉になりやすい。
> ◆アトピー性皮膚炎やプロスタグランジン点眼薬は、毛根を刺激して睫毛伸長をきたす。
> ◆EGFR阻害薬は毛の成長障害を介して、睫毛や眉毛を長くする。

文献

1) Cohen JL: Enhancing the growth of natural eyelashes; the mechanism of bimatoprost-induced eyelash growth. Dermatologic Surg 36(9): 1361-1371, 2010. **PMID** 20384750
2) Nagl W: Different growth rates of pigmented and white hair in the beard; differentiation vs. proliferation? Br J Dermatol 132(1): 94-97, 1995. **PMID** 7756157
3) Gottesmann C, et al: Sleep deprivation decreases the beard-hair growth in man. Acta Neurobiol Exp (Wars) 47(4): 183-186, 1987. **PMID** 3442272
4) Astore IP, et al: The normal trichogram of pubic hair. Br J Dermatol 101(4): 441-444, 1979. **PMID** 508610
5) Suchonwanit P, et al: Eyebrow growth pattern analysis in patients with eyebrow hypotrichosis after receiving topical treatment; a retrospective study. J Cosmet Dermatol 19(6): 1404-1408, 2020. **PMID** 31541563
6) Fezza JP, et al: Cilia regrowth of shaven eyebrows. Arch facial Plast Surg 1(3): 223-224, 1999. **PMID** 10937110
7) Asaad M, et al: Eyebrow height changes with aging; a systematic review and meta-analysis. Plast Reconstr surg Glob Open 7(9): e2433, 2019. **PMID** 31942395
8) Hutchison DM, et al: Eyelash trichomegaly; a systematic review of acquired and congenital aetiologies of lengthened lashes. J Eur Acad Dermatol Venereol 36(4): 536-546, 2022. **PMID** 34919300
9) Kaplan MH, et al: Acquired trichomegaly of the eyelashes; a cutaneous marker of acquired immunodeficiency syndrome. J Am Acad Dermatol 25(5 pt 1): 801-804, 1991. **PMID** 1802902
10) Kremer N, et al: The trichoscopic features of hair shaft anomalies induced by epidermal growth factor receptor inhibitors; a case series. J Am Acad Dermatol 85(5): 1178-1184, 2021. **PMID** 32244022
11) Na JI, et al: Ethnic characteristics of eyelashes; a comparative analysis in Asian and Caucasian females. Br J Dermatol 155(6): 1170-1176, 2006. **PMID** 17107385
12) Glaser DA, et al: Epidemiologic analysis of change in eyelash characteristics with increasing age in a population of healthy women. Dermatologic Surg 40(11): 1208-1213, 2014. **PMID** 25347452
13) Shaiek A, et al: Morphological criteria of feminine upper eyelashes, quantified by a new semi-automatized image analysis; application to the objective assessment of mascaras. Ski Res Technol 24(1): 135-144, 2018. **PMID** 28944579
14) Pazhoohi F, et al: Eyelash length attractiveness across ethnicities. Sci Rep 13(1): 14849, 2023. **PMID** 37684317

Q31 右利きの人が多いのはなぜですか？

Case 3歳児健診にて。
医師：何か気になることはないですか？
母親：この子、左利きみたいなんですが、父親が左利きなのは関係しますか？
▶ 左利きは遺伝するのでしょうか？

利き手と遺伝的要因

　親の利き手と子どもの利き手には相関があります（図1）。親子の利き手が一致するのは環境的な要因でも説明は可能ですが、一卵性双生児では二卵性双生児よりも兄弟間で利き手が一致することが多いことから[1]、利き手の決定には遺伝的な因子が関わることは間違いありません。さまざまな報告を統合すると、利き手決定因子のうち、26（16〜30）％が遺伝的要因と推測されています[2]。妊娠9〜10週の胎児の75％は左腕よりも右腕を動かすことが多いとされており、また妊娠15週での

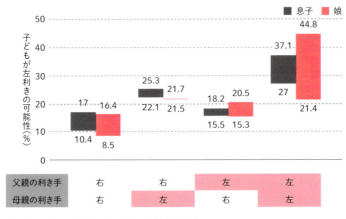

図1　親の利き手と子どもの利き手の関係（文献1より）

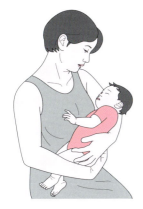

図2　乳児を抱っこするときの向き(文献4より)
利き手にかかわらず左腕に乳児の頭部が来るように抱っこする人が多い。

胎児の指しゃぶりも右手に多いことから、胎児の時点で利き手は決まっている可能性があります[1]。

回答例1　確かに右利きか左利きかは1/4ぐらいは遺伝的に決まりますので、旦那さんが左利きならばお子さんも左利きになる可能性が高くなります。しかし、たとえ両親が左利きであっても、お子さんは右利きのほうが多いとされていますので、ご両親の利き手だけで決まるわけではありません。

環境要因による利き手の決定

　乳児では利き手はわからないことが多いです。両手を使う時期と、どちらか片側の手を優先的に使用する時期が変動しながら、古典的には4〜6歳で利き手が決定するとされています[3]。このことから、利き手の決定には環境因子も関わっていると考えられています。環境因子の例として、乳児期の「抱っこされる向き」が関与している可能性があります。乳児を抱っこするときには、自分の左腕に乳児の頭部が来るように抱っこすることが右利きの人では72%と多いですが、左利きの人でも60%がそのようにするというのです(図2)[4]。母乳が与えられた期間が長いほど、その乳児は右利きになるという報告もあります[5]。
　右利きに矯正するという社会文化的な圧力も重要です。かつては双生児であると左利きであることが多いと報告されていました［1925年ではオッズ比(OR)は2程度］。しかし、近年は双生児であることは左利きの発症要因ではないとされています[6]。より正確に言うと、双生児の左利き率には変化がありませんが、単胎児の左利き率は上昇していることから、過去には単胎児のほうが双生児よりも左利きが矯

正されやすかったことが関係していると推測されます。双生児の場合にはそこまで手が回らなかったり、利き手が兄弟で異なるほうが個人識別しやすいというメリットが発生した可能性が考えられます。男性に OR 1.23(1.19-1.27)で左利きが多いことも、社会文化的な圧力が関係している可能性があります（つまり女性のほうが矯正を受けやすい）[7]。

> **Case** の続き
> **母親**：実は、飼いネコも左利きなんです。"ネコパンチ"は必ず左を出します。

動物にも利き脚はあるのか？

　動物が左右どちらかの脚を好んで使うことはよく知られています。個々のマウスやラットでは81～84%で利き脚がありますが、その種全体で見れば、左右どちらの脚を好んで使うかの偏りはありません[8]。ネコの78%、イヌの68%でも同様に利き脚が確認されていますが、やはり種全体で見れば、左右どちらかには偏りません[9]。類人猿（ボノボ、チンパンジー、ゴリラ、オラウータン）も同様です[10]。特に飼育されているチンパンジーは、ヒトの影響を受けやすいと考えられますが、22～82%は両利きで[11]、右利きが多いとは言えません。右利きが90%ほどを占めるヒトは、動物界でもかなり特殊なのです。

　それでは、ヒトはいつから右利きが多いのでしょうか？　近代でも伝統的な文化圏で生活している3つの独立した原住民に対する調査では、道具を使わないときには明確な利き手はありませんが、道具を使うときは79～91%が右利きでした[12]。より古い時代へとさかのぼるには、絵画が左右どちらの手で描かれていたかを解析することでも行えますが、現在最も古い時代へとさかのぼる方法として、化石を調べる方法が提唱されています。肉を噛み、石でできたナイフで切りながら食べるときに、切歯や犬歯の表面に傷ができます（**図3**）[11]。その傷のある側が利き手側であるという推測方法です[11]。この方法により、ネアンデルタール人の89%が右利きであることが示されています。

　これらのことも加味すると、ヒトで右利きが多い理由は、言語発達により左大脳半球が発達したためとされています。そのせいか言語発達が遅れがちな聴覚障害者[13]や自閉スペクトラム症患者[14]では、左利きの割合が多いと報告されています。

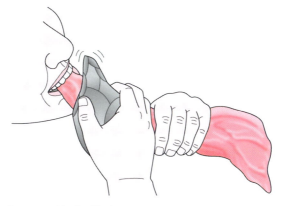

図3 歯表面の傷からの利き手の推測(文献11より)
右利きの場合、右手で保持した石製ナイフで肉を断ち切るときに、右側の切歯や犬歯の表面に傷ができる。

回答例2 動物にも利き脚がありますが、ヒトとは違って右利きと左利きの割合は同等です。ヒトは言語能力を発達させる過程で左大脳が発達し、右利きが多くなったと言われています。だから右利きが多いのはヒトだけなのです。

Case の続き
母親：ママ友からは「左利きは天才肌」と言われましたが、変わり者が多いとも言いますよね？　正直、夫も変わった人ですし(笑)。左利きにメリットはありますか？

左利きに天才が多いのは本当か？

　諸説ありますが、アインシュタイン、エジソン、レオナルド・ダ・ヴィンチは左利きで、凡人にはない才能を遺憾なく発揮した歴史上の人物として知られています。では、左利きの人は右利きの人よりも賢いのでしょうか？　利き手によるIQの違いを比較したメタ解析によると、利き手でIQに有意な差は認められませんでした[15]。左利きの性格についても利き手によって異なるという報告はされていません。

左利きのメリットとは？

　左利きの人は日用品のハサミが使いにくい、食事の際に隣席の人と腕がぶつかりやすいなどのデメリットがあります。しかしメリットもあります。

　ヒトに右利きが多い理由として、心臓を守るために左手で盾を持ち、右手で剣を振るった者が、生存競争に勝ったからであるという説があります。しかし、この説は現在では有力とは言えず、むしろ逆のことが言われています。左利きの人は右利きの人と戦い慣れていますが、右利きの人は左利きの人とは戦い慣れていないため、左利きの人が有利になるという理論です。戦闘をするのは男性が多いので、男性に左利きが多い理由の１つとしても考えられています[16]。現在でもボクシングや総合格闘技の選手には、一般人と比べて左利きが多いことが知られています[17]。

回答例3 医学的には利き手によって賢さや性格は変わらないとされています。しかし、左利きは対戦スポーツに有利であるという利点があります。

まとめ
- おおよそ10人に1人が左利きである。
- 左利きは遺伝するが、両親が左利きであっても子どもは右利きとなるほうが多い。
- ヒトに右利きが多いのは言語能力の獲得に関係があり、動物の利き脚に左右の偏りはない。
- 左利きは対戦スポーツに有利である。

文献

1) Llaurens V, et al: Why are some people left-handed?; an evolutionary perspective. Philos Trans R Soc Lond B Biol Sci 364(1519): 881-894, 2009. PMID 19064347
2) Medland SE, et al: Handedness in twins; joint analysis of data from 35 samples. Twin Res Hum Genet 9(1): 46-53, 2006. PMID 16611567
3) GESELL A, et al: The development of handedness. J Genet Psychol 70(2): 155-175, 1947. PMID 20260602
4) Packheiser J, et al: Handedness and sex effects on lateral biases in human cradling; three meta-analyses. Neurosci Biobehav Rev 104: 30-42, 2019. PMID 31254542
5) Hujoel PP: Breastfeeding and handedness; a systematic review and meta-analysis of individual participant data. Laterality 24(5): 582-599, 2019. PMID 30563409
6) Pfeifer LS, et al: Handedness in twins; meta-analyses. BMC Psychol 10(1): 11, 2022. PMID 35033205
7) Papadatou-Pastou M, et al: Sex differences in left-handedness; a meta-analysis of 144 Studies. Psychol Bull 134(5): 677-699, 2008. PMID 18729568
8) Manns M, et al: Paw preferences in mice and rats; meta-analysis. Neurosci Biobehav Rev 127: 593-606,

2021. PMID 34004244

9) Ocklenburg S, et al: Paw preferences in cats and dogs; meta-analysis. Laterality 24(6) : 647-677, 2019. PMID 30741091

10) Hopkins WD: Comparative and familial analysis of handedness in great apes. Psychol Bull 132(4) : 538-559, 2006. PMID 16822166

11) Lozano M, et al: Right-handed fossil humans. Evol Anthropol 26(6) : 313-324, 2017. PMID 29265662

12) Marchant LF, et al: Is human handedness universal? ethological analyses from three traditional cultures. Ethology 101(3) : 239-258, 1995.

13) Papadatou-Pastou M, et al: Handedness prevalence in the deaf; meta-analyses. Neurosci Biobehav Rev 60: 98-114, 2016. PMID 26631717

14) Rysstad AL, et al: Brief report; non-right-handedness within the autism spectrum disorder. J Autism Dev Disord 46(3) : 1110-1117, 2016. PMID 26520149

15) Ntolka E, et al: Right-handers have negligibly higher IQ scores than left-handers; systematic review and meta-analyses. Neurosci Biobehav Rev 84: 376-393, 2018. PMID 28826694

16) Billiard S, et al: Maintenance of handedness polymorphism in humans; a frequency-dependent selection model. J Theor Biol 235(1) : 85-93, 2005. PMID 15833315

17) Richardson T, et al: Left-handedness is associated with greater fighting success in humans. Sci Rep 9(1) : 15402, 2019. PMID 31659217

お風呂で指に皺が できるのはなぜですか?

> **Case** 33歳、女性。
> 患者：お風呂にゆっくり入るようになってから、肩こりが少しマシです。ふやけて指がシワシワになるのを目安にしています(笑)。
> ▶ 入浴によって指の皺ができるのには、どのような意味があるのでしょうか?

指に皺ができる意義

　入浴による指の皺は単に「ふやけた」結果としてできるわけではありません。手掌側、特に指先に皺ができやすいことにヒントがありそうです。

　指先が濡れていると、物を掴んだときに滑ってしまいます。指先に皺ができることで、車のタイヤの溝のように水を排除して[1)]、グリップ力を高めることが期待されます。乾いた物よりも濡れた物を把持するのには強い握力が必要となりますが、皺が存在することで同程度になったという実験もあります[2)]。つまり、お湯の中に長く浸かっていると手指に皺ができてしまうのではなく、人体は手指に皺をわざわざ出現させているのかもしれません。

> **回答例1** 手指の皺はお湯に入れているとふやけてできるのではなく、滑り止めのために出てくるとも考えられています。

皺ができる機序

　一番わかりやすい機序は「ふやける」ことです。高張食塩水では真水に浸水したときよりも皺ができにくいことからも[3)]、表皮が水分を吸って膨張することが機序の1つであると考えられます。

　しかし、他にも注目すべき機序があります。それは血管攣縮です。お湯に手を浸けておくと手指の血流が低下し、皮下組織の体積が減少します[4)]。そして皮下線維

に引っ張られ、表皮に皺が出現するというわけです。

手指の皺で自律神経障害がわかる

　血管攣縮を制御しているのは自律神経です。そこで手指の皺ができない場合は、神経障害を疑うことができます。

　手指外傷による神経障害の診断において、40℃ のお湯に 30 分浸けても皺ができなくなることは、ピンプリック検査やモノフィラメント検査よりも診断特性が高かったという報告もあります[5]。

　手指の皺がお湯によって誘発できないことは、神経障害のなかでも自律神経障害を反映しており、糖尿病患者で認めやすいということは古くから知られていました[6]。自律神経は small fiber（小径線維）に分類されますが、手指の皺は small fiber neuropathy（小径線維ニューロパチー）の診断に有用であることが報告されています[7]。small fiber neuropathy は神経伝導速度では診断できず、皮膚生検が必要となることもありますが、お湯に指を浸けるという非侵襲的かつ簡便な方法で診断できることはとても魅力的です。

　Parkinson 病も自律神経障害を起こす疾患として有名ですが、興味深いことに運動症状に左右差がある場合は、運動障害を認めない側で手指の皺ができにくくなります[8]。これは大脳では運動を司る神経は患側とは対側に存在しますが（つまり、右麻痺ならば左大脳に病変が存在する）、自律神経は同側支配であることで説明が可能です。

　湯温は 20～40℃ までは温度が高くなるにつれ、皺の出現までの時間は短くなります。20℃ では皺の出現まで 9.4 分かかりますが、40℃ では 3.6 分で出現します。そのため冷水を扱う作業よりは、入浴後に手指の皺に気づかれることが多いです。

回答例2　神経障害があると、長風呂に入っても手に皺ができなくなります。

AWP (aquagenic wrinkling of the palms)

　AWP は日本語にあまり訳されていないようですが、英語名のとおり「水により手掌に皺が生じる症候群」のことです。より医学的な表現をすれば、水への曝露で急速に浮腫性の透き通った黄色～白色の丘疹・局面を手掌に生じます。診断には水に浸けて 7 分以内に皺が生じるかどうかを調べる方法が有用です（図 1）[9]。

　欧米ではこの病態を見れば、嚢胞性線維症を疑います。AWP は嚢胞性線維症の 44～80%、キャリアであっても 25% で認められるとされています[10]。嚢胞性線

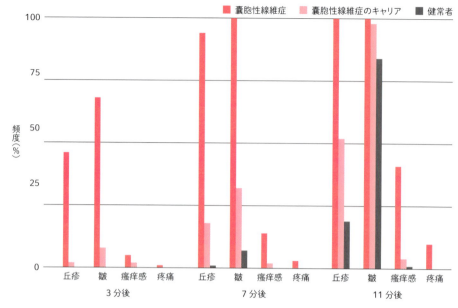

図1　手の浸水試験(文献9より)

維症とは、全身の分泌液が著しく粘稠となり管腔が閉塞し、胎便性腸閉塞、膵外分泌機能障害、慢性気道感染症、胆汁うっ滞型肝障害などをきたす重篤な病態ですが、日本人では稀です。

それ以外には多汗症、Raynaud症候群、マラスムス(栄養障害)、アトピー性皮膚炎との関連が報告されており、アスピリン、COX-2阻害薬、アンジオテンシン変換酵素(ACE)阻害薬、アンジオテンシンⅡ受容体拮抗薬(ARB)、アミノグリコシド系抗菌薬などの薬剤も原因となりえます[10]。

回答例3　短時間の浸水で手掌にまで皺ができる場合は、白人なら嚢胞性線維症、日本人なら薬剤性などの特殊な病態も考える必要があります。

> ## まとめ
>
> ◆ 入浴により手指に皺ができるのは、「ふやけて」いるだけではなく、滑らないようにするための人体の仕組みである。
>
> ◆ 浸水後に手指の皺ができないことで、非侵襲的かつ簡便に自律神経障害（small fiber neuropathy）を疑うことができる。
>
> ◆ 短時間の浸水で手掌にまで皺ができる場合は、囊胞性線維症や薬剤性（NSAIDs）などによる AWP を考える。

文献

1) Changizi M, et al: Are wet-induced wrinkled fingers primate rain treads? Brain Behav Evol 77(4): 286-290, 2011. PMID 21701145

2) Davis NJ: Water-immersion finger-wrinkling improves grip efficiency in handling wet objects. PLoS One 16 (7): e0253185, 2021. PMID 34288934

3) Tsai N, et al: Fingertip skin wrinkling; the effect of varying tonicity. J Hand Surg Br 30(3): 273-275, 2005. PMID 15862367

4) Wilder-Smith E, et al: Water immersion and EMLA cause similar digit skin wrinkling and vasoconstriction. Microvasc Res 66(1): 68-72, 2003. PMID 12826076

5) Rubin G, et al: The utility of diagnostic tests for digital nerve injury. Ann Plast Surg 84(1): 73-75, 2020. PMID 31688116

6) Clark CV, et al: Decreased skin wrinkling in diabetes mellitus. Diabetes Care 7(3): 224-227, 1984. PMID 6734390

7) Datema M, et al: The diagnostic value of water immersion skin wrinkling and Neuropads in small fiber neuropathy. Clin Neurophysiol 123(10): 2074-2079, 2012. PMID 22475982

8) Djaldetti R, et al: Abnormal skin wrinkling in the less affected side in hemiparkinsonism; a possible test for sympathetic dysfunction in Parkinson's disease. Biomed Pharmacother 55(8): 475-478, 2001. PMID 11686582

9) Yang K, et al: Aquagenic wrinkling of the palms: review of the literature. Clin Exp Dermatol 47(11): 1910-1915, 2022. PMID 35796149

10) Alexopoulos A, et al: Aquagenic wrinkling of the palms after brief immersion to water test as a screening tool for cystic fibrosis diagnosis. J Eur Acad Dermatol Venereol 35(8): 1717-1724, 2021. PMID 33914973

Q 33 歩きスマホは頭痛のタネ

Case 1 19歳、女性。

患者：おでこを看板にぶつけてしまいました。今は痛みもだいぶ和らぎましたが、痕が残ると嫌なので受診しました。

医師：皮下血腫が多少ありますが、この程度なら痕が残ることはないと思いますよ。ところで、なぜ看板にぶつかってしまったのですか？

患者：ちょっと不注意だっただけです…。

医師：もしかして、スマートフォン（以下、スマホ）を使ったりしていました？

患者：はい。なぜわかったのですか？

医師：歩きスマホでの怪我に時々出合うんです。今回は大きな事故にならなくて、むしろラッキーでしたね。

歩きスマホはよくある光景

歩きスマホは、もはや珍しくない光景です。たとえば歩行者の20%が、道路を横断するときにもスマホを使用しているという報告があります[1]。成人の75%は、歩きスマホに対して寛容的であるとも言われ[2]、歩きスマホの危険性は軽視されているようです。

歩きスマホの危険性

歩きスマホには当然、危険性があります。たとえば、スマホのアプリであるポケモンGO®は単なるゲームではなく、歩行移動距離が増加して健康増進に役立つことが期待されている代物ですが、このポケモンGO®は歩きスマホを増やし、周囲の安全確認を怠らせることで、時には信号無視などによる交通事故を引き起こすことがあります[3]。ポケモンGO®は健康に良いのか、それとも事故を引き起こす悪者なのかは議論となり[4]、マスメディアでも騒がれました。

歩きスマホがどれほど状況認識力を低下させるかについて調べた面白い実験があります[5]。ピエロの格好をした人が60 dBという比較的大きな音量で国歌を再生しながら、被験者と1 mの距離ですれ違うという実験です。通常ならば、異様な光

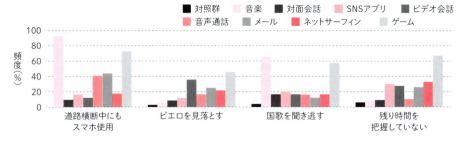

図1 歩きスマホと状況把握能力の低下（文献5より）

景と音楽に思わずピエロのほうを二度見してしまう状況です。実験では、被験者には歩きスマホをしてもらい、この異様な状況に気づけたかどうかを確認しました。また、交差点を渡るときにもスマホを用いていたかと、横断終了時に赤信号までどれほど秒数が残っていたかを認識していたか（注：赤信号までの残りの秒数が表示される信号機が設置されている）も確認しました。

その結果を図1[5]に示しますが、道路横断中もスマホを用いていたのは、音楽を聴いている場合と、ゲームをしている場合が多く、音楽を聴いていると国歌を聞き逃しやすかったのですが、視覚情報は比較的適切に処理されていました。一方、ゲームは持続的に画面に集中しやすく、周囲の状況把握が著しく障害されました。すなわち歩きスマホの中でもポケモンGO®のようなゲームをすることは、非常に事故のリスクが高いと考えられます。

下を向くな、前を見ろ

目、腰、膝、足首の高さにある障害物を設置した実験では、歩きスマホをしているときには目の高さにある障害物に最も衝突しやすいことが報告されています[6]。歩きスマホでは目線が下向きになるためです。

交通量の多いマンハッタンの交差点で観察研究を行ったところ、青信号で横断する歩行者の5.2%が歩きスマホをしていましたが、赤信号で横断する歩行者では8.5%と、より多いことがわかりました[7]。これも歩きスマホでは下を向いていて、前方の情報が確認できていないことを示しています。

「歩きスマホをしない」というのが最善の策ではありますが、歩きスマホで目線が下を向いていたとしても、事故を減らすための工夫も提案されています。1つは、スマホのカメラで障害物を発見すると、バックグラウンドで動いているアプリの効果により、スマホの画面やバイブレーション機能で警告を発するというものです[8]。

残念ながら歩きスマホの状態ではカメラが赤信号を捉えることは困難ですが、将来的には赤信号を認識できるカメラが追加された機種が発売されるかもしれません。他には、横断歩道の手前の地面に信号灯を埋め込むという方法も考えられています[9]。これなら下向きの視線のままでも赤信号に気づけます。特に夜間では、スマホの画面の明るさに眼が順応して暗い周囲の状況認識が障害されやすいのですが、この信号灯ならばむしろ夜間のほうが有効というメリットもあります。しかし広く普及するには、設置費用が大きな問題となります。

回答例1 歩きスマホでは視線が下を向くので、目の前の物に気づけず、ぶつかってしまいやすいことがわかっています。また、赤信号にも気づけず交通事故で亡くなったという方もおられますから、歩きスマホをしないに越したことはありません。

Case 2 21歳、男性。
患者：最近頭が、特に後頸部から後頭部が痛いです。
医師：何か生活の変化はありますか？
患者：卒論が忙しくて、パソコンに向かってばかりいます。それで毎日散歩をするようにしたのですが、むしろ痛みはひどくなっています。
医師：もしかして、歩きスマホしていませんか？
患者：え？　何か関係があるのですか？

歩きスマホは後頸部痛をきたしうる

　歩きスマホをすると、視線が下を向くだけではなく、重心が前に移動します。特にSNSを使用したり、集中力を要するアプリの使用時に、その傾向は顕著になります[10]。姿勢でわかりやすい変化は、頸部が前屈位になることです。歩きスマホでは頸部が31〜39°前屈します[11]。さらに歩きスマホでは視線がぶれないように、頸部の筋緊張が高まります（単に立位でスマホを用いるときとは異なります）[12]。頸部前屈位のまま筋緊張が高い状態が続けば、当然肩こりや首こりをきたします。

　脊柱起立筋も歩きスマホにより筋緊張が高まることが知られています[13]。人によっては腰痛が悪化することがあるかもしれません。

　歩きスマホでは歩行速度が落ち、下肢の筋収縮も軽度に留まります[14]。同じ時間歩くなら、歩きスマホをするより、普通にウォーキングをするほうが、健康増進効果はずっと高いのです。

回答例2 パソコン作業で凝り固まった筋肉をほぐそうとウォーキングをすることは大変素晴らしい考えですが、歩きスマホでは筋肉がより凝り固まってしまうので、逆効果だったようですね。歩きスマホをせずに周囲の変化を楽しむウォーキングに切り替えましょう。

まとめ

- ◆歩きスマホは交通事故のリスクが高くなる。
- ◆特にゲームをしていると、周囲の状況把握能力が著しく障害される。
- ◆歩きスマホに対する安全対策も考えられているが、歩きスマホをしない以外に、現実的に有効な対策はない。
- ◆歩きスマホは頸部前屈位保持と持続的筋緊張亢進により、肩こりや首こりを誘発しうる。

文献

1) Horberry T, et al: Pedestrian smartphone distraction; prevalence and potential severity. Transp Res Part F Traffic Psychol Behav 60: 515-523, 2019.
2) Adams C, et al: Technology-related behaviors and attitudes; compulsive smartphone usage, stress, and social anxiety. Rev Contemp Philos 19: 71-78, 2020.
3) Barbieri S, et al: Pedestrian inattention blindness while playing Pokémon GO as an emerging health-risk behavior; a case report. J Med Internet Res 19(4): 86, 2017. PMID 28365563
4) Sharma P, et al: Pokémon GO; cardiovascular benefit or injury risk? Oxford Med Case Reports 2016(10): omw085, 2016. PMID 27812374
5) Chen PL, et al: Pedestrian smartphone overuse and inattentional blindness; an observational study in Taipei, Taiwan. BMC Public Health 18(1): 1342, 2018. PMID 30595132
6) Ha SY, et al: The effect of smartphone uses on gait and obstacle collision during walking. Med Hypotheses 141: 109730, 2020. PMID 32305813
7) Basch CH, et al: Pedestrian behavior at five dangerous and busy Manhattan intersections. J Community Health 40(4): 789-792, 2015. PMID 25702052
8) Kim D, et al: Smombie guardian; we watch for potential obstacles while you are walking and conducting smartphone activities. PLoS One 13(6): e0197050, 2018. PMID 29944656
9) Kim E, et al: Performance of ground-level signal detection when using a phone while walking. Accid Anal Prev 151: 105909, 2021. PMID 33360875
10) Kondo R, et al: Foot pressure-based analysis of gait while using a smartphone. Gait Posture 100: 196-200, 2022. PMID 36603325
11) Han H, et al: Head flexion angle when web-browsing and texting using a smartphone while walking. Appl Ergon 81: 102884, 2019. PMID 31422240
12) Yoon W, et al: Neck muscular load when using a smartphone while sitting, standing, and walking. Hum Factors 63(5): 868-879, 2021. PMID 32045274
13) Choi S, et al: Changes in low back muscle activity and spine kinematics in response to smartphone use

during walking. Spine (Phila Pa 1976) 46 (7) : E426-E432, 2021. PMID 33181766

14) Lee DH, et al : The effect of the use of smartphone while walking on the electromyography activity of the lower extremity in young students. J Exerc Rehabil 17 (2) : 138-144, 2021. PMID 34012940

Q 34 乗り物酔いを克服する

> **Case** 46歳、女性。片頭痛で通院中。
>
> **患者**：ところで先生、14歳の娘は小さいときからすぐに車酔いをしてしまうのですが、修学旅行が長距離バスで移動なんです。私も子どもの頃は乗り物酔いがきつくて大変でしたので、何とかしてあげたくて…。
>
> ▶ 乗り物酔いをしにくくなる良い方法はありますか？

乗り物酔いはなぜ起こるか？

　われわれがバランスを崩して倒れないのは、大脳が視覚情報、内耳からの平衡感覚情報、および深部感覚情報を整理し、体勢を調整しているからです。大脳はこれまでの経験を基に、これら3つの情報を統合し、身体がどのように動いているかを判断しています。

　しかし、これら3つの情報が一致しない場合、大脳は情報を処理しきれず、"乗り物酔い"が発生します。たとえば、車内で読書をしていると、視覚情報はほぼ静止している一方で、内耳からの平衡感覚情報は不規則な揺れによって刺激されます。このような状況では大脳は混乱してしまいます。これが乗り物酔いの原因です。近年、3D映像やバーチャルリアリティ(VR)が普及しているため、映像酔いも珍しくなくなっていますが、これも同様の機序によって引き起こされます。

乗り物酔いの疫学

　乗り物酔いは12カ月未満の乳児では稀とされます[1]。感覚器の機能や大脳の情報統合機能が十分に発達していないからです。そのお陰で小さい子どもはアクロバティックなあやし方でも"乗り物酔い"をせずに、笑っていられるわけです。小学生(6～12歳)が最も乗り物酔いをしやすく、ピークは9歳とされています[2,3]。乗り物酔いは順応していくことが知られており[4]、青年期になるとその頻度は低くなります。

　女性では月経中に乗り物酔いをしやすいとされ、閉経前後にも多いとされていま

169

す[2]。

回答例1　乗り物酔いは中学生くらいからは改善することが多いのですが、娘さんは最近でも乗り物酔いに悩んでいますか？

乗り物酔いが多い基礎疾患とは？

　乗り物酔いには遺伝的背景も関係します。両親のどちらかが幼少期に乗り物酔いをした経験がある場合、子どもが乗り物酔いを発症する可能性は、両親がどちらも乗り物酔いの経験がない場合に比べて2倍になります[2]。またアジア人は欧米人よりも乗り物酔いをする人が多いです[5]。

　乗り物酔いに関連する疾患もあります。片頭痛やMénière病患者では乗り物酔いが起こりやすいです[6,7]。片頭痛やMénière病では変動する前庭機能障害（めまい）をきたしやすいため、その状態で乗り物に乗るという負荷がかかれば、乗り物酔いが誘発されるのも無理はありません。一方、両側の高度の前庭機能障害では、もはや内耳からの平衡感覚情報は利用できず、視覚情報との不一致が生じようがないため、乗り物酔いは起こりにくくなります[6,7]。

　乗り物が等速直進している場合、進行方向に進んでいるという主な情報は視覚から得られますが、前後左右への不規則で細かい揺れの情報は前庭機能が担っていて、後者はいわばノイズとも言えるものです。そのため前庭機能障害では乗り物酔いは起こりにくいですが、視覚障害もしくは閉眼状態では乗り物酔いが起こりやすくなります[2]。

回答例2　片頭痛持ちの方は乗り物酔いをしやすいことがわかっていますが、娘さんは頭痛持ちではありませんか？　嘔吐を繰り返す場合は、片頭痛の亜型である周期性嘔吐症も考えます。もしこれらがあれば、その管理が大切になるかもしれません。

Case の続き
患者：確かに娘は時々頭痛や腹痛を起こすことがあります。頭痛日記をつけて今度受診させますね。酔い止めも欲しいのですが、眠くならない酔い止めはありませんか？

表1　乗り物酔いのしやすさ

乗り物酔いを起こしやすい	起こしにくい
進行方向に背を向けて座る 後部座席に座る 乗り物内で読書 通り過ぎるものを次々と見る	進行方向に向かって座る[1] 最前列に座る[1] 外の景色を見る[1] 視点を遠方に固定する[13] 仰臥位で寝る[2]

眠くならない酔い止めとは？

　前庭機能が"ノイズ"に過剰反応して乗り物酔いが起こるというのなら、前庭機能を抑制する第1世代抗ヒスタミン薬が乗り物酔いの第1選択薬として用いられるのも理解できます[8]。ただしこの場合、眠気が起こることがデメリットです。せっかくの修学旅行で楽しみたいのに、眠くてたまらないというのでは可哀そうです。事前に一度服用して、どのくらいの眠気が起こるか、試してもらうほうがよいでしょう。

　眠気が起こらない酔い止めとして期待されるものとしては、ショウガがあります[9]。ショウガは胃腸の運動を促進することで嘔気を抑制すると考えられており[10]、さまざまな嘔気に対する予防・治療法として期待されています。漢方の世界でもショウガを生のまま乾燥させた生姜（ショウキョウ）や、蒸してから乾燥させた乾姜（カンキョウ）がさまざまな病態に活用されてはいますが、漢方薬で乗り物酔いに効果を示した質の高い研究はありません。

回答例3　一般的な酔い止めは、どうしても眠くなってしまいます。眠くならない予防法としてはショウガが有効な可能性があります。

乗り物酔いの薬物に頼らない予防法

　まずは睡眠不足を避けて、事前に体調を整えておくことが大切です[11]。

　そのうえで、自分の位置情報を正確に把握しやすい視覚情報を取り込みます。具体的には、進行方向ができるだけ見える前方の席に座ります（表1）。乗り物が左右に曲がるとき、曲がる方向に頭を傾けることで乗り物酔いを防ぐことができます[12]。遠心力に反した方向に頭を向けるというこの動きは、運転しているときにはほとんどの人が無意識に行っていますが、これは遠心力と重力を合わせた「見かけ上の重力」に対して頭部を垂直に保つことで、乗り物酔いを防いでくれます。ただし、進行方向を予測していなければタイミングよく頭を傾けることは困難です。

Q34　乗り物酔いを克服する

前方の席に座っていれば事前に進路を予測でき、乗り物酔いを最小限にできます。

　言うまでもありませんが、読書など乗り物内の物体に視点を固定することは勧められません。乗り物が揺れたときでも自分と一緒に書籍が動けば、視覚情報的には"揺れなし"と判断されてしまうため、前庭からの平衡感覚との不一致が増大してしまうためです。そのため遠方を見ておくことがお勧めです。窓の外を見ていても、街路樹や街灯など次々と通り過ぎていくものを見ていては余計に酔いやすくなるので注意しましょう[13]。読書で酔いやすくなる理由のもう1つは、頭が下向きになることです。頭が30°下向きになると、外側半規管が横揺れの影響を最も受けやすい角度になります。このことは下を向いた状態でくるくる回ることで目を回しやすくする運動会の競技などで行われるいわゆる「ぐるぐるバット」でも体感できます。

　眠ってしまうことも良い方法です。眠ってしまえば、大脳が情報の不一致に悩まされることもありません。あくびや眠気は乗り物酔いの早期に出現することもあります[14]。眠気がしたならば、我慢せずに眠ってしまったほうがよいでしょう。

　一方、仰臥位となることが乗り物酔いに効果があるとは一概には言えません。確かに坐位と仰臥位で比較したところ、仰臥位では乗り物酔いをしにくかったという報告はあります[15]。この研究では進行方向に足もしくは頭を向けて仰臥位となり、救急車の加速・減速で乗り物酔いを誘発した結果でした。縦揺れは水平の揺れよりも乗り物酔いへの影響は少ないとされることから[16]、この研究は坐位での水平への揺れを、仰臥位になることで乗り物酔いしにくい縦揺れに変換した結果であると考えられます。

　しかし、実際には加速・減速だけではなく、左右への遠心加速度や上下へ振動が、乗り物酔いを誘発させます。実際、坐位での縦揺れは、仰臥位では水平の揺れになってしまうため、乗り物酔いは改善しないという報告があります[17]。つまり道路の状況や運転技術によって、どちらのほうが酔いやすいかは変わるということです。仰臥位となると窓の外を見ることが難しくなることにも留意すべきでしょう。

 回答例4 十分な睡眠に加え、できるだけ前方の席に座り、自分が運転しているつもりで進行方向の遠方に視点を置くことで、乗り物酔いを起こしにくくすることができます。

乗り物内では楽しむ

　ずっと1人で遠くを見ていても、あまり楽しい修学旅行とは言えないかもしれ

ません。でも安心してください。バスの中のレクリエーションや友達との会話は楽しんで構いません。集中しているほうが乗り物酔いをしにくいという報告もあります[18]。ただし、車内に視点をどのぐらい固定する必要があるかとの兼ね合いが大切になります。モニター画面を凝視したり、文字を書かなければならないようなレクリエーションは避けるべきでしょう。

好きな音楽を聴くのは良いことです。歌ってもらっても構いません。リラックスできる音楽や楽しい音楽などのジャンルにこだわる必要はなく、自分が好きな音楽が最も効果的に乗り物酔いを防ぐことがわかっています[19]。

ガムが有用であったという報告もあります[20]。これは乗り物酔いの症状から意識を逸らせたり、口腔内からの感覚入力を増加させることで、視覚と前庭との情報の不一致を軽減させるという機序が推定されています。窓を開けて顔に風を当てることでも同じ効果が期待できます。

良い匂いも有効であるとされますが[21]、匂いには好みがあることから、大人数が乗車する乗り物では活用が難しいでしょう。窓を開けることは車内に嫌な匂いをこもらせないことにも役立ちます。

回答例5 読書など手元に集中することは良くありませんが、会話や歌を楽しんだり、おやつを食べるなど好きなことをしていたほうが酔いにくいです。ただし、眠くなったときには我慢せずに眠ってしまいましょう。

Case の続き
患者:それでも酔ってしまったら、どうしたらよいですか？

乗り物酔いに効く、指圧と呼吸法

無作為化比較試験にて乗り物酔いに効果があると報告される指圧のポイントに、前腕にある内関(図1)[22]などが知られています。

またゆっくりと腹式呼吸をすることで、迷走神経の活動を高め、乗り物酔いの症状を和らげることも報告されています[23,24]。これは乗り物酔いをした人が無意識に行っていることも多いです。

その他にはTENS(経皮的電気刺激療法)[25,26]や、ストロボ光など[27,28]を利用する方法が研究されていますが、まだ十分に実用化される段階ではありません。

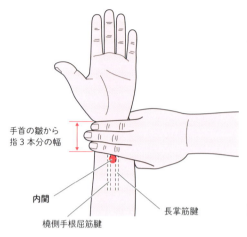

図1 前腕にある乗り物酔いに効果のある指圧点（文献22より）

 回答例6 それでも酔ってしまった場合は、ゆっくりと深呼吸しながら、前腕にある内関というツボを押すのがよいでしょう。

まとめ

- ◆乗り物酔いは視覚情報と、前庭からの平衡感覚情報、深部感覚情報との不一致が原因で生じる。
- ◆乗り物酔いは小学生（特に中学年）に最も多い。
- ◆片頭痛患者では乗り物酔いが多い。
- ◆十分な睡眠と、前方の席に座り進行方向を見ること、音楽や会話などを楽しみリラックスすることなどが、乗り物酔いの予防に大切である。
- ◆それでも酔ってしまった場合は、ゆっくりと深呼吸しながら内関の指圧を試みるのがよい。

文献

1) Keshavarz B, et al: Motion sickness; current concepts and management. Curr Opin Neurol 35(1): 107-112, 2022. PMID 34839340
2) Leung AK, et al: Motion sickness; an overview. Drugs Context 8: 2019-9-4, 2019. PMID 32158479
3) Henriques IF, et al: Motion sickness prevalence in school children. Eur J Pediatr 173(11): 1473-1482, 2014. PMID 24893949

4) Hu SQ, et al: Effects of pre-exposures to a rotating optokinetic drum on adaptation to motion sickness. Aviat Space Environ Med 62 (1) : 53-56, 1991. PMID 1996932

5) Stern RM, et al: Asian hypersusceptibility to motion sickness. Hum Hered 46 (1) : 7-14, 1996. PMID 8825456

6) Strupp M, et al: Prevalence of motion sickness in various vestibular disorders; a study on 749 patients. J Neurol 265 (Suppl 1) : 95-97, 2018. PMID 29982849

7) Ishiyama G, et al: Drop attacks and vertigo secondary to a non-meniere otologic cause. Arch Neurol 60 (1) : 71-75, 2003. PMID 12533091

8) Karrim N, et al: Antihistamines for motion sickness. Cochrane Database Syst Rev 10 (10) : CD012715, 2022. PMID 36250781

9) Lien HC, et al: Effects of ginger on motion sickness and gastric slow-wave dysrhythmias induced by circular vection. Am J Physiol Gastrointest Liver Physiol 284 (3) : G481-489, 2003. PMID 12576305

10) Nikkhah Bodagh M, et al: Ginger in gastrointestinal disorders; a systematic review of clinical trials. Food Sci Nutr 7 (1) : 96-108, 2018. PMID 30680163

11) Kaplan J, et al: The influence of sleep deprivation and oscillating motion on sleepiness, motion sickness, and cognitive and motor performance. Auton Neurosci 202 : 86-96, 2017. PMID 27641791

12) Wada T, et al: Effect of passengers' active head tilt and opening/closure of eyes on motion sickness in lateral acceleration environment of cars. Ergonomics 59 (8) : 1050-1059, 2016. PMID 26481809

13) Stern RM, et al: The effects of fixation and restricted visual field on vection-induced motion sickness. Aviat Space Environ Med 61 (8) : 712-715, 1990. PMID 2400374

14) Matsangas P, et al: Yawning as a behavioral marker of mild motion sickness and sopite syndrome. Aviat Space Environ Med 85 (6) : 658-661, 2014. PMID 24919388

15) Vogel H, et al: Dependence of motion sickness in automobiles on the direction of linear acceleration. Eur J Appl Physiol Occup Physiol 48 (3) : 399-405, 1982. PMID 7200882

16) Golding JF, et al: Effect of frequency of horizontal linear oscillation on motion sickness and somatogravic illusion. Aviat Space Environ Med 67 (2) : 121-126, 1996. PMID 8834936

17) Golding JF, et al: The effects of motion direction, body axis, and posture on motion sickness induced by low frequency linear oscillation. Aviat Space Environ Med 66 (11) : 1046-1051, 1995. PMID 8588793

18) Bos JE: Less sickness with more motion and/or mental distraction. J Vestib Res 25 (1) : 23-33, 2015. PMID 25882474

19) Peck K, et al: Examining potential effects of arousal, valence, and likability of music on visually induced motion sickness. Exp Brain Res 238 (10) : 2347-2358, 2020. PMID 32757060

20) Kaufeld M, et al: Chewing gum reduces visually induced motion sickness. Exp brain Res 240 (2) : 651-663, 2022. PMID 34997261

21) Keshavarz B, et al: Visually induced motion sickness can be alleviated by pleasant odors. Exp Brain Res 233 (5) : 1353-1364, 2015. PMID 25633319

22) Hu S, et al: P6 acupressure reduces symptoms of vection-induced motion sickness. Aviat Space Environ Med 66 (7) : 631-634, 1995. PMID 7575310

23) Stromberg SE, et al: Diaphragmatic breathing and its effectiveness for the management of motion sickness. Aerosp Med Hum Perform 86 (5) : 452-457, 2015. PMID 25945662

24) Jokerst MD, et al: Slow deep breathing prevents the development of tachygastria and symptoms of motion sickness. Aviat Space Environ Med 70 (12) : 1189-1192, 1999. PMID 10596772

25) Chu H, et al: Simultaneous transcutaneous electrical nerve stimulation mitigates simulator sickness symptoms in healthy adults; a crossover study. BMC Complement Altern Med 13 : 84, 2013. PMID 23587135

26) Chu H, et al: Effects of transcutaneous electrical nerve stimulation on motion sickness induced by rotary chair; a crossover study. J Altern Complement Med 18 (5) : 494-500, 2012. PMID 22537562

27) Webb CM, et al: Motion sickness prevention by an 8-Hz stroboscopic environment during air transport. Aviat Space Environ Med 84 (3) : 177-183, 2013. PMID 23513277

28) Reschke MF, et al: Stroboscopic vision as a treatment for motion sickness; strobe lighting vs. shutter glasses. Aviat Space Environ Med 77 (1) : 2-7, 2006. PMID 16422446

Q35 医学的な赤ちゃんのあやしかた

> **Case** 35歳、女性。
> **患者**：子どももう2カ月になりました。泣いてばかりで、なかなか寝てくれないため大変です。
> ▶ 科学的には、泣く乳児をどのようにあやすのが効果的でしょうか？

乳児がぐずるのは医学的にも問題

　生後3カ月までに最大で20%もの親が、子どもの泣き声を問題と感じています。子どもが泣くのは生後6週間でピークに達し、生後12～16週で収まってきます[1]。多くの場合は原因が明らかではありませんが、逆に対応が難しいとも言えます。

　子どもが泣き止まないと、親は強いストレスに悩まされます。子どもが1日3時間以上泣いていたり、ぐずっている場合はOR 2.0(1.1-3.7)、20分以上子どもが泣き止まない場合はOR 4.0(2.0-8.1)で、母親がうつになる可能性が高くなります[2]。

> **回答例1** 3カ月を過ぎるまでは大変ですよね。お母さんは夜、寝られていますか？　食欲はありますか？　私としては赤ちゃんよりもお母さんのほうが心配になってしまいます。

エビデンスのある子どものあやしかた

　子どもをあやす方法については経験的に語られることが多いですが、質の高い無作為化比較試験もいくつかは行われており、ここではそれらの研究の結果を解説します。

　まずは生後2～7日でも効果のある方法としてホワイトノイズがあります。ホワイトノイズは人間の聴覚範囲内のすべての周波数から成る音で、その他の音をマス

Swaddling

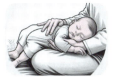
holding at Side or Stomach position

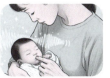
Shushing-white noise

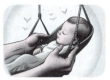
Swinging

図1　エビデンスのあるあやしかた(4S)(文献4より)

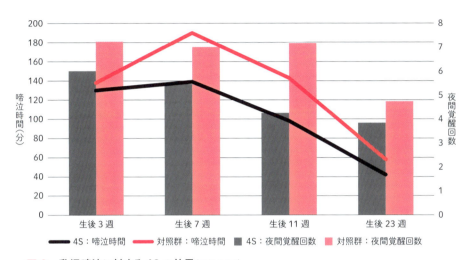

図2　乳児啼泣に対する4Sの効果(文献4より)

キングする効果や、子宮内の血流の音に似ていることから、乳児を寝かせる効果があると期待されています。「シー」という声で子どもをあやすのも同じ理由です。ホワイトノイズを聞かせると5分以内に80%の新生児が眠りに落ちました(対照群では25%のみでした)[3]。

生後4週からは4S(Swaddling, holding at Side or Stomach position, Shushing-white noise, Swinging)の報告があります(**図1、2**)[4]。Swaddlingとはおくるみで包む方法です。holding at Side or Stomach positionとは横向きに抱っこする方法です。抱っこする人が寝そべっている場合には、子どもがうつ伏せとなるように抱っこするのも良い方法です。ただし、ベッドにうつ伏せ寝で放置することは、乳幼児突然死症候群の危険性がありますので避けるべきです[5]。Shushing-white noiseとは動脈雑音のようにホワイトノイズを断続的に聞かせる方法です。Swingingとは揺り動かすことです。

無作為化比較試験ではありませんが、揺することが良い研究はほかにもあります。そのまま横に寝かせたり、座って抱っこするよりも、抱っこしたまま歩くのが最も有効で、ベビーカーを水平に揺するのが次に有効でした[6]。多くの哺乳類では、親が自分の子どもを口で咥えて移動させる行動が観察されており、その際に子どもの大半は静かになります[7]。この現象は、安全な場所への迅速な移動・捕食者からの逃走を可能にするという合理的なものです。子どもが移動中に静かにしていることは、進化の結果であると言えるでしょう。父親としての筆者の個人的な経験では、歩行時の振動や屈伸運動のように垂直に揺するほうが有効で、単に水平に揺するのは実際に移動しているという感覚とは異なるためか、あまり効果がありませんでした。また自動車に乗せていても信号で止まるたびに泣きだすことは多くの親が経験するようです。

回答例2 おくるみ、横向き/うつ伏せ抱っこ、ホワイトノイズ、揺する（移動する）ことは論文で効果があると報告されています。ただしうつ伏せ寝で放置するのは危険ですから注意してください。

乳児にも教育は大事

　昼夜の違いを覚えさせ、ベビーベッドなど決まった場所に赤ちゃんを寝かせるようにする行動介入を、生後3カ月以内の乳児に対して行うことも有用です。具体的な方法を表1に記します。この行動介入により夜間に5時間以上寝てくれる可能性が10％ほど高くなります。ただし、この行動介入を行っても生後12週の時点で3日間に一度は子どもをあやすために親が起きる必要が45％でありますので、効果が高いわけではありません[8]。

回答例3 赤ちゃんに、夜は寝る時間ということを覚えさせるため、夜はかまい過ぎないことが大切です。お母さんが休む時間も大事ですしね。

表1　生後3カ月以内の子どもを良く眠らせるための行動介入プログラム（文献8より）

1. 日中は、赤ちゃんが欲するときに授乳し、楽しい社交的な交流をできるだけ多く行います。できるだけ同じ時間に赤ちゃんをお風呂に入れるようにしてください。
2. 毎晩、夜10時から深夜にかけて、赤ちゃんに集中的な授乳を促します。この重要で集中的な授乳に時間をかけてください。
3. 授乳やおむつ替えをした後、赤ちゃんがまだ起きている場合は、抱っこしたり、揺り動かしたり、授乳で眠らせようとしないでください。赤ちゃんを起きた状態でベビーベッドに寝かせ、自分で落ち着くのを待ちます。明るさは低めにしておきますが、必ずしも真っ暗である必要はありません。
4. 赤ちゃんが落ち着かない場合は、以下をチェックします：
   (a) おむつをチェックします。交換が必要ですか？
   (b) 赤ちゃんにゲップさせてみます。
   (c) 赤ちゃんが暑すぎるか寒すぎるかをチェックし、必要に応じて服や毛布を調節します。
   (d) 赤ちゃんに優しく話しかけ、なでてあげます。必要なら、抱き上げてハグしてあげてください。
5. それぞれの行動が効果を発揮する機会を与えるため、何か他のことを試す前に少なくとも10分待ちます。
6. 夜中に赤ちゃんを抱き上げる回数を減らすために、泣き声と「ぐずる」ことを区別しようとします。赤ちゃんは眠りにつく前にしばしばぐずりますが、常にさらなる注意を必要とするわけではありません。
7. 夜中に赤ちゃんが授乳のために目を覚ますときは、明るさを低く保ちます。赤ちゃんの直接的な身体的ニーズ（おむつの交換、授乳）に応じ、ベッドに戻ります。赤ちゃんが落ち着かない場合は、先の提案を順に試してみます。遊ぶことや社交は避けます。
8. 夜中に3～4時間ごとに赤ちゃんが目を覚ます場合、必ずしも毎回おむつを変える儀式を行う必要はありません。特に必要が明らかでない限りはそうです。
9. 赤ちゃんにとって夜をできるだけ面白くないものにします。最小限の交流と刺激です。夜は睡眠の時間です！
10. プログラムの第2部は、赤ちゃんが3週齢になり、元気であり、保健訪問員や医師が健康上の懸念がない場合に導入できます。この時点で、夜間の授乳間隔を延ばすことを始める時期です。これは、長時間赤ちゃんを放置して泣かせることを意味するものではありません。目的は、夜中に赤ちゃんが目を覚ましたとき、授乳から目覚めを分離するために授乳を遅らせることです。たとえば、おむつを替えたり、ベビーベッドで再び寝かせたり、たたいたり、抱っこしたりして、授乳を遅らせることができます。これは徐々に行う必要があります―最初は5分または10分の遅延から始めるかもしれません。1週間から2週間後には、授乳間隔が目に見えて長くなり、赤ちゃんは夜間長く眠るようになるはずです。

まとめ

◆ おくるみ、横向き/うつ伏せ抱っこ、ホワイトノイズ、揺することは子どもをなだめるのに有効である。

◆ 泣き止まない場合は、5分間抱っこした状態で歩き、その後5分以上坐位で抱っこしてから横に寝かせるのが良いかもしれない。

◆ 昼夜の違いを覚えさせ、ベビーベッドなど決まった場所に赤ちゃんを寝かせることも効果が期待される。

文献

1) Hiscock H, et al : 1. Problem crying in infancy. Med J Aust 181 (9) : 507-512, 2004. **PMID 15516199**

Q35　医学的な赤ちゃんのあやしかた　179

2) Radesky JS, et al: Inconsolable infant crying and maternal postpartum depressive symptoms. Pediatrics 131 (6) : e1857-e1864, 2013. PMID 23650295

3) Spencer JA, et al: White noise and sleep induction. Arch Dis Child 65 (1) : 135-137, 1990. PMID 2405784

4) Öztürk Dönmez R, et al: Effect of soothing techniques on infants' self-regulation behaviors (sleeping, crying, feeding) : A randomized controlled study. Jpn J Nurs Sci 16 (4) : 407-419, 2019. PMID 30729735

5) Moon RY, et al: Sleep-Related Infant Deaths: Updated 2022 Recommendations for Reducing Infant Deaths in the Sleep Environment. Pediatrics 150 (1) : e2022057990, 2022. PMID 35726558

6) Ohmura N, et al: A method to soothe and promote sleep in crying infants utilizing the transport response. Curr Biol 32 (20) : 4521-4529. e4, 2022. PMID 36103877

7) Esposito G, et al: The calming effect of maternal carrying in different mammalian species. Front Psychol 6 : 445, 2015.

8) St. James-Roberts I, et al: Use of a behavioural programme in the first 3 months to prevent infant crying and sleeping problems. J Paediat Child Health 37 (3) : 289-297, 2001. PMID 11468047

第 **4** 章

食事や薬に
関するトリビア

Q36 食後に走るとなぜお腹は痛くなる？

> **Case** 48歳、男性。2型糖尿病、肥満症に対して生活指導をされている。
> 患者はバス2駅分を速歩きで帰宅するよう日々努力している。特に食後に速歩きをすると、左脇腹がキリキリと痛くなる。歩くのをやめると速やかに改善する。
> **患者**：食後に走ると脇腹が痛くなることは今までにもありましたが、これはなぜ起こるのですか？

ETAPとは？

運動に関連して起こる腹痛をETAP(exercise-related transient abdominal pain)と言い、肩に疼痛を伴うこともあります（**表1**）[1]。特に若年者に多い傾向があります。

ETAPの機序

運動すると、肝臓は安静時の82%、脾臓は54%にまで血流は低下します[2]。ETAPは側腹部に起こるケースが多いことも考え合わせると、ETAPの機序は肝脾の虚血によるのではないかと疑われたこともありました。この説では肩痛を伴うのは、横隔膜（横隔神経）の虚血を合併することで説明できます。しかし、脾血流は立位でも下がりますが[3]、起立だけで腹痛が起こることはありませんし、ショック患者でETAP様の腹痛は認められないことが、肝脾の虚血説では説明できません。またETAPを起こす運動量は必ずしも高度ではないことも、虚血説を否定的にします。

表1 ETAPの頻度（文献1より）

	ランニング		ウォーキング	
	男性	女性	男性	女性
腹痛	27.4%	37.2%	11.6%	18.2%
肩痛	5.7%	7.7%	1.5%	3.2%

そこで、運動様式によってETAPの起こりやすさが異なることに注目が集まりました。つまり、ETAPは自転車運動では32％でしか認めないものの、乗馬では62％で認めるというのです[4]。これらのことから、振動による壁側腹膜の牽引刺激でETAPが起こるというのが、現在最も有力な説です[5]。大量の食事や高張な飲料の摂取後には、消化管内容物により壁側腹膜が牽引され、ETAPが発症しやすいため、これらの摂取は運動する前2時間は避けるのが無難です[5]。

　腹横筋や内腹斜筋が発達してるほうが内臓は固定されるため、ETAPの頻度が少ないことが知られており[6]、今まで運動習慣がなかった冒頭の患者さんがETAPを発症したのも納得できます。一般的にETAPは男性よりも女性に多いのも、筋肉量が少ないことに関連するのかもしれません。腹横筋を鍛えるためにドローイング（お腹を凹ませる動作に腹式呼吸を組み合わせる方法）やプランクを行うことは有用な可能性があります。

> **回答例1** 食後の運動で腹痛が起こるのは、身体を動かしたときに胃のなかの食べ物も動くため、胃などの内臓が引っ張られる痛みと考えるとわかりやすいです。運動を続け、筋肉がついてくると痛くなりにくいと考えられますので、運動は続けていきましょう。

Case の続き
患者：運動したときに肩が痛くなったら、狭心症と聞いたことがあります。今回、狭心症だったら嫌なので、運動はしたくありません。
▶ETAPと狭心症の症状の違いは何でしょうか？

ETAPの臨床所見の特徴

　運動で上腹部痛が起これば、ACS（急性冠症候群）の可能性を考える必要があります。肩への放散痛を伴えばなおさらです。ETAPでは、上腹部痛よりは側腹部痛であることが多いこと（図1）[5]、疼痛の性状は鋭いことが多いこと（図2）[4]、嘔気・冷汗は伴わないこと、食後にのみ起こりやすいことが、ACSとの鑑別点です。また、狭心症では分単位の持続時間があるのが通常ですが、ETAPでは運動を中止することで速やかに症状が軽快することも異なります。

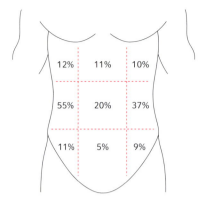

図1 ETAPで疼痛が生じる部位 (n＝818) (文献5より)

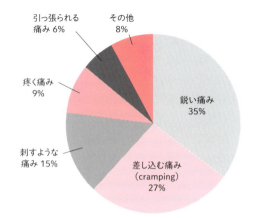

図2 ETAPの疼痛の性状 (文献4より)

回答例2 食後の運動時のみに起こり、側腹部の鋭い痛みで、嘔気・冷汗がなく、運動中止で速やかに改善していることから、狭心症ではありませんのでご安心下さい。

ETAPに対する正しい知識があれば、運動療法の説明の質が高まるかもしれません。

まとめ
- 胃内容物が多い状況で振動が加わるような運動をすると、壁側腹膜が牽引されて腹痛を呈する。
- 食後2時間ほどしてから運動することで腹痛を予防できるが、腹横筋を鍛えることでも腹痛を予防できる。
- 上腹部痛と肩への放散痛で発症することもあるが、食事との関連や運動中止で速やかに改善することで狭心症との鑑別は可能である。

文献
1) Morton DP, et al: Epidemiology of exercise-related transient abdominal pain at the Sydney City to Surf community run. J Sci Med Sport 8(2): 152-162, 2005. PMID 16075775
2) Flamm SD, et al: Redistribution of regional and organ blood volume and effect on cardiac function in relation to upright exercise intensity in healthy human subjects. Circulation 81(5): 1550-1559, 1990. PMID

2331767

3) Sandler MP, et al : Dynamic fluctuations in blood and spleen radioactivity ; splenic contraction and relation to clinical radionuclide volume calculations. J Am Coll Cardiol 3 (5) : 1205-1211, 1984. **PMID 6707370**

4) Morton DP, et al : Characteristics and etiology of exercise-related transient abdominal pain. Med Sci Sports Exerc 32 (2) : 432-438, 2000. **PMID 10694128**

5) Morton D, et al : Exercise-related transient abdominal pain (ETAP). Sports Med 45 (1) : 23-35, 2015. **PMID 25178498**

6) Mole JL, et al : The effect of transversus abdominis activation on exercise-related transient abdominal pain. J Sci Med Sport 17 (3) : 261-265, 2014. **PMID 23849908**

Q36 食後に走るとなぜお腹は痛くなる？ 185

お餅をのどに詰まらせた

> **Case** 81歳、男性。
> 　Parkinson病、高血圧症、心房細動の既往があるがADLは自立しており、軟菜食をむせなく摂取する。
> 　お正月にお餅を食べて窒息し、救急要請となった。救急隊が現場到着時には心肺停止と判断されたが、口腔内から餅を除去し、心肺蘇生を1分間ほどしたところで自己心拍再開が確認された。
> **奥さん**：先生、お餅を食べさせてはダメだったかしら？

食品の窒息はコモンな問題

　日本では2006〜2016年の間に52,366名（年間平均4,761名）が食品による窒息で死亡しています[1]。これは喘息による死亡（≒1,600名/年）より3倍も多い数です。

　食品による窒息で死亡した患者さんの年齢の中央値は82（74〜89）歳であり、高齢者が多いです（73.0%が75歳以上）。窒息をきたした場所は自宅が最も多いですが（56.9%）、特にその比率は高齢になるほど高いことが知られています[1]。つまり、冒頭の症例のように後期高齢者が自宅から窒息で運ばれてくるのは、救急室では見慣れた光景なのです。

　入院患者においても食品による窒息は大きな問題です。療養病院に入院中に死亡して病理解剖された症例の1.3%が、食品による窒息が原因であったと報告されています[2]。食事中もしくは食直後に急に心肺停止に至るため、57%が心筋梗塞と臨床的に判断されており、死因としてはしばしば過小評価されている可能性があります。

 回答例1 ご自宅でも施設でも病院でも、食品による窒息はよく見られる問題です。

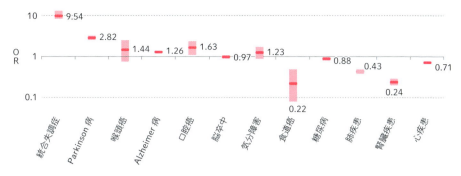

図1 高齢者において食品による窒息をきたしやすい基礎疾患(文献4より)

窒息をきたしやすい高齢者とは？

　食品による窒息により救急搬送されてきた患者の解析によると、食事は自立しており(69%)、食形態は普通食(68%)であることが多いと報告されています[3]。窒息をきたすにはそれなりの食塊を摂取しなければならず、比較的嚥下機能が保たれた段階で窒息は起こるのです。逆に嚥下機能が低下し易嚥下食を摂取している場合は、窒息よりは誤嚥を起こしやすいです。

　高齢者が食品により窒息をきたしやすい基礎疾患としては、統合失調症とParkinson病があります(図1)[4]。統合失調症では適切な食事形態で摂食していない可能性があり注意が必要です。Parkinson病では嚥下機能が緩徐に低下するために、多少無理をしてリスクの高い食事形態のままで摂食している間に窒息してしまうことがあります。また嚥下機能に合わせて食事形態を調節していたとしても、Parkinson病では覚醒状態や嚥下機能が変動しやすいことから、予期せぬ窒息事故が起こりやすい点が脳卒中とは異なります。

 回答例2 もともと嚥下機能がそれなりに保たれていて普通食を食べている高齢者が、急に窒息することは珍しくはありません。特に精神疾患やParkinson病をお持ちの方は注意が必要です。

餅は窒息リスクが非常に高い食品

　大阪の成人院外心肺停止患者の統計では、2005～2012年の8年間で3,294名の窒息患者がおり、そのうち餅によるものは314名(9.5%)でした[5]。1月に限れば窒息症例の原因の29.5%が餅で起こっており、特に正月三が日に窒息を起こせ

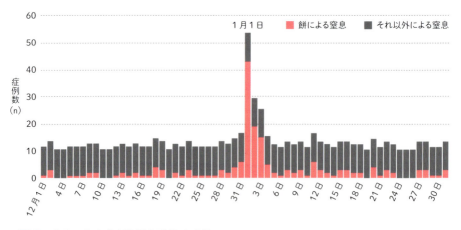

図2 窒息による成人院外心肺停止者数(文献5より)
注：餅以外による窒息者数は月平均値を使用。

> ### 驚くべき（恐るべき？）餅食文化
>
> 　佐賀県には「餅すすり」、山形県には「餅飲み」という文化があります。いずれも餅を飲み込むという伝統的な食文化ですが、医学的には非常に危険な行為です。日本酒で咽頭を潤すこともあるようで、それが窒息の危険性をさらに高めるかもしれません。過去には死亡事故もありますが、「餅飲み」の保存会の規約を見ると「餅を食べて、のどにつっかえ、会員に心配をかけた者は除名、又は謹慎とする」と記載をされているそう。筆者が動画を見る限りは心配でたまりませんが、その道のプロである会員同士は心配していないようです。

ば、餅が原因であることが最も多いです（図2）[5]。日本全国の集計でも元日の窒息による死亡者は年間平均の5.5倍であり[1]、餅の関与が大きいと考えられます。

　餅は口に入るときは50〜60℃で軟らかく付着性が小さいですが、餅の温度が40℃程度に低下すると硬くなり、付着性も増加することが、窒息の大きな要因になると推測されています[6]。「軟らかい餅であるから小さく切っておけば大丈夫」とCaseの奥さんは考えたようですが、食べる前の硬さや付着性だけでは危険性を正確には判断できないのです。

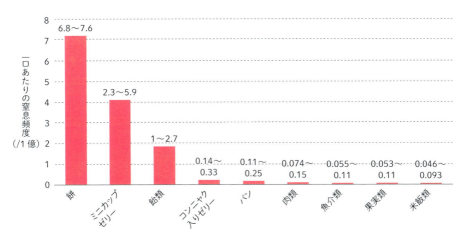

図3 食品ごとの一口あたりの窒息事故頻度(文献8より)

コンニャク入りゼリーの危険性は？

　コンニャク入りゼリーでも窒息の報告があります。しかし、死亡者数は13年で22名であり[7]、餅の窒息による死亡者と比べると非常に少ないです。一口あたりの窒息のしやすさを比較してもコンニャク入りゼリーは比較的安全な食品です(**図3**)[8]。ただし窒息を起こした患者の75％は12歳以下の小児であることが、餅による窒息とは大きく異なる点であり、2007年頃から報道により広く社会的関心を集めました。現在では容器から直接ゼリーを吸い込んで窒息しないように、パッケージや形状に工夫がなされています。また世界的に見ると米国、EU、韓国などでは、輸入禁止や販売禁止などの規制がされています。

> **Case の続き**
> 奥さん：うちの人は「餅を食べられないなんて正月じゃない！」と怒鳴ります。

それでも餅を食べたい

　コンニャク入りゼリーと比べると、餅は日本人の食文化として非常に重要であり、餅が製造・販売中止になることは今後も考えにくいと思います。そこで高齢者向けの餅様食品の開発がされています[9]。嚥下食ピラミッドL4(介護食・移行食)に相当する"さっくりお餅®"などがその例です。むやみに食事を制限するのではなく、代替品を提案することで、コンプライアンスや満足度が向上することが期待されます。

回答例3 餅は窒息のリスクが非常に高い食品のため、今後は避けるべきと考えます。どうしても食べたい場合は、「嚥下しやすい餅」が市販されていますので、それを用いるとよいでしょう。なお、お酒を飲んでからお餅を食べるのは危険性がさらに増しますので避けて下さい。

Case の続き
娘：先生、もしものときは掃除機で吸ったらどうですか？

窒息に対する対応

　伊丹十三監督の映画「タンポポ」（1985年）では餅を詰まらせた老人を掃除機で救うシーンがあります。掃除機で窒息を解除するこの方法は日本の文献でも紹介されており[10, 11]、専用のノズルも市販されていますが、海外では手動式の吸引デバイス[12]の報告はあるものの、筆者の知る限り掃除機を用いた報告はありません。掃除機で吸引する方法は、日本の餅文化が育んだ民間療法なのかもしれません。ただし、2020年の心肺蘇生の国際的なコンセンサス[13]では、異物による気道閉塞に対してルーチンで吸引デバイスを用いることはエビデンスが乏しいために推奨されていません。異物を奥に押し込んでしまう可能性や、吸引により下気道の残気を減らし肺胞を虚脱させる可能性もあります（注：上記コンセンサスはADLが保たれた一般成人の異物による気道閉塞を想定して作成されたものです。咳嗽が十分にできない寝たきり患者が誤嚥した場合、カテーテルを用いて液体〜半固形物を吸引する行為は妥当と考えられます）。

　一般的には気道異物に対してまずは背部叩打法を試し、無効な場合には腹部圧迫法（ハイムリック法）を行うことが提案されています[13]。映画「ミセス・ダウト」（1993年）では、高齢女性の家政婦に扮したロビン・ウィリアムズが見事なハイムリック法を披露しています。しかし残念ながら実際には、高齢の女性がハイムリック法を男性に行うのは難しいと思われます。

　もし意識がなくなれば胸骨圧迫を行いますが、その状況ではまずは119番に電話し、指示を仰ぐべきでしょう。目視可能な異物（餅）は除去を試みてよいですが、盲目的に行うことはかえって異物を押し込む可能性もあり勧められていません。もちろん慣れた医療従事者であればマギール鉗子を用いて異物を除去することは妥当な処置と考えられます。

> **回答例4** 掃除機で吸うのは状態を悪化させる危険性もあり勧められません。まずは咳を促し、背中を叩いてください。意識状態が悪くなるようならばすぐに119番に電話しましょう。

まとめ

- ◆ 高齢者の窒息は摂取する食事形態が比較的保たれている方に起こりやすい。
- ◆ 統合失調症やParkinson病患者では特に窒息が起こりやすい。
- ◆ 餅は最も窒息を起こしやすい食品として知られ、状況に応じて代替品として餅様食品を勧めるとよい。
- ◆ 現実は映画のようには上手くいかないことも多いが、咳を促し、背中を叩き、救急車を呼ぶことは、誰にでもできる窒息への対応法である。

文献

1) Taniguchi Y, et al: Epidemiology of food choking deaths in Japan; time trends and regional variations. J Epidemiol 31(5): 356-360, 2021. PMID 32536639
2) Irwin RS, et al: Food asphyxiation in hospitalized patients. JAMA 237(25): 2744-2745, 1977. PMID 577229
3) 道脇幸博，他：三次救急病院に搬送された食品による窒息107例の要因分析と医療コスト．老年歯科医学 26(4): 453-459, 2012.
4) Wu WS, et al: Associations between chronic diseases and choking deaths among older adults in the USA; a cross-sectional study using multiple cause mortality data from 2009 to 2013. BMJ Open 5(11): e009464, 2015. PMID 26563213
5) Kiyohara K, et al: Epidemiology of out-of-hospital cardiac arrest due to suffocation focusing on suffocation due to Japanese rice cake; a population-based observational study from the Utstein Osaka project. J Epidemiol 28(2): 67-74, 2018. PMID 29093354
6) 向井美惠：厚生労働科学研究補助金総括研究報告―食品による窒息の現状把握と原因分析研究．J-GLOBAL, 2008.
7) 内閣府国民生活局消費者安全課：こんにゃく入りゼリーを含む窒息事故の多い食品に係るリスクプロファイル．内閣府，2009.
8) 内閣府食品安全委員会（編）：食品による窒息事故についてのリスク評価を行いました．食品安全 24: 2-3, 2010. https://www.fsc.go.jp/sonota/kikansi/24gou/24gou_1_8.pdf（2025年2月1日閲覧）
9) 品川喜代美，他：高齢者向け餅の食べやすさについて．日本調理科学会誌 47(3): 126-133, 2014.
10) Yamaguchi A, et al: An experiment on oral functional care, and preventing the recurrence of choking and aspiration pneumonia for neuropsychiatry hospital inpatients. Ronen Shika Igaku 32(1): 8-16, 2017.
11) 鈴木幹男：異物―初期対応から摘出まで．日本耳鼻咽喉科学会会報 123(8): 754-761, 2020.
12) Saperstein DM, et al: Successful use of a novel device called the lifevac ton resuscitate choking victims world-wide results. Int J Clin Ski 12(2): 216-219, 2018.
13) Olasveengen TM, et al, Adult Basic Life Support Collaborators: Adult Basic Life Support; 2020 International Consensus on Cardiopulmonary Resuscitation and Emergency Cardiovascular Care Science With Treatment Recommendations. Circulation 142(16-Suppl-1): S41-S91, 2020. PMID 33084391

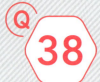

チョコレートの食べ過ぎで鼻血は出るのか？

> **Case** 今まで大病のない 66 歳、男性。
> 患者：先生、先週鼻血が出たので、救急外来で止血してもらいました。
> 奥さん：アナタ、お酒飲み過ぎのせいじゃないの？ 1 日 3 合って多いですよねぇ、先生？

　今回は「鼻血の原因」がテーマです。本テーマについてのエビデンスは乏しいですが、限られたエビデンスをうまく活用して、適切な生活指導につなげましょう。

飲み過ぎで鼻出血？

　飲酒歴は出血時間に相関するという報告があり[1]、大酒家であれば鼻出血の要因として考えてもよいでしょう。飲酒と鼻出血の関係にはいろいろな機序が考えられます。アルコール性肝障害による凝固障害や毛細血管拡張は、出血の素因となります。酩酊により外傷が増えることやエタノール自体の効果として、血小板機能低下[2]や血管拡張も関与します。

　明確なエビデンスはありませんが、大量飲酒の多方面にわたる悪影響を考えれば、鼻出血を糸口として節酒指導することは理にかなっているでしょう。

> **回答例1** お酒によって鼻血が出やすくなる可能性があります。日本人男性では 1 日 1 合までが適量とされていますので、これをきっかけに飲酒量を減らしてはいかがでしょうか？

血圧高くて鼻出血？

> **Case の続き**
> 患者：救急外来で血圧を測ってもらったら収縮期血圧が 170 mmHg もありました。鼻血はそのせいでしょうか？

　鼻出血時に測定すると血圧が高い患者さんは多いです。血圧が高いと鼻出血しやすいのは感覚的には理解しやすく、鼻出血患者に対する急性期/慢性期の血圧コントロールは理にかなっているとのことで推奨されています[3]。

　しかし、血圧上昇により鼻出血が本当に起こりやすくなるかどうかについては、鼻出血のストレスや白衣高血圧などの交絡因子が関わるため、メタ解析でも明らかとはなっていません[4]。

　鼻出血は Kiesselbach 部位から出血することが多いですが、この部位は静脈網が発達しているために、軽微な外傷を契機に静脈破綻することにより出血しやすいとされています。つまり、鼻出血の発生には動脈圧上昇ではなく、静脈圧上昇のほうが重要であると思われます。高血圧が本当に重要な因子であるならば、褐色細胞腫やくも膜下出血が鼻出血で発症することもあると思いますが、そのようなことは知られていません。

> **回答例 2** 鼻血が出ると人は緊張して血圧が高くなることが多いので、それだけでは何とも言えないですね。本日の収縮期血圧は 140 mmHg 台ですから慌てることはないのですが、普段の血圧を知るために、家庭血圧をつけましょう。

チョコレート食べ過ぎで鼻出血？

> **Case の続き**
> 奥さん：鼻血が出たのは、昨日チョコレートを食べ過ぎたせいですかね…。

　これはよく知られた都市伝説だと思います。チョコレートには血管収縮に関連するカフェインやチラミンなどが含まれており、片頭痛や鼻出血に関連する可能性があります。しかし、チョコレート摂取で鼻出血以外の出血（たとえば月経過多）を起こすという話はなく、鼻出血をきたすというには根拠が乏しいです。

　チョコレートと鼻出血に関する論文は、2023 年度末の時点で 3 報見つかりまし

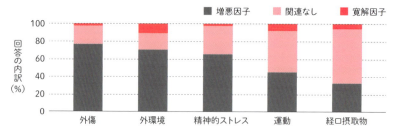

図1　鼻出血と関連があると患者が考えた因子(文献5より)

た．いずれも鼻出血をきたしやすい遺伝性出血性毛細血管拡張症（HHT）患者に対するアンケート調査です．

1つ目の報告では，666例のうち649例（97％）で鼻出血の既往がありました．鼻出血と関連が強い因子は外傷，外環境，精神的ストレス，運動，経口摂取物の順でした（図1）[5]．鼻出血の主たる原因が外傷（鼻いじり）であることは理解しやすいでしょう．なお，環境因子と経口摂取物質のなかでは乾燥，冷気，熱気，花粉症，前屈位，スパイス摂取，アルコール摂取の順で関連があるとされており，チョコレート摂取の与える影響はそれ以下でした[5]．

他の小規模の2つの報告でも，アルコールは鼻出血の増悪因子として指摘されていますが[6,7]，いずれもrecall biasを伴いやすい研究デザインであることから妄信することはできません．むしろ1つ目の報告の結果からは，チョコレート摂取よりも外傷や外環境の要因が大きいことを再認識すべきでしょう．

回答例3　チョコレートが鼻出血を起こしやすくするという明確なデータはありません．それよりも何気なく鼻を触ってしまって鼻出血を起こしている可能性のほうが高いです．そろそろ花粉症のシーズンですが，鼻がむずむずして鼻をこすったりかんだりしてはいませんか？

鼻出血が多い季節，時間帯

Case の続き
患者：最近よく鼻血が出るんですよね…．

疫学的には鼻出血は冬季に多いことが知られています[8〜10]．寒冷刺激が高血圧

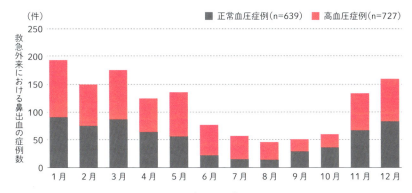

図2　救急外来における鼻出血の症例数（イタリア）（文献9より）
鼻出血は冬季に多いが、高血圧症例の比率は低いため、高血圧が関与している可能性は低い。

を介して鼻出血をきたす可能性も考えられていますが、今までの議論でもあったとおり、高血圧の関与は否定的と思われます（図2）[9]。そのほかに冬季には湿度が低いことが鼻出血に関連している可能性がありますが[11,12]、否定的な報告もあり[13]、結論づいていません。ただし、鼻出血予防に対して患者評価が最も高い方法は加湿器であったという報告もあり[6]、湿度は介入しやすい要因であるという意味で重要です。また、ワセリンを鼻粘膜に塗ることも有用です。

報告によっては鼻出血が最も多いのは春季であり[14,15]、それらの報告では花粉症が関係していると推定しています。花粉症では鼻粘膜に炎症が起きていることもありますが、寒い時期や花粉症では鼻をかむ頻度が高くなることが鼻出血の発生に関与している可能性があります。

鼻出血が多い時間帯については、朝8時24分に大きなピークがあり、晩になだらかな2つ目のピークがあります[16]。これも朝に洗顔や鼻をかむことが多く、晩には入浴することが関与しているのかもしれません。

回答例4　鼻出血を繰り返す場合は耳鼻科で焼灼してもらう方法もありますが、乾燥を避けるのが望ましいので、鼻粘膜へのワセリン塗布に加え、昼間はマスク、夜は加湿器を試してみましょう。

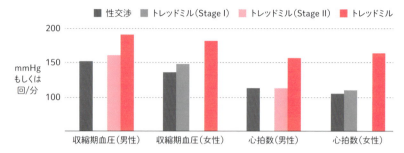

図3　性交渉とトレッドミルによる血行動態の変化（文献18より）
性交渉時の血圧や心拍数はトレッドミルにおけるStage I～IIと同等である。

エッチなこと考えたら鼻出血？

> **Case の続き**
> 患者退室後
> 研修医：先生、1つ聞いていいですか？　エッチなことを考えて興奮すると、鼻血が出ると聞いたことがありますが、本当ですか？

　恥ずかしいので言わないためかもしれませんが、患者さんからは聞かれたことがない質問です。「エッチなことを考えたら鼻血が出る」という都市伝説の根拠としては、精神的興奮が挙げられますが、「sexual」「emotion」などのキーワードで検索する限りでは鼻出血との関連は見出せません。

　医学的根拠として、性交渉の運動強度は平均すれば3～4 METs、高い場合でも5～6 METsとされます[17]。1階から3階まで階段を昇るのは4 METs相当ですが、階段を問題なく駆け上がれる人が、エッチなことを考える程度で鼻出血を起こすほど血圧が高くなるとは思えません。実際に性交渉中の血行動態の変化を調べた研究でも、血圧や心拍数の変化は軽度の運動に相当することが示されています（図3）[18]。

 回答例5　性的な興奮で鼻出血するのは、確かに漫画ではよく見かけます。ただし、これはあくまで漫画的な表現手法に過ぎず、医学的根拠はありません。

まとめ

◆ 鼻出血の危険因子のエビデンスは乏しいが、飲酒習慣や高血圧症に対する生活指導に結びつけるのは理にかなっている。

◆ 高血圧、精神的興奮、チョコレート摂取が鼻出血を引き起こす明確なエビデンスはなく、軽微な外傷（鼻こすり、鼻かみ）のほうが誘因としては重要である。

◆ 乾燥を避けることで鼻出血を繰り返しにくくなる可能性がある。

文献

1) McGarry GW, et al: Idiopathic epistaxis, haemostasis and alcohol. Clin Otolaryngol Allied Sci 20(2): 174-177, 1995. PMID 7634528

2) Ehrlich D, et al: Effects of ethanol on aggregation, serotonin release, and amyloid precursor protein processing in rat and human platelets. Platelets 25(1): 16-22, 2014. PMID 23402285

3) Michel J, et al: Guidelines of the French Society of Otorhinolaryngology (SFORL); epistaxis and high blood pressure. Eur Ann Otorhinolaryngol Head Neck Dis 134(1): 33-35, 2017. PMID 27726975

4) Kikidis D, et al: Is epistaxis associated with arterial hypertension?; a systematic review of the literature. Eur Arch Otorhinolaryngol 271(2): 237-243, 2014. PMID 23539411

5) Silva BM, et al: Lifestyle and dietary influences on nosebleed severity in hereditary hemorrhagic telangiectasia. Laryngoscope 123(5): 1092-1099, 2013. PMID 23404156

6) Elphick A, et al: Relationships between epistaxis, migraines, and triggers in hereditary hemorrhagic telangiectasia. Laryngoscope 124(7): 1521-1528, 2014. PMID 24458873

7) Cavalcoli F, et al: Dietary iron intake and anemia; food frequency questionnaire in patients with hereditary hemorrhagic telangiectasia. Orphanet J Rare Dis 15(1): 295, 2020. PMID 33081831

8) Purkey MR, et al: Seasonal variation and predictors of epistaxis. Laryngoscope 124(9): 2028-2033, 2014. PMID 24633839

9) Manfredini R, et al: Seasonal variation in the occurrence of epistaxis. Am J Med 108(9): 759-760, 2000. PMID 10946821

10) Nunez DA, et al: Epistaxis; a study of the relationship with weather. Clin Otolaryngol Allied Sci 15(1): 49-51, 1990. PMID 2323080

11) McMullin B, et al: Examining seasonal variation in epistaxis in a maritime climate. J Otolaryngol Head Neck Surg 48(1): 74, 2019. PMID 31888757

12) Unsal AA, et al: Doctor Google; Correlating internet search trends for epistaxis with metropolitan climates. Am J Otolaryngol 40(3): 358-363, 2019. PMID 30819541

13) Sowerby LJ, et al: Role of season, temperature and humidity on the incidence of epistaxis in Alberta, Canada. J Otolaryngol Head Neck Surg 43(1): 10, 2014. PMID 24755112

14) Seidel DU, et al: Seasonal variation of epistaxis in Germany. J Craniofac Surg 29(4): e365-e367, 2018. PMID 29438211

15) Lu YX, et al: Pediatric epistaxis and its correlation between air pollutants in Beijing from 2014 to 2017. Ear Nose Throat J 99(8): 513-517, 2019. PMID 31138029

16) Manfredini R, et al: Circadian variation in onset of epistaxis; analysis of hospital admissions. BMJ 321(7269): 1112, 2000. PMID 11061731

17) Cheitlin MD: Sexual activity and cardiac risk. Am J Cardiol 96(12B): 24M-28M, 2005. PMID 16387562

18) Palmeri ST, et al: Heart rate and blood pressure response in adult men and women during exercise and sexual activity. Am J Cardiol 100(12): 1795-1801, 2007. PMID 18082530

カリウム制限食！ 野菜をゆでこぼすだけではダメ？！

> **Case** 慢性腎臓病にて通院中の64歳、男性。
> 患者：カリウム値が高くならないようにするためには、どのようなことに気をつければよいですか？
> 医師：生野菜と果物を控えるとよいですよ。
> 患者：植物にはカリウムが多く含まれているのですね？
> ▶ さて、植物と動物の細胞内のカリウム含有量はどれほど異なるのでしょうか？

カリウム摂取量の目安

　日本人のカリウムの摂取量は男性で2,500 mg/日、女性で2,000 mg/日程度です。カリウムは生体に必須なミネラルであり、健常者男性では3,000 mg/日以上摂取することが望ましいともされますが、腎障害が高度になり高カリウム血症が出現した場合は、カリウム制限を行う必要があります。カリウム制限食はカリウム1,500 mg（≒40 mEq）/日が目安とされます。

野菜・果物とカリウム

　標準的な食事におけるカリウム摂取源となる原材料をみると、野菜・海藻類・果物で40％を占めます（図1）。そこでカリウムを制限するためには、（生）野菜や果物を控えることが有用です。しかし、「野菜・果物にはカリウムが多く含まれている」という説明には若干の語弊があります。

動物と植物のカリウム・ナトリウム含有量

　人体内のカリウムの98％が細胞内に存在します。ヒトと植物の細胞内のナトリウム濃度とカリウム濃度を比較すると、ヒトの細胞のほうが植物の細胞よりもカリウムを多く含んでいるほどです（表1）[1]。ただし、動物にはカリウム含有量が少ない細胞外液が存在します。また、実際には植物の細胞内には液胞という貯留庫があり、液胞内のカリウム濃度は環境のカリウム濃度に比例して変動するため[2]、植物の種類や育った環境によってカリウム含有量は大きく異なります。しかし、総じて

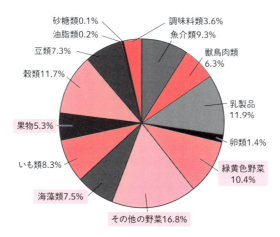

図1 洛和会丸太町病院の病院食におけるカリウム摂取源

表1 生体内の電解質濃度

		ナトリウム	カリウム
植物[1]	細胞内液	10〜30 mEq/L 未満	100 mEq/L
ヒト	細胞内液	15 mEq/L	150 mEq/L
ヒト	細胞外液	140〜145 mEq/L	4 mEq/L

考えれば動物も植物も重量あたりのカリウム含有量は大きく変わりません（**図2**）[3]。ただし、リンゴ1個（約300g）を食べるのは容易でも、ステーキ300gは相当な食べ応えがあることから理解できるように、野菜や果物はたくさん食べることができる食材であるがゆえに、カリウムの摂取源として注意が必要なのです。

なお、動物とは異なり、植物にはナトリウムが豊富な細胞外液が存在しないため、野菜や果物に含まれるナトリウムは魚介類や肉類と比較して少ないです。

回答例1 同じ重量で換算すれば、野菜や果物に含まれるカリウム量は、肉や魚と比べて大差がありません。しかし、野菜や果物はたくさん食べることができるために、総量としては多くなってしまうのです。

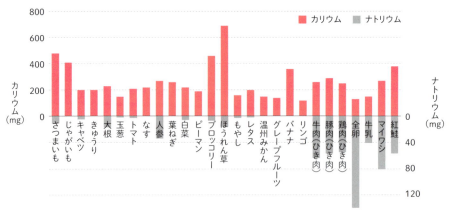

図2 食材100gあたりのカリウム・ナトリウム含有量(文献3より)

> **Case の続き**
> 医師：野菜は体にとって必要なものです。ゆでることでカリウムを減らすことができますから、ゆでこぼしてから食べるとよいですよ。
> 患者：ゆでこぼせば、カリウムはどのぐらい減りますか？

　野菜にはゆでこぼすことでカリウムを喪失しやすいものと、しにくいものがあります（図3）[3]。一般的にゆでることで"シナッ"とする葉物野菜はカリウムを喪失しやすく、煮ても形状を保つ根菜はカリウムを喪失しにくいです。そのため葉物野菜は炒めるのではなく、ゆでこぼすという習慣をつけるのがよいでしょう。一方、野菜の入った鍋の汁には大量のカリウムが溶け出しているため、カリウム制限をしている場合には鍋の汁を飲むのは厳禁です。

 回答例2 小松菜、もやし、ブロッコリーなどはゆでこぼすことでカリウムを半分以下にすることができますが、根菜などの硬い野菜ではカリウムはほとんど減りません。

> **Case の続き**
> 患者：ゆでこぼしたら必要な栄養素は、なくなってしまわないですか？

　野菜に重要な栄養素の代表的なものとしてβカロテンやビタミンCがあります。βカロテンは脂溶性ですので、ゆでても喪失しません。ビタミンCは水溶性のた

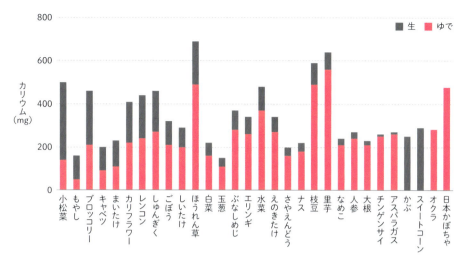

図3　ゆでる前後での食材のカリウム含有量（加食部100gあたり）（文献3より）

ゆでこぼすことでカリウム喪失率が高い食品を左から並べる。小松菜（72%）、もやし（69%）、ブロッコリー（54%）はカリウム喪失率が高いが、人参、大根、チンゲンサイ、アスパラガス、オクラなどはほとんど喪失しない。

めゆで汁の中に喪失しますし、熱に弱いともされます。

　ゆでることで喪失するビタミンCとカリウムの割合を30品目について調べたものをプロットすると、ばらつきは大きいものの、平均すれば10%のみがカリウム喪失と関連なくビタミンCが喪失しており、これは加熱による影響と考えられます（図4）[3]。残りの90%はカリウム喪失と同様に細胞内からゆで汁へ移行するものと推測されます。つまり、加熱によるビタミンC喪失は少量のみであり、カリウム制限を重要視するならば、ゆで時間は十分に確保すべきでしょう。

　ゆで時間が長ければカリウムだけではなくビタミンCも喪失してしまいますが、さやえんどう、ブロッコリー、小松菜は、ゆでた後のビタミンCがカリウムと比較して豊富で、すぐれた食材です（図5）[3]。

回答例3　ゆでこぼしてもβカロテンは減りません。ビタミンCはゆで汁に溶け出してしまいますが、さやえんどう、ブロッコリー、小松菜などでは十分量残ります。

Case の続き

患者：冷凍野菜のカリウムや栄養素はどうですか？

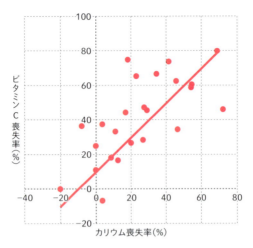

図4　ゆでることにより喪失する野菜の栄養素の割合(文献3より)

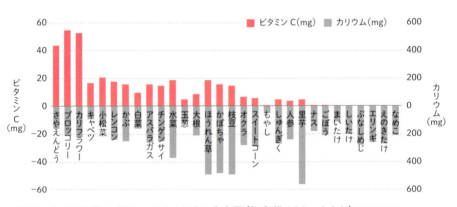

図5　ゆでた野菜のビタミンCとカリウム含有量（加食部100gあたり）(文献3より)
ゆでた後のビタミンC/カリウム比が高い食品を左から並べる。きのこ類にはビタミンCやβカロテンは含まれていないため、これらの栄養素摂取には不向きな食材である。

　レタスやトマトなど水分が多い野菜は氷の結晶で組織が破壊されるため冷凍保存に向きませんが、ほうれん草などの葉物やブロッコリーは冷凍保存ができます。
　冷凍はゆでこぼすのと似た効果があります。細胞内からカリウムとビタミンCが流出しますが、βカロテンは減りません（**表2**）[3]。特にゆでることでカリウム減少効果が高かった葉物野菜（ほうれん草）は、冷凍することでも顕著にカリウムが減少します。冷凍ほうれん草をゆでれば、さらにカリウムは減少します。難点は、歯ごたえがない食感となること、ビタミンCが失われることですが、冷凍やゆで野

表2 冷凍や加熱による栄養素の変化（可食部100gあたり）(文献3より)

食品成分		エネルギー(kcal)	水分(g)	ナトリウム(mg)	カリウム(mg)	βカロテン(μg)	ビタミンC(mg)	食物繊維(g)
里芋	生	53	84.1	0	640	5	6	2.3
	水煮	52	84	1	560	4	5	2.4
	冷凍	69	80.9	3	340	5	5	2
枝豆	生	125	71.7	1	590	240	27	5
	ゆで	118	72.1	2	490	260	15	4.6
	冷凍	143	67.1	5	650	170	27	7.3
かぼちゃ	生	78	76.2	1	450	3,900	43	3.5
	ゆで	80	75.7	1	430	3,900	32	4.1
	冷凍	75	78.1	3	430	3,700	34	4.2
トウモロコシ	生	89	77.1	0	290	22	8	3
	ゆで	95	75.4	0	290	20	6	3.1
	冷凍	91	75.5	1	230	39	4	4.8
人参	生	30	89.7	34	270	6,700	6	2.4
	ゆで	28	90	27	240	7,200	4	2.8
	冷凍	30	90.2	57	200	9,100	4	4.1
ほうれん草	生	18	92.4	16	690	4,200	35	2.8
	ゆで	23	91.5	10	490	5,400	19	3.6
	冷凍	22	92.2	120	210	5,300	19	3.3
	冷凍/ゆで	27	90.6	47	90	8,600	5	4.8

菜でも彩りを添えられること、βカロテンや食物繊維の補充は可能なことがメリットです。

回答例4 冷凍された葉物野菜は食感、ビタミンCは失われますが、カリウム負荷をかなり減らすことができ、彩り、βカロテン、食物繊維を補うには優れています。

Case の続き
患者：海藻のカリウムは多いですか？

　海藻は塩水に浸かっているので陸生植物と比較してナトリウムが多く含まれています（表3)[3]。生わかめはカリウムも非常に多いのが特徴です。しかし、一度乾燥

表3　海藻類の栄養素（可食部100ｇあたり）（文献3より）

	ナトリウム(mg)	カリウム(mg)	ヨウ素(μg)	βカロテン(μg)	ビタミンC(mg)	食物繊維(g)
生わかめ	610	730	1,600	930	15	3.6
カットわかめ（水煮）	310	15	720	180	0	3.2
生めかぶわかめ	170	88	390	240	2	3.4
乾燥わかめ（水戻し）	290	260	1,900	1,200	3	5.8
湯通し塩蔵わかめ（生）	530	10	810	210	0	3.2
湯通し塩蔵わかめ（ゆで）	130	2	200	63	0	1.1
湯通し塩蔵くきわかめ（塩抜き）	3,100	88	0	56	0	5.1
もずく塩蔵（塩抜き）	90	2	0	180	0	1.4

させた後に水戻しすればナトリウムやカリウムを半減させることができます。この場合、βカロテンは保持されます。

　わかめをカリウム負荷なくして食するには、湯通し後、塩蔵したわかめをゆでて用いるのが最も良いですが、この場合はβカロテンもかなり減少することには注意が必要です。海藻類のなかでは、もずくはカリウムが少ない食品です。ただし、タレなどでナトリウム負荷となりやすいので注意が必要です。

回答例5　湯通し塩蔵わかめをゆでたものや「もずく」はカリウムが少ないですが、ナトリウムを多く含むことに注意が必要です。

Case の続き
患者：バナナがダメと言いますが、食べても比較的よい果物には何がありますか？

　どんな果物にもカリウムは含まれていますが、アボカドやバナナ、メロン、キウイフルーツには特に多く含まれています（図6）[3]。主観的ではありますが、果物のカリウム含有量は"こってり度"に比例します。カリウムを制限しながら果物を食したい場合には、さっぱりとしたリンゴ、ナシなどを選択するのがよいでしょう。

回答例6　果物にはカリウムが豊富ではありますが、バナナやメロンと比べれば、カリウム含有量が1/3であるリンゴ、ブドウ、ナシなどを摂取するのがよいでしょう。

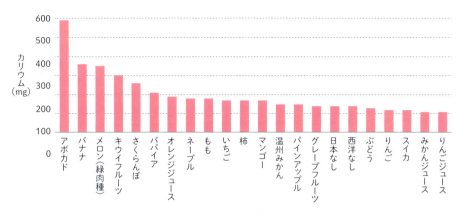

図6 果物のカリウム含有量(可食部100gあたり)(文献3より)

> **まとめ**
> ◆ 野菜や果物のカリウム含有量は重量あたりで考えれば肉や魚と同等であるが、野菜や果物は大量に摂取しやすいためにカリウム負荷の大きな要因となる。
> ◆ 葉物野菜はゆでこぼすことでカリウムを半分程度にすることができるが、根菜はゆでこぼしの効果は乏しい。
> ◆ 冷凍された葉物野菜は食感とビタミンCは失われるが、カリウム負荷をかなり減らすことができ、彩り、βカロテン、食物繊維を補うには優れている。
> ◆ 湯通し塩蔵わかめをゆでたものや「もずく」はカリウムが非常に少ないが、ナトリウム負荷に注意が必要である。

文献

1) Walker DJ, et al：Potassium homeostasis in vacuolate plant cells. Proc Natl Acad Sci USA 93(19)：10510-10514, 1996. PMID 11607707
2) Adams E, et al：Transport, signaling, and homeostasis of potassium and sodium in plants. J Integr Plant Biol 56(3)：231-249, 2014. PMID 24393374
3) 文部科学省：日本食品標準成分表2020年版(八訂). https://www.mext.go.jp/a_menu/syokuhinseibun/mext_01110.html(2025年2月1日閲覧)

Q 40 食べると眠くなります

> **Case** 生来健康な 44 歳、男性。
> **医師**：今日は検診で "脂肪肝" と言われたため、受診されたのですね？
> **患者**：はい。最近、運動不足のためか体重が 4 kg ほど増えました。
> **医師**：食生活はどうですか？
> **患者**：最近は朝食を食べないので、お腹が空いてランチをご飯大盛りにしています。
> あ、あと最近、寝不足でもないのに、昼食後に眠くなります。何か関係はあ
> りますか？
> ▶ 昼食後の眠気で考えるべき原因には、何があるでしょうか？

食後に眠くなるのは異常か？

　食事を摂取すると眠くなることを科学的に証明するために、食後 30 分ごとに睡眠潜時を調べた報告があります。それによると食事を実際に嚥下した人は、食事を噛んでから吐き捨てた対照群と比較して、食後 1 時間の時点で有意に睡眠潜時が短い（つまり睡眠に陥りやすい）ことが示されました[1]。食事が消化管内に入ると消化・吸収のために副交感神経優位となります。そのためリラックスした状態になり眠気がくると考えると、理解しやすいでしょう。生活するうえでは昼食後に眠気がくることが最も問題となり、英語では post-lunch dip と呼ばれ、生理的現象の 1 つとして知られています。

　食後の傾眠は 40 歳以上で認めやすいという報告もあります[2]。冒頭の **Case** は体重増加による睡眠時無呼吸症候群にも注意すべきですが、年齢による変化も関係するかもしれません。

食後に傾眠が起こる疾患、起こらない疾患

　日中に傾眠を繰り返す場合には、睡眠時無呼吸症候群などの傾眠をきたす疾患を否定する必要があります。また、状況によっては食後低血圧や後期ダンピング症候群による食後の一過性意識障害も考えられます。

　一方、小児の注意欠如・多動症では、食後の眠気が起こらず活動性が落ちないこ

206　第 4 章　食事や薬に関するトリビア

とが報告されています[3]。また、慢性疲労症候群においても、活動性や皮膚温度の日内変動が障害されています[4]。

> **回答例1** 昼食後に眠くなるのは、よく知られた生理的な現象です。中年になって初めて自覚することもありますが、中年発症で肥満・早朝の頭痛・いびきがあれば、睡眠時無呼吸症候群を考える必要があります。

軽食にするのは有効

食後に眠くなるのは、特に運転に従事する人にとっては重大な問題です。922 kcal の"重い食事"と 305 kcal の"軽い食事"の効果をドライブシミュレーターで比較すると、"重い食事群"で食後 30〜120 分後までの車線逸脱回数が多いことが示されています[5]。

この研究では、"重い食事"は"軽い食事"よりも脂肪、炭水化物、蛋白質いずれもが多い組成となっていました。この食事の組成を変化させることで、食後の眠気は変わるのでしょうか？　それがわかれば、お腹いっぱい食べても眠くならない方法が見つかるかもしれません。

脂肪摂取の影響は少ない

脂肪を摂取すると消化管ホルモンであるコレシストキニン(CCK)が分泌されます。CCK を注射すると眠気を誘発できますが[6]、CCK-A 拮抗薬を用いた研究では、食後の眠気に CCK の関与は否定的でした[7]。現在では、高脂肪食は高炭水化物食と比較して眠気を引き起こしにくいとされています。

炭水化物は控えるほうがよい

高炭水化物食は高脂肪食よりも眠気を誘発します[8,9]。また、吸収が緩やかな炭水化物(sucromalt)では、食後の倦怠感が抑えられることも報告されています[10]。残念ながら、α-グルコシダーゼ阻害薬を用いた研究は筆者の知る限り行われておりませんが、糖尿病患者に α-グルコシダーゼ阻害薬を処方する場合には、昼食後の眠気の変化を聞いてみると面白いかもしれません。

なぜ炭水化物が眠気をきたしやすいのかについては、インスリンが眠気を誘発するなどさまざまな仮説がありますが、生理的なインスリン分泌量では説明が困難であり、機序はわかっていません。

蛋白質はさほど気にしなくてよい

　睡眠に関わるホルモンであるメラトニンは、必須アミノ酸であるトリプトファンを摂取しなければ合成できません。逆に、トリプトファンを大量摂取すれば睡眠を誘発する可能性はありますが、ネコを用いた実験で睡眠効果が報告されたのは、200〜300 mg/kg もの大量のトリプトファンを腹腔内投与したものでした[11]。一方、標準的な高カロリー輸液で 2,320 kcal を体重 70 kg の患者に投与した場合、トリプトファンは 18.3 mg/kg/日の投与となります。成分栄養 2,400 kcal を体重 70 kg の患者に投与した場合は 17.3 mg/kg/日です。これらのことから、200〜300 mg/kg のトリプトファン投与は桁違いの量で、現実的ではないことがわかるでしょう。

　事実、食後の眠気は炭水化物摂取で起きますが、蛋白質摂取では起こらないという報告があります[2]。ただし、炭水化物の摂取量が多いほどトリプトファンの利用率が高いことが知られており[12]、炭水化物と蛋白質の同時摂取ではより眠気を起こしやすくなる可能性が残ります。

回答例2 特に眠くなりやすいのは、摂取カロリーが高い場合、特に炭水化物摂取量が多い場合とされますので、昼食の内容を見直してみてはいかがでしょうか？

液体のほうが眠くならない

　同等の栄養成分を摂取したとしても、固形物と比較して流動物のほうが、食後の眠気が起こりにくいことが知られています[13]。

　アボカドスムージーは 200 g あたり 176 kcal、脂質 13.8 g、炭水化物 11.2 g、蛋白質 6.2 g であり、高脂質・低炭水化物な飲料であることから、昼食後の眠気を起こしにくい食事の可能性があります。ただし、アボカドスムージーの眠気に対する研究はされていないこと、毎日アボカドスムージーを昼食とするのは現実的に困難なことから、推奨するまでには至りません。

肥満改善が有効かもしれない

　肥満患者では、レプチン、グレリンなどさまざまなアディポカインや消化管ホルモンを介して、食後の眠気が起こりやすい可能性があります[14]。炎症性サイトカインである IL-1 も、脂肪と炭水化物摂取により誘導され、食後の眠気や倦怠感に関わることが知られています。IL-1 受容体拮抗薬を投与すると食後の傾眠が軽減しますが、肥満者のほうがその影響は顕著です[15]。このように、肥満者では睡眠

時無呼吸症候群を差し引いても、食後の眠気が起こりやすいのです。

肥満患者に対して1日摂取カロリーを500 kcal減量させた介入試験によると、12週間後には食後の記憶力低下が軽減することが報告されています[8]。

回答例3 昼食後に眠気がくるようになったのは、体重が増えたことも関係していそうですね。昼食の量、特に炭水化物の量を減らすことは短期的な眠気改善効果に加え、体重減少による長期的な効果も期待できますので、ぜひ頑張って食生活を変えていきましょう。

その他の対処法

昼食後の眠気に対しては20分の昼寝[16]、明るい光を浴びる[17]、カフェインの摂取[18]の有用性も報告されています。職場での理解が得られるならば、短時間の昼寝は作業効率を高める方法であり、試すとよいでしょう。昼食後に散歩することは、光を浴びる以外に、運動を介して健康増進に役立ちそうです。カフェインは昼寝前に飲むと、昼寝からの覚醒を助けると期待されます。

まとめ

- ◆ 昼食後に眠くなるのは生理的な反応であるが、睡眠時無呼吸症候群や食後の低血糖・低血圧を否定する必要がある。
- ◆ 昼食の炭水化物摂取量を制限することが、昼食後の眠気の軽減につながる。
- ◆ 肥満者は体重を減らすことで、眠気の軽減が期待できる。
- ◆ 短時間の昼寝、明るい光への曝露、カフェインの摂取も眠気軽減に有用である。

文献

1) Harnish MJ, et al : A comparison of feeding to cephalic stimulation on postprandial sleepiness. Physiol Behav 64(1) : 93-96, 1998. **PMID 9661987**
2) Spring B, et al : Effects of protein and carbohydrate meals on mood and performance ; interactions with sex and age. J Psychiatr Res 17(2) : 155-167, 1982-1983. **PMID 6764932**
3) Tonetti L, et al : A pilot study on circadian activity rhythm in pediatric attention-deficit hyperactivity disorder. Clocks Sleep 1(3) : 385-393, 2019. **PMID 33089176**
4) Cambras T, et al : Circadian rhythm abnormalities and autonomic dysfunction in patients with Chronic Fatigue Syndrome/Myalgic Encephalomyelitis. PLoS One 13(6) : 0198106, 2018. **PMID 29874259**
5) Reyner LA, et al : (Post-lunch) sleepiness during prolonged, monotonous driving-effects of meal size. Physiol Behav 105(4) : 1088-1091, 2012. **PMID 22155490**

6) Stacher G, et al : Cholecystokinin decreases appetite and activation evoked by stimuli arising from the preparation of a meal in man. Physiol Behav 23 (2) : 325-331, 1979. PMID 504423

7) Wells AS, et al : Effects of a specific CCK-A antagonist, Loxiglumide, on postprandial mood and sleepiness. J Psychopharmacol 11 (3) : 241-246, 1997. PMID 9305416

8) Dhillon J, et al : Effects of almond consumption on the post-lunch dip and long-term cognitive function in energy-restricted overweight and obese adults. Br J Nutr 117 (3) : 395-402, 2017. PMID 28183366

9) Lowden A, et al : Performance and sleepiness during a 24 h wake in constant conditions are affected by diet. Biol Psychol 65 (3) : 251-263, 2004. PMID 14757311

10) Dammann KW, et al : Effects of consumption of sucromalt, a slowly digestible carbohydrate, on mental and physical energy questionnaire responses. Nutr Neurosci 16 (2) : 83-95, 2013. PMID 23321385

11) Ursin R : The effects of 5-hydroxytryptophan and L-tryptophan on wakefulness and sleep patterns in the cat. Brain Res 106 (1) : 105-115, 1976. PMID 1083761

12) Herrera CP, et al : High-glycaemic index and -glycaemic load meals increase the availability of tryptophan in healthy volunteers. Br J Nutr 105 (11) : 1601-1606, 2011. PMID 21349213

13) Orr WC, et al : Meal composition and its effect on postprandial sleepiness. Physiol Behav 62 (4) : 709-712, 1997. PMID 9284488

14) Panossian LA, et al : Daytime sleepiness in obesity ; mechanisms beyond obstructive sleep apnea ; a review. Sleep 35 (5) : 605-615, 2012. PMID 22547886

15) Lehrskov LL, et al : The role of IL-1 in postprandial fatigue. Mol Metab 12 : 107-112, 2018. PMID 29705519

16) Hayashi M, et al : The effects of a 20-min nap before post-lunch dip. Psychiatry Clin Neurosci 52 (2) : 203-204, 1998. PMID 9628152

17) Slama H, et al : Afternoon nap and bright light exposure improve cognitive flexibility post lunch. PLoS One 10 (5) : e0125359, 2015. PMID 26016658

18) Kassis O, et al : Double-blind placebo and active (caffeine) controlled study to examine the effects of the herbal nutritional supplement beverage "Wake up®" on vigilance and function after lunch. Isr Med Assoc J 15 (8) : 419-423, 2013. PMID 24079062

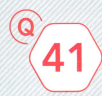

発酵食品は身体に良いですか?

Case 45歳、女性。
患者:発酵食品は身体に良いと聞いたので毎食欠かさず食べるようにしています。
▶発酵食品は身体に良いのでしょうか? 食べ過ぎの弊害はないのでしょうか?

過ぎたるは猶及ばざるが如し

　発酵食品が優れた食品であることは確かです。なぜならば、「発酵」とは微生物によって有益な物質が作られることで、ヒトにとって有害な場合は「腐敗」と呼ぶように決まっているからです。しかし、特定の食品が本当に身体に良いかどうかを科学的に調べることは実は非常に難しいです。聞き取り調査ではさまざまなバイアスが入ることは必至ですし、長期的な効果を介入試験で調べるとすれば、長期間被検者に食事制限をすることになってしまいます。そのため質の高い研究はほとんどありません。

　世の中には身体に良い食品は数多くありますが、いずれも単独ではバランスが偏ってしまうため、特定の食品だけを摂れば良いということには決してなりません。そればかりか、身体に良いとされる物質の多くは大量摂取すれば害ともなりえます。ビタミンでさえ過剰な摂取は有害であることが明らかにされています(たとえばビタミンA過剰摂取)。

 回答例1 発酵食品は優れた食品であることは確かですが、「過ぎたるは猶及ばざるが如し」であることを忘れてはなりません。何でも偏らずに食べることが結局は身体に良いのです。

ヨーグルトの効果

　発酵食品にはさまざまな種類があります。スウェーデンのシュールストレミング（ニシンの塩漬け）や韓国のホンオフェ（エイの発酵食品）など、臭いの強烈さで有名なものもありますが、ここでは日本で一般的に食されている食品に限って解説します。

　発酵食品の代表としては、ヨーグルトが挙げられるでしょう。ヨーグルトとは国際食品規格（コーデックス規格）によると"ブルガリア菌（*Lactobacillus delbrueckii* subsp. *bulgaricus*）とサーモフィラス菌（*Streptococcus thermophilus*）の2種類で乳酸発酵しているもの"と定義されています。日本国内ではヨーグルトとしての規格はなく、パッケージの種類別表記は、乳および乳製品の成分規格等に関する省令で「発酵乳」と定義された乳製品です。発酵に使われる菌種は、さまざまな乳酸菌（*Lactobacillus* spp.）とビフィズス菌（*Bifidobacterium* spp.）です。生体内では乳酸菌は小腸に多く、ビフィズス菌は大腸に多い菌で、後者のほうが菌量としては圧倒的に多いです。ビフィズス菌は偏性嫌気性菌で酸素存在下では発育できないため、古典的な発酵食品では活用されていませんが、各メーカーの努力で現在では多くのヨーグルトに含まれています。また、カスピ海ヨーグルトではクレモリス菌（*Lactococcus lactis* subsp. *cremoris*）などが発酵に用いられています。クレモリス菌は20～30℃という低温で発酵できることが特徴です。

　どのヨーグルトが最も優れているかについては明らかになっていませんが、ヨーグルト全般としては、乳糖不耐症、機能性便秘、過敏性腸症候群に効果があることが報告されています。さらには脂質異常症、肥満、糖尿病への効果や、特定の菌種によっては降圧効果も期待されています[1]。

回答例2 ヨーグルトは消化管にとって良い影響があることが確認されており、さらには代謝系への良い影響も期待されています。

他の発酵食品は？

　日本の代表的な発酵食品としては、ヨーグルト以外に納豆、漬物、味噌、醬油などがあります。

　納豆の発酵には枯草菌の一種である *Bacillus subtilis* var. *natto* が用いられています。枯草菌は米国、英国、イタリア、ベトナム、韓国などでは整腸剤として市販されています[2]。戦前の日本で納豆はチフス[3]や赤痢[4]に対しての効果が報告されており、治療薬としての役割も期待されていました。

漬物の発酵にはさまざまな乳酸菌（*Leuconostoc*、*Lactobacillus* など）が関与しています[5]。ヨーグルトや納豆は特定の菌株を用いることが多いのと対照的に、漬物は多数の菌種が複雑に関与して漬物の個性を生み出しています。乳酸菌の種類から考えればヨーグルトと同じような効果が期待されますが、大量に摂取すると塩分摂取量が多くなってしまうことが難点です。塩分含有量が少なめであるピクルスは、その点では身体に優しいと言えます。韓国の漬物とも言えるキムチも、日本の漬物と同様の乳酸菌が発酵に関わっていますが[6]、2000年にキムチに特有の *Leuconostoc kimchii* という菌の同定がされています[7]。

　味噌や醬油の製造過程では、麹菌（*Aspergillus oryzae*、*Aspergillus sojae*）、非耐塩性乳酸菌（*Streptococcus faecalis* など）、耐塩性乳酸菌（*Pediococcus halophilus*、*Tetracoccus* spp.、*Pediococcus acidilactici*）が活躍します[8]。味噌や醬油は加熱せずに摂取する量は少なく、腸内細菌叢への影響は少なそうです。

回答例3　納豆はヨーグルトと同様、整腸剤としての効果が期待できます。漬物は乳酸菌を多く含みますが、塩分過多に注意しましょう。

乳酸菌を与えるのではなく、乳酸菌の増やし方を考える

　消化器官以外に乳酸菌が重要な役割をしている部位には、腟があります。腟に常在する乳酸菌（デーデルライン桿菌）は、pHを低く保つことで腸内細菌が腟内で繁殖するのを防ぎます。閉経後はエストロゲンが欠乏し、デーデルライン桿菌が減少して、腸内細菌が繁殖し、尿路感染症が起こりやすくなります。

　そこで腟錠で乳酸菌（*Lactobacillus*）を補充することが考えられました。2日に1回、もしくは週に3回の投与を1年続けることで、投与を中止しても少なくとも1年間は膀胱炎発症が抑制されたことが報告されています[9]。

　ところで、老子の格言に「魚を与えるのでなく、釣り方を教えよ」というものがあります。同じような考えで、乳酸菌を与えるのではなく、乳酸菌を増やす方法はどうでしょうか？　それがエストロゲン腟内投与です。エストロゲン製剤を最初2週間は連日、その後は週に2回投与することで、乳酸菌が腟に定着して膀胱炎が25（13〜50）％に減少することが報告されています[10]。

日本人が海藻好きならば、日本人の腸内細菌も海藻好き？

　腟内とは異なり、腸管内は温度、塩分濃度、pHなどの環境を調節するのが難しく、腸管内の特定の細菌だけを増やすことは困難と考えられます。しかし、完全に

不可能というわけではありません。

　日本人の腸内に存在する *Bacteroides plebeius* という菌は、海藻に含まれる食物繊維を分解するポルフィラナーゼという酵素を産生できます。ヒトは海苔やワカメなどの海藻を消化吸収できませんが、日本人はこの菌の保菌率が高いために、エネルギー源として利用できます[11]。

　もし腸内で良性の乳酸菌だけを増やすことのできる食品が開発されれば、それは今までの発酵食品を超える健康食品となるのかもしれません。

回答例4　海藻をよく食べる習慣があると、海藻を分解する腸内細菌が増えるという報告があります。このことから、乳酸菌を多く摂れば良いというわけではなく、ほかにどんな食品を摂取するかでも腸内細菌叢が変わる可能性があると言えます。1つの食材だけにこだわり過ぎず、偏りのない食事を目指したいですね。

まとめ

- ◆ ヨーグルトは乳糖不耐症、機能性便秘、過敏性腸症候群に効果があり、さらには脂質異常症、肥満、糖尿病への効果も期待されている。
- ◆ 納豆は整腸剤としての効果が期待できる。
- ◆ 特定の食品への過剰な期待は、「過ぎたるは猶及ばざるが如し」となりうる。
- ◆ 腸内のみならず腟内にも常在乳酸菌は重要であるが、エストロゲン腟錠は閉経後の腟内常在菌が正常化するのを助ける。

文献

1) Savaiano DA, et al：Yogurt, cultured fermented milk, and health；a systematic review. Nutr Rev 79(5)：599-614, 2021. PMID 32447398
2) Lee NK, et al：*Bacillus* strains as human probiotics；characterization, safety, microbiome, and probiotic carrier. Food Sci Biotechnol 28(5)：1297-1305, 2019. PMID 31695928
3) 櫻田穆：「チフス」の納豆菌療法の意義．日本傳染病學會雜誌 11(7)：755-761, 1937.
4) 河村一：納豆菌ノ赤痢菌ニ對スル拮抗作用ニ就テ．日本傳染病學會雜誌 10(9)：948-955, 1936.
5) 宮尾茂雄：日本の漬物．日本海水学会誌 71(4)：211-221, 2017.
6) Lee J-H：韓国キムチにおける乳酸菌研究の進展－キムチ発酵に関与する乳酸菌相の解析を中心に．ミルクサイエンス 58(3)：153-159, 2009.
7) Kim J, et al：*Leuconostoc kimchii* sp. nov., a new species from kimchi. Int J Syst Evol Microbiol 50 Pt 5：1915-1919, 2000. PMID 11034505
8) 好井久雄：みそ、しょうゆ醸造と微生物．化学と生物 8(11)：674-681, 1970.
9) Sadahira T, et al：Efficacy of *Lactobacillus* vaginal suppositories for the prevention of recurrent cystitis；a phase II clinical trial. Int J Urol 28(10)：1026-1031, 2021. PMID 34258813
10) Raz R, et al：A controlled trial of intravaginal estriol in postmenopausal women with recurrent urinary tract

infections. N Engl J Med 329 (11) : 753-756, 1993.　PMID 8350884

11) Hehemann JH, et al : Transfer of carbohydrate-active enzymes from marine bacteria to Japanese gut micro-biota. Nature 464 (7290) : 908-912, 2010.　PMID 20376150

お腹が空くとお腹が鳴るのはなぜか？

> **Case** 30代、男性。2次健康診断にて。
> 患者：特に症状はありませんが、健診で肝臓とコレステロールの値が高かったため、病院へ行くように言われて来ました。
> 医師：脂肪肝ですね。現在、肥満（1度）と呼ばれる状態ですが、食事摂取量を1日あたり250 kcal 減らせば、月に1 kgの体重が減って、脂肪肝も良くなっていきますよ。具体例としては、ハーゲンダッツのアイスクリーム1つ、ポテトチップス（80 g）なら1/2袋が250 kcalに相当します。
> 患者：（大きなお腹の音が鳴る）
> 医師：おや、お腹が元気よく鳴りましたね。
> 患者：いやー、お恥ずかしい（汗）。今日は検査があると思って朝食を抜いたので、お腹が空いてしまって…。
> ▶お腹が鳴るのは医学的に、どのように解釈されているのでしょうか？

空腹でお腹が鳴るのは古今東西、共通認識

　日本の漫画では空腹時には「ぐぅー」などの擬音語で表記されることがあり、空腹時にお腹が鳴るのは一般的に認められている事象です。欧米においても空腹時にお腹が鳴ることを"stomach growling"と表現し、空腹の典型的な症候の1つであるとされています[1]。また日本では「ぐぅー」や「ゴロゴロ」などと喩えられる音を、古代ギリシャ人は「borborygmi」と表現したそうで、現在でも英語圏ではこの擬音語が用いられることが多いです。

次の摂食に備えて腸管が動く

　食後には腸管の仕事が増えるので、腸管の動きが活発になることは想像にたやすいです。では、なぜ空腹時にお腹の音がするのでしょうか？
　空腹時には主に胃から始まり十二指腸、空回腸へと広がっていくMMC（migrating motor complex）と呼ばれる腸管蠕動運動の存在が知られています[2]。MMCは食物残渣や脱落細胞を肛門側に排出させ、次の摂食のための準備をしていると考

えられますが、このMMCが、空腹時にお腹が鳴る主因です[3]。MMCは空腹時におおよそ130分間隔で起こりますが、夜間には抑制されています[2]。そのお陰で就寝中にお腹が鳴って起きることは稀です。

お腹を鳴らすモチリン

MMCに関連するホルモンにはさまざまなものが知られていますが、ヒトにおいて最も関連性が報告されているのはモチリンです。モチリンは小腸で産生されるペプチドホルモンですが、血漿モチリン濃度は、MMCや空腹の程度に相関があります[3]。

マクロライド系抗菌薬(特にエリスロマイシン)は、モチリン様作用を有することが知られています。そのため、エリスロマイシンは胃不全麻痺に対して効果が期待されています[4]。また、緊急上部消化管内視鏡検査に先行して投与すると視認性を高め、輸血や再検査率を低下させ、入院日数を短縮することが報告されています[5]。治療量のエリスロマイシンは下痢や食欲低下をきたしやすいですが、少量(40 mg)の投与では食欲が亢進することも報告されています[6]。なお、これらを目的としたマクロライド系抗菌薬の投与は、抗菌作用により腸内細菌叢の撹乱を引き起こすこと、QT延長から不整脈を惹起するリスクがあること、保険適用外の使用となることに注意が必要です。

回答例1 お腹が空くと、次の摂食に備えて胃腸が準備運動を始めることで、お腹が鳴ることがあります。

Case の続き
患者：私は深夜の警備の仕事をしているのですが、夜勤中は妙にお腹が空いて、ついつい食べ過ぎてしまいます。

夜更かしでお腹を空かせるグレリン

モチリンに似たようなペプチドホルモンに、グレリンがあります。グレリンは胃から産生されるペプチドホルモンで、成長ホルモン分泌を刺激し、また食欲を増進させる働きがあります。グレリンは夜更かし中に上昇し、食欲増進する可能性が示唆されています[7]。夜更かしをすることで増加するカロリー消費量は100 kcal以下ですが、摂取量の増加は250 kcalを超えます。つまり夜更かしをすると摂取カ

ロリーが過剰となりやすいことに注意が必要です[8]。

　2021年4月にはグレリン様作用を有するアナモレリンという薬が、悪性腫瘍（非小細胞肺癌、胃癌、膵癌、大腸癌）における悪液質に効果があることが認められ、薬価承認されました。しかし、グレリンはヒトのMMCとは相関性が低く[9]、お腹が鳴ることには関連が乏しいでしょう。

 回答例2 夜勤中はお腹が空きやすいので、食べ過ぎないように対策を事前に考えておきましょう。

まとめ

- 空腹時には次の摂食に備えて胃腸の腸管蠕動運動が起こるために、お腹が鳴りやすい。
- この腸管蠕動運動は主にモチリンによって引き起こされるが、エリスロマイシンはモチリン様作用があることから、胃内容物の排出促進を目的に利用されることがある。
- モチリンと似た作用を持つものにグレリンがある。グレリン様作用を有するアナモレリンは、悪性腫瘍の悪液質による食欲低下に有用性が期待されている。

文献

1) Murray M, et al: Consumer views of hunger and fullness; a qualitative approach. Appetite 53(2): 174-182, 2009. PMID 19524000
2) Deloose E, et al: The migrating motor complex; control mechanisms and its role in health and disease. Nat Rev Gastroenterol Hepatol 9(5): 271-285, 2012. PMID 22450306
3) Deloose E, et al: Redefining the functional roles of the gastrointestinal migrating motor complex and motilin in small bacterial overgrowth and hunger signaling. Am J Physiol-Gastrointest Liver Physiol 310(4): G228-G233, 2016. PMID 26660537
4) Maganti K, et al: Oral erythromycin and symptomatic relief of gastroparesis; a systematic review. Am J Gastroenterol 98(2): 259-263, 2003. PMID 12591038
5) Aziz M, et al: Erythromycin improves the quality of esophagogastroduodenoscopy in upper gastrointestinal bleeding; a network meta-analysis. Dig Dis Sci 68(4): 1435-1446, 2023. PMID 36112271
6) Tack J, et al: Motilin-induced gastric contractions signal hunger in man. Gut 65(2): 214-224, 2016. PMID 25539673
7) Duan D, et al: Connecting insufficient sleep and insomnia with metabolic dysfunction. Ann N Y Acad Sci 1519(1): 94-117, 2023. PMID 36373239
8) Chaput JP, et al: The role of insufficient sleep and circadian misalignment in obesity. Nat Rev Endocrinol 19(2): 82-97, 2023. PMID 36280789
9) Tack J, et al: The gastrointestinal tract in hunger and satiety signalling. United Eur Gastroenterol J 9(6): 727-734, 2021. PMID 34153172

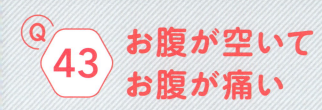

Q43 お腹が空いてお腹が痛い

> **Case** 40代、男性。
> 患者：お腹が空くとなぜ、お腹が痛くなるのですか？
> ▶空腹時の腹痛で、注意すべきこととは何でしょうか？

お腹が空くと腸管蠕動運動が亢進する

　Q42「お腹が空くとお腹が鳴るのはなぜか？」（216頁）でも解説したとおり、空腹時には腸管蠕動運動が亢進します。そのためお腹が鳴ったり、お腹が痛くなることがあると考えられています。

　腸管の蠕動運動を評価するために、放射線不透過のマーカーを経口摂取してもらい単純X線写真で確認した研究があります[1]。その報告によると、器質的な疾患が見つからなかった機能性ディスペプシア患者のうち、空腹時痛がある場合は健常者と比較して腸管蠕動運動が亢進しており胃排泄が早く、逆に空腹時痛を伴わない場合は健常者と比較して胃排泄が遅延していました。このことからも、空腹時痛には腸管蠕動運動の亢進が関わっていると考えられます。

 回答例1 空腹時には腸管蠕動運動が亢進するために、腹痛が起こることがあります。

十二指腸潰瘍でも空腹時に腹痛が起こる

　一方、消化性潰瘍でも空腹時に腹痛をきたしうることが報告されています。空腹時痛がある場合、12%で消化性潰瘍が見つかります[2]。特に急性発症の場合や、食欲低下、体重減少、嘔吐、黒色便などの随伴症状がある場合には、その疑いは強くなります。

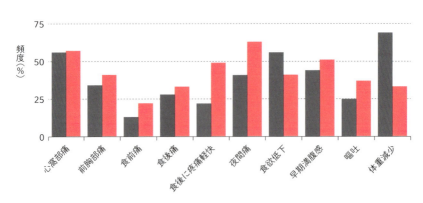

図1 胃潰瘍と十二指腸潰瘍の臨床所見の違い（文献4より）

　消化性潰瘍において、胃潰瘍では食事を摂取することで胃に直接負荷がかかるため食後すぐに腹痛をきたしやすく、十二指腸潰瘍では食事摂取で胃酸が中和されるため食後に疼痛が軽快しうる（つまり空腹時痛となる）とされます[3]。また、胃潰瘍では十二指腸潰瘍と比較して体重減少をきたしやすいという特徴もありますが、疼痛のタイミングや随伴症状のみで胃潰瘍と十二指腸潰瘍を区別するのは困難であり（図1）[4]、診断には上部消化管内視鏡検査を行う必要があります。

> **回答例2** 空腹時痛は消化性潰瘍で起こることもあります。特に食欲低下や体重減少、黒色便などがある場合には検査が必要です。

空腹が消化性潰瘍を引き起こす？

　最後に、空腹が消化性潰瘍を引き起こすかもしれないという話を紹介します。
　このことはイスラム教徒におけるラマダンで多く報告されています。1カ月ほどあるラマダン中は日の出から日没までは食事摂取を行わず、日没後に1日分の食事を摂取します。ラマダン中には胃酸分泌が亢進します[5]。また、ラマダン中には消化性潰瘍が増加する[6]、特に消化性潰瘍の既往がある場合にリスクが高い[5]、胃潰瘍よりも十二指腸潰瘍が増加する[7]などの報告があります。いずれの研究も質が高い疫学研究とは言えませんが、消化管穿孔で発症する症例もラマダン中のほうが2.4～3.1倍多いとされ[8～10]、イスラム教徒にとっては大きな問題です。

消化性潰瘍があったとしても、ラマダン中にプロトンポンプ阻害薬(PPI)を服用すれば問題なく治癒すると考えられていますが[11]、ラマダン中には服薬の自己中断が多いことが、問題を複雑にしているようです[12]。

近年では日本国内でもイスラム教徒が増えています。医師は彼らの文化に理解を示しながら、服薬の必要性やタイミングについて話し合う必要があると考えられます。

また、これらの問題はイスラム教徒に限った話ではありません。たとえば時間制限食(time-restricted eating)がダイエット法として知られるようになっています。時間制限食とは食事を8〜16時の間でしか摂取できないように制限することで、結果としてカロリー制限が生じ、体重減少効果が期待されるものです[13]。食事摂取可能時間は8時間程度に設定するのが一般的ですが、ラマダンの研究では、絶食期間が12時間以上では消化管穿孔のリスクが高いともされ[8]、時間制限食は消化性潰瘍のリスクを高める可能性があります。

食生活が荒れており、朝食や昼食を抜いて、夕食でドカ食い(まとめ食い)をする場合も同様です。ストレスが消化性潰瘍のリスク要因であることは知られていますが、消化性潰瘍のリスクを下げるためにストレスを解消しろと言われても、実践することは容易ではありません。

一方、まとめ食いの生活習慣は修正が比較的容易であるため、介入する価値が高いと言えそうです。

回答例3 まとめ食いの習慣は胃酸を過剰分泌させ、消化性潰瘍のリスクを高める可能性があります。

まとめ

- 空腹時の腹痛は、腸管蠕動運動亢進による生理的な現象であることが多い。
- 消化性潰瘍(特に十二指腸潰瘍)では、食後に疼痛が軽快することがある。
- ラマダンや時間制限食のように絶食期間がある場合は、消化性潰瘍のリスクが高くなる可能性があり、消化性潰瘍の既往や黒色便などの消化管症状を確認する必要がある。
- ストレスがある生活をしている人ほど、規則正しい食生活が大切である。

文献

1) Yomona-Hernández JL, et al : Gastric emptying rates in idiopathic dyspepsia with and without "hunger pain". Acta Gastroenterol Latinoam 33 (3) : 129-132, 2003. PMID 14708460

2) León-Barúa R, et al : Hunger pain ; a poor indicator of peptic ulcer in a developing country. J Clin Gastroenterol 11 (6) : 621-624, 1989. PMID 2584661

3) Lukic S, et al : Chronic abdominal pain ; gastroenterologist approach. Dig Dis 40 (2) : 181-186, 2022. PMID 33946069

4) Werdmuller BF, et al : The clinical presentation of peptic ulcer disease. Neth J Med 50 (3) : 115-119, 1997. PMID 9121595

5) Ozkan S, et al : Does Ramadan fasting increase acute upper gastrointestinal haemorrhage? J Int Med Res 37 (6) : 1988-1993, 2009. PMID 20146899

6) El Mekkaoui A, et al : Effect of Ramadan fasting on acute upper gastrointestinal bleeding. J Res Med Sci 18 (3) : 230-233, 2013. PMID 23930121

7) Gokakin AK, et al : Effects of Ramadan fasting on peptic ulcer disease as diagnosed by upper gastrointestinal endoscopy. Arab J Gastroenterol 13 (4) : 180-183, 2012. PMID 23432987

8) Gökakin AK, et al : The impact of Ramadan on peptic ulcer perforation. Ulus Travma Acil Cerrahi Derg 18 (4) : 339-343, 2012. PMID 23139002

9) Dönderici O, et al : Effect of Ramadan on peptic ulcer complications. Scand J Gastroenterol 29 (7) : 603-606, 1994. PMID 7939395

10) Kocakusak A : Does Ramadan fasting contribute to the increase of peptic ulcer perforations? Eur Rev Med Pharmacol Sci 21 (1) : 150-154, 2017. PMID 28121343

11) Hosseini Asl K, et al : Can patients with active duodenal ulcer fast Ramadan? Am J Gastroenterol 97 (9) : 2471-2472, 2002. PMID 12358280

12) Bener A, et al : Frequency of peptic ulcer disease during and after Ramadan in a United Arab Emirates hospital. East Mediterr Health J 12 (1-2) : 105-111, 2006. PMID 17037227

13) Liu D, et al : Calorie restriction with or without time-restricted eating in weight loss. N Engl J Med 386 (16) : 1495-1504, 2022. PMID 35443107

Q44 タマゴは1日1個までしかダメですか?

Case 44歳、女性。脂質異常症。
患者：中学生の子どもがお肉を食べないし、魚も苦手なので、卵料理ばかりになってしまいます。卵は1日1個までにしないとダメですよね？

ウサギに卵黄を与えると動脈硬化が起こる

鶏卵、特に卵黄には栄養素が多く含まれています。コレステロールもその1つです。コレステロールを多く摂取すると動脈硬化性疾患が増える可能性があるため、卵は1日1個までを目安とするように言われることがあります。

このように言われるようになったのは、1913年に卵黄からコレステロールを精製してウサギに与えたところ、血清コレステロール値は急激に上昇し、数週間のうちに動脈硬化病変が出現したことが報告されたためです[1]。

鶏卵に含まれるコレステロールの量はとても多い

令和元年国民健康・栄養調査報告（厚生労働省）によると、20歳以上の日本人のコレステロールの1日平均摂取量は男性で366 mg、女性で290 mgです。

日本動脈硬化学会監修の『動脈硬化性疾患予防ガイドライン2022年版』では、「高LDLコレステロール血症の患者ではコレステロールの摂取を200 mg/日未満に制限することで、LDLコレステロールを低下させ、動脈硬化性疾患発症を予防できる可能性があるため、コレステロール制限を推奨する」としています[2]。細かい話ですが、あくまで予防できる“可能性”としか言っていないことに注意してください。

それでは鶏卵に含まれるコレステロールはどれほどでしょうか？　農林水産省の鶏卵規格取引要綱によると、鶏卵のMサイズとLサイズの境目は64 gです。鶏卵の約85%が可食部とされるため、平均的なサイズの鶏卵（64 g）1個は可食部換

223

表1 鶏卵に含まれる栄養素
(文献3より)

	1個(可食部55g)あたり
エネルギー	78 kcal
蛋白質	6.7 g
脂質	5.6 g
炭水化物	0.2 g
コレステロール	200 mg

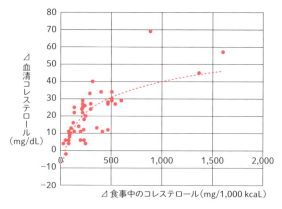

図1 コレステロール摂取量と血清コレステロール値の関係(文献4より作成)

注：⊿は「変化分」という意味。

算で55g程度となり、含有するコレステロールは200mgです(表1)[3]。つまり、高LDL血症の患者では、鶏卵を1日1個を超えて食べることは推奨されないことになります。

回答例1 高LDL血症で推奨されているコレステロール量は、鶏卵1個で超えてしまいますので、鶏卵の摂りすぎは脂質異常症に注意が必要です。確かに脂質異常症のある親御さんは鶏卵を摂りすぎないほうがよいですね。

ヒトが鶏卵を食してもコレステロールが高くなるとは限らない

　前述のように、ウサギの実験では卵黄の摂取で動脈硬化が容易に生じましたが、実はヒトでは異なるという研究が多数あります。そもそもウサギは草食動物であり、動物性脂肪を摂取することは進化上、想定外の事態なのです。

　ヒトにおいて実験的に食事中のコレステロール量を変化させたときの、血清コレステロール値の変化をプロットしてみると、直線的な関係にはなりません(図1)[4]。目安としてはコレステロール1日摂取量が300〜600mgまでは直線的な関係がありますが、それを超えると吸収率が低下し、血清コレステロール値はさらには増加しないとされています(天井効果)[5,6]。

　ヒトでは摂取したコレステロールの50(20〜80)%が吸収されますが、それよりも体内で合成されるコレステロールのほうが多いのです。体内のコレステロール

の70〜80％は合成されたものとされますので、経口摂取量が変化しても、吸収率と合成速度を調節することで、血清コレステロール値を一定の範囲内に留めることが可能なのです。

大量に鶏卵を摂取しても安全だった例

いささか極端な例ですが、認知症と強迫的な精神状態のために、15年の間、1日20〜30個の鶏卵を食している88歳の男性が、血清コレステロール値が正常（総コレステロール200 mg/dL、LDL 142 mg/dL、HDL 45 mg/dL）であったと報告されています。コレステロールの吸収率が18％にまで低下し、コレステロール合成速度が16％程度低下していることに加え、コレステロールを代謝・排泄する胆汁酸の合成が健常対象者の2倍に増加していました[7]。

安全性が高いというならば、鶏卵は栄養価に優れた食材ですので、大量の鶏卵を栄養療法に用いることも選択肢となります。たとえば、8名の重症熱傷患者に対して鶏卵を1日35個用いることで、7,000 kcal、蛋白質314 g、脂質336 g、8,000 mg以上のコレステロールを摂取させた結果、19日後には血清蛋白は4.1±0.5 g/dLから6.5±0.7 g/dLまで改善したという報告があります[8]。一方、30日後まで血清コレステロール値は基準値内に留まっていました。

回答例2 コレステロールは体内で合成されるほうがずっと多いので、実は摂りすぎても身体が調節してくれることが多いのです。鶏卵は栄養素に富んでおり、調理法も簡単でバリエーションが豊富という良い点もあります。特に娘さんは中学生で成長期ですし、必要な栄養素をしっかり摂ることを優先するため、鶏卵は1日1個以上摂取してよいでしょう。

結局、ケースバイケース

鶏卵を摂取させる無作為比較試験のメタ解析によると、1日1個以上の鶏卵摂取で総コレステロールは9（7〜11）mg/dL、LDLは7（6〜9）mg/dL上昇するとされています。LDL/HDL比は不変でした[9]。一方、用量依存性は明らかではなく、1日1個摂取しても3個以上摂取しても、LDLの上昇は同程度に留まります[10]。このことは図1のデータ[4]とも合致する結果です。

しかし「鶏卵を1日1個とするぐらいなら、3個以上摂っても同じ」と言い切ることはできません。個人差が大きいからです。たとえばある研究では通常食に加え、鶏卵を1日3個摂取しても血清コレステロール値が上昇しない健常者のうち、

鶏卵を1日6個摂取することで初めて血清コレステロール値が上昇する人もいれば、それでも上昇しない人もいました[11]。なお、日本人はもともとコレステロール摂取量が欧米人より少なく、吸収率が高い可能性を心配する読者もいるかもしれませんが、750 mg/日のコレステロールを乾燥卵黄で摂取しても、総コレステロールやLDL値は変化しなかったと報告されており[12]、その点は安心してよいでしょう。

回答例3 鶏卵を1日1個以上摂取すると血清コレステロール値は高くはなりますが、個人差が大きく、大量に摂取しても問題のない人もいるため、一概に上限を定めることはできません。

回答例4 鶏卵に豆腐や魚のすり身を混ぜて卵焼きを作るなどの工夫で、卵料理であってもコレステロール摂取量をあまり増やさずに、良質な蛋白質を補うことができます。親御さんにも娘さんにも良い調理方法については、管理栄養士の話を聞くこともできますよ。

アジア人では動脈硬化疾患が減る？

卵の摂取で動脈硬化疾患や死亡数が増えるかどうかは、脂質異常症が増えるかどうかよりも重要な問題でありますが、これらを調べるには介入試験(大人数に対して長期間の食事制限を要する)では困難なため、質が高いとは言えない疫学研究しかありません。そのため、若干解釈に注意が必要であることを先に断っておきます。

メタ解析の報告によると、心血管系疾患、冠動脈疾患、脳卒中の発症と卵の摂取には関連がありませんでしたが、アジア人に限っては、卵の摂取が1個/日増えるごとに、心血管系疾患が相対リスク(relative risk：RR)0.92(0.85-0.99)とむしろ減少します[13]。別のメタ解析では、アジア人に限り卵の摂取量が多い(図2)[13~15]ほど脳卒中がRR 0.83(0.73-0.94)で少ないとする報告や[14]、半数以上がアジア人の研究では卵の摂取＞1個/日で冠動脈疾患がRR 0.89(0.86-0.93)で少ないとする報告があります[16]。さらには卵の摂取量が多いと米国人では2型糖尿病が増えますが[RR 1.18(1.10-1.27)]、アジア人では少ない傾向[RR 0.82(0.62-1.09)]があります[15]。

米国では油をふんだんに用いて目玉焼きにするfried eggが一般的な卵料理ですが、中国(注：アジアの報告の大多数は中国からの報告)ではゆで卵が一般的である

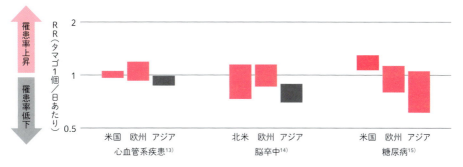

図2 タマゴ摂取と動脈硬化疾患の関係のデータ(文献13〜15より)

ことが、動脈硬化疾患の発生率の違いに表れている可能性があります。

回答例5 鶏卵を摂取することで動脈硬化疾患が増えることは示されていません。油を用いた卵料理でなければ、むしろ健康的な食事である可能性が高いです。

「卵の摂取で悪性腫瘍による死亡率が高くなる」のナゾ

フィンランドで行われた最近の大規模な前向き研究によると、卵を50 g/日摂取するごとに全死亡率がハザード比(hazard ratio：HR) 1.06(1.04-1.09)で高くなるとされます。心血管系疾患による死亡はHR 1.09(1.05-1.12)、悪性腫瘍による死亡はHR 1.04(1.00-1.08)で高くなります[17]。一方、同時期のメタ解析でも解析方法の違いから、全死亡率[18]、心血管系疾患[18〜20]による死亡率に差異はないと結論づけている報告があることからもわかるとおり、エビデンスレベルは低いです。たとえば最長31年前の食事内容の聞き取り調査をもとに解析していることが問題点として指摘されています[21]。

上記のいずれの論文[17〜20]でも、エビデンスレベルは低いとしながらも、卵摂取量が多いほうが悪性腫瘍による死亡率が高かったと報告しています。このことはどのように説明すればよいのでしょうか？

卵の摂取そのものが悪性腫瘍の死亡率を高める原因は明らかになっていません。卵を摂取しても大腸癌[22]、乳癌[23]、脳腫瘍[24]は増加しないとされています。膀胱癌も増加はしませんが、米国人に限れば増加していて、特に目玉焼き(fried egg)との関連が強いことが示されています[25]。咽頭癌、喉頭癌、食道癌は卵の摂取で増加しますが、アジア人では差がありません[26]。ここでも前述のとおり、地域に

よる調理方法の違いが関係している可能性があります。"31年前の食事内容"で補正はしているものの、たとえば目玉焼きを食する場合、付け合わせのベーコンなど加工肉の摂取量が多いことや、フライドポテトに含まれるアクリルアミドなどが関与している可能性があります。

まとめ

◆ 鶏卵はコレステロールを多く含むため、鶏卵を1日1個以上摂取すると、血清コレステロール値は平均すると9mg/dL高くなる。

◆ コレステロールは食事から吸収されるよりも、体内で合成されるほうがずっと多い。

◆ コレステロールの調節能には個人差があるため、鶏卵を1日30個摂取してもコレステロールが高くならない人もいる。

◆ 鶏卵の摂取で動脈硬化疾患が増加することは、特にアジア人ではない。

◆ 鶏卵摂取量は一律に1日1個未満とするのではなく、高コレステロール血症の有無や、必要な栄養素の摂取状況により決定すべきである。また摂取量よりも調理方法のほうが重要な可能性がある。

文献

1) Steinberg D: In celebration of the 100th anniversary of the lipid hypothesis of atherosclerosis. J Lipid Res 54(11): 2946-2949, 2013. PMID 23975896

2) 日本動脈硬化学会：動脈硬化性疾患予防ガイドライン，2022年版．2022.
https://www.j-athero.org/jp/jas_gl2022/

3) 文部科学省：日本食品標準成分表，2020年版(八訂)．2020.
https://www.mext.go.jp/a_menu/syokuhinseibun/mext_01110.html

4) Connor WE, et al: Dietary cholesterol and coronary heart disease. Curr Atheroscler Rep 4(6): 425-432, 2002. PMID 12361489

5) Ros E: Intestinal absorption of triglyceride and cholesterol; dietary and pharmacological inhibition to reduce cardiovascular risk. Atherosclerosis 151(2): 357-379, 2000. PMID 10924713

6) Hegsted DM: Serum-cholesterol response to dietary cholesterol; a re-evaluation. Am J Clin Nutr 44(2): 299-305, 1986. PMID 3524188

7) Kern F Jr: Normal plasma cholesterol in an 88-year-old man who eats 25 eggs a day; mechanisms of adaptation. N Engl J Med 324(13): 896-899, 1991. PMID 1953841

8) Kaufman T, et al: Effect of an egg-rich diet on plasma lipids and proteins in severely burned patients. Isr J Med Sci 14(7): 732-740, 1978. PMID 681164

9) Khalighi Sikaroudi M, et al: The responses of different dosages of egg consumption on blood lipid profile; an updated systematic review and meta-analysis of randomized clinical trials. J Food Biochem 44(8): e13263, 2020. PMID 32524644

10) Li MY, et al: Association between egg consumption and cholesterol concentration; a systematic review and meta-analysis of randomized controlled trials. Nutrients 12(7): 1995, 2020. PMID 32635569

11) Oh SY, et al: Effect of dietary egg on variability of plasma cholesterol levels and lipoprotein cholesterol.

Am J Clin Nutr 42(3): 421-431, 1985. **PMID** 3929586

12) Homma Y, et al: Apolipoprotein-E phenotype and basal activity of low-density lipoprotein receptor are independent of changes in plasma lipoprotein subfractions after cholesterol ingestion in Japanese subjects. Nutrition 17(4): 310-314, 2001. **PMID** 11369170

13) Drouin-Chartier JP, et al: Egg consumption and risk of cardiovascular disease; three large prospective US cohort studies, systematic review, and updated meta-analysis. BMJ 368: m513, 2020. **PMID** 32132002

14) Tang H, et al: Egg consumption and stroke risk; a systematic review and dose-response meta-analysis of prospective studies. Front Nutr 7: 153, 2020. **PMID** 33015124

15) Drouin-Chartier JP, et al: Egg consumption and risk of type 2 diabetes; findings from 3 large US cohort studies of men and women and a systematic review and meta-analysis of prospective cohort studies. Am J Clin Nutr 112(3): 619-630, 2020. **PMID** 32453379

16) Krittanawong C, et al: Association between egg consumption and risk of cardiovascular outcomes; a systematic review and meta-analysis. Am J Med 134(1): 76-83. e2, 2021. **PMID** 32653422

17) Zhao B, et al: Associations of dietary cholesterol, serum cholesterol, and egg consumption with overall and cause-specific mortality; systematic review and updated meta-analysis. Circulation 145(20): 1506-1520, 2022. **PMID** 35360933

18) Mousavi SM, et al: Egg consumption and risk of all-cause and cause-specific mortality; a systematic review and dose-response meta-analysis of prospective studies. Adv Nutr 13(5): 1762-1773, 2022. **PMID** 35396834

19) Yang PF, et al: Egg consumption and risks of all-cause and cause-specific mortality; a dose-response meta-analysis of prospective cohort studies. Nutr Rev 80(7): 1739-1754, 2022. **PMID** 35178575

20) Darooghegi Mofrad M, et al: Egg and dietary cholesterol intake and risk of all-cause, cardiovascular, and cancer mortality; a systematic review and dose-response meta-analysis of prospective cohort studies. Front Nutr 9: 878979, 2022. **PMID** 35711545

21) Song Y, et al: Letter by song et al regarding article, "associations of dietary cholesterol, serum cholesterol, and egg consumption with overall and cause-specific mortality; systematic review and updated meta-analysis". Circulation 146(23): e326-e327, 2022. **PMID** 36469594

22) Alegria-Lertxundi I, et al: Role of dairy foods, fish, white meat, and eggs in the prevention of colorectal cancer; a systematic review of observational studies in 2018-2022. Nutrients 14(16): 3430, 2022. **PMID** 36014940

23) Kazemi A, et al: Intake of various food groups and risk of breast cancer; a systematic review and dose-response meta-analysis of prospective studies. Adv Nutr 12(3): 809-849, 2021. **PMID** 33271590

24) Luo H, et al: A meta-analysis of the association between poultry and egg consumption and the risk of brain cancer. Cell Mol Biol (Noisy-le-grand) 65(1): 14-18, 2019. **PMID** 30782302

25) Li F, et al: Egg consumption and risk of bladder cancer; a meta-analysis. Nutr Cancer 65(4): 538-546, 2013. **PMID** 23659445

26) Aminianfar A, et al: Egg consumption and risk of upper aero-digestive tract cancers; a systematic review and meta-analysis of observational studies. Adv Nutr 10(4): 660-672, 2019. **PMID** 31041448

※URL は 2025 年 2 月 1 日閲覧.

Q 45 果物ジュースや野菜ジュースは身体に良いですか？

Case メタボリック症候群の 44 歳、男性。

患者：炭水化物と肉類中心の食生活、そしてスナック菓子などの間食が多い生活を改めることにしました。

医師：それは素晴らしいですね。具体的な改善策は考えていますか？

患者：はい。今までコーラを 1 日 1.5 L くらい飲んでいましたが、100% 果物ジュースにします。これなら健康的ですよね？

医師：いえ、果物ジュースも糖分がありますから、摂り過ぎては良くないですよ。

▶ 健康のための果物ジュースの「適量」とはどのぐらいでしょうか？

果物と野菜の分類は困難

まず、果物と野菜の分類について整理しましょう。よく知られた分類方法として食用部位によるものがあります。果物は成熟した子房(果実)を食するものであり、野菜は根(人参)、茎(アスパラガス)、葉(レタス)、花(ブロッコリー)などを食することが多いという違いがあります。ただしこの定義の場合、トマトやキュウリは果物となります。またリンゴ、ナシ、イチゴなどは子房ではなく花托が発達して果実となるため、真果ではなく偽果と呼ばれることにも注意が必要です。

農林水産省では、概ね 2 年以上栽培する草本植物および木本植物であって、果実を食用とするものを「果樹」として取り扱っています。この定義を用いた場合、イチゴやメロンは野菜に分類されます。しかしこれらの食品は甘さや酸っぱさがあり、料理の材料よりはデザートの材料として用いられることが多いため、果実的野菜という表現もされます。糖質含有量から考えると、果実的野菜という表現は適切であり、ここではイチゴやメロンは果物と同じ扱いとして話を進めます。

果物で糖尿病予防？

果物は糖質を多く含むので糖尿病のリスクになるかもしれません。その一方で、食物繊維による糖質の吸収抑制や、抗酸化物質(ポリフェノール、カロテノイド、ビタミン C、ビタミン E など)による酸化ストレス軽減により糖尿病を防ぐ可能性

230 第 4 章 食事や薬に関するトリビア

表1 果物摂取と2型糖尿病の発症リスク(文献2より)

	RR		RR
リンゴ(100g/日毎)	0.91(0.88-0.95)	グレープフルーツ(100g/日毎)	0.90(0.82-0.99)
リンゴとナシ(100g/日毎)	0.90(0.83-0.97)	ブドウ、レーズン(50g/日毎)	0.74(0.66-0.83)
バナナ(100g/日毎)	0.93(0.80-1.08)	桃、プラム、アプリコット(100g/日毎)	0.89(0.73-1.09)
ベリー(50g/日毎)	0.94(0.77-1.14)		
ブルーベリー(50g/日毎)	0.60(0.49-0.73)	プルーン(100g/日毎)	0.73(0.52-1.02)
スイカ(100g/日毎)	1.05(1.00-1.11)	イチゴ(50g/日毎)	1.10(0.88-1.38)
マスクメロン(100g/日毎)	1.18(1.04-1.34)	果物ジュース(250g/日毎)	1.08(1.00-1.16)
柑橘類(100g/日毎)	1.02(0.96-1.08)	100%果物ジュース(250g/日毎)	0.97(0.91-1.03)
オレンジ(100g/日毎)	0.97(0.92-1.04)		

網掛けは有意差のある項目を示す。

もあります。また果物の摂取は食欲を満足させ、間食、特に糖質を多く含むお菓子類の摂取を減らす効果も期待されます。

　果物、野菜、でんぷん質の野菜(イモ類、かぼちゃ)、果物ジュースの摂取と妊娠糖尿病の発症の関連に関する12件のコホート研究をメタ解析した報告によると、果物の摂取はRR(relative risk)0.92(0.86-0.99)で妊娠糖尿病が少ないことと関連していました[1]。一方、野菜や果物ジュースでは差が示されませんでした。

　23件のコホート研究をメタ解析した別の報告によると、リンゴ、ナシ、グレープフルーツ、ブルーベリーの摂取は2型糖尿病が少ないことに関連していました(表1)[2]。一方、スイカやマスクメロンは2型糖尿病が多い結果でした。果物の種類によって糖尿病発症リスクが異なるのは、含まれる糖質量によってだけ決まるわけではありません。リンゴやナシにはポリフェノール、フラボノイド、カロテノイド含有量が多いこと、ペクチンなどの可溶性食物繊維が豊富であることが、糖尿病の発症予防に役立っていると推測されています[3]。

　リンゴにはフロリジンという物質が含まれていることも糖尿病発症予防に関連しているかもしれません。フロリジンはナトリウム依存性グルコーストランスポーター(SGLT)を競合阻害します。SGLTとは糖尿病治療に用いられるSGLT-2阻害薬でおなじみのものです。フロリジンはSGLT-2に選択性が低く下痢が多いことが問題ですが[4]、血糖を下げる効果があります。

 回答例1 リンゴ、ナシ、グレープフルーツなどは摂取することで糖尿病になりにくくなることが期待されていますが、スイカやメロンなどは逆に糖尿病になりやすいとされています。

果物ジュースではダメなのか？

　果物は収穫シーズンが限られ、保存性があまり高くはないものが多いことが問題です。一方、果物ジュースはシーズンを問わず手に入れることができます。
　しかし、一般的な果物ジュースは糖が添加されていることも多く、2型糖尿病を増やす可能性があり、健康的な飲料とは言いがたいです。同じ果物ジュースでも100%果物ジュースであれば糖尿病を増やすことはないと報告されていますので（表1）[2]、摂取するならば加糖されていない100%果物ジュースをお勧めします。
　100%果物ジュースに糖尿病の発症予防効果が証明されていないことにはいくつかの原因が考えられます。まず、ビタミンCは加熱に弱いため加工過程でその一部が失われることが関係しているかもしれません。またリンゴジュースを用いた研究数を増やせば効果が証明できるかもしれません。しかしリンゴジュースに関する研究はまだ不十分であり、リンゴそのものを食するのと同様の効果が得られるかについては明確な結論が出ていません[5]。現時点では有効性が期待されるポリフェノールやフラボノイド、フロリジン、食物繊維は皮に多く含まれていること、ポリフェノールや食物繊維は透明なリンゴジュースでは含有量が少ないことに注意すべきです。こちらについても明確なエビデンスはない状態ではありますが[5]、リンゴそのものと同じ効果を期待するならば、皮ごと絞った濁ったリンゴジュースが望ましいと言えます。
　なお、洋ナシジュースやブルーベリージュースの有用性も期待できるかと思いますが、入手が困難で継続的に摂取しにくいという難点があります。またグレープフルーツジュースはカルシウム拮抗薬などの薬剤と併用ができませんので、一律に勧めにくいという問題点があります。

> **回答例2** 果物ジュースは糖尿病を引き起こす可能性がありますので、摂取するならば加糖していない100%果物ジュースがお勧めです。限られたデータから推測する限りでは、"皮ごと絞った"リンゴジュースで混濁したタイプが、最も糖尿病になりにくい果物ジュースの1つです。

果物ジュースは毎日コップ1杯で十分

　ソフトドリンクを摂取していると、全死亡率〔250 mL/日あたりRR 1.04（1.02-1.06）〕や、心血管系疾患による死亡率〔250 mL/日あたりRR 1.08（1.02-1.14）〕が高いことが報告されています[6]。
　一方、100%果物ジュースを摂取しても全死亡率や心血管系疾患による死亡率

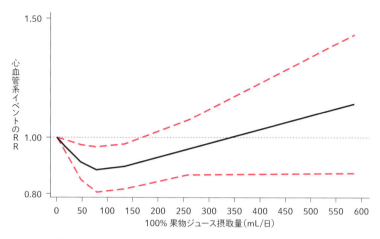

図1　100%果物ジュースの摂取量と心血管系イベントのリスク（文献7より）
色破線は95%信頼区間を示す．

が高くなることはありません[6]．100%果物ジュースは血糖だけではなく，脂質代謝や体重への悪影響もほとんどないことがわかっています．ただし，収縮期血圧を3.14（1.85-4.43）mmHg下げることがわかっており，心血管系疾患には悪くないようです[7]．

これらのことから，100%果物ジュースは安全で，健康的な飲料という考えもできますが，摂取量が多ければ多いほど良いかというと，そうではありません．心血管疾患リスクが最も低いのは100%果物ジュースを1日100 mL程度摂取することであるとの報告があります（図1）．何でも過ぎたるは猶及ばざるが如しですね．

回答例3 ソフトドリンクと比較すれば100%果物ジュースは健康的な飲料ですが，それでも摂り過ぎは心臓の病気を起こしやすくする可能性があります．目安として1日コップ1杯が適量です．

Case の続き
患者：リンゴが血糖値を上げにくいという話があるなら，ジュースはリンゴジュースに統一したほうがよいでしょうか？

表2　健康に役立つと報告されている果物・野菜ジュース(文献8より)

効能	有効な品目	相反する報告	無効な品目
高血圧症	スウィーティー(1/0) ザクロ(1/0) グアバ(1/0) チェリー(1/0)) "ポリフェノールが豊富なもの"(1/0) 紫ぶどう(1/0) 人参(1/0) "果物と野菜"(1/0)	"野菜"(1/1) ビーツ(2/2)	グレープフルーツ(0/1) オレンジ(0/1) リンゴ(混濁)(0/1)
脂質異常症	アサイー(1/0) トマト(2/0) "果物と野菜"(2/0)	オレンジ(1/1) リンゴ(1(混濁)/1)	ザクロ(0/1) クランベリー(0/1) アロニア(0/1) 人参(0/1)

( )内は有意に有効な報告数/無効な報告数を示す。

高血圧症や脂質異常症に良いジュースはあるか？

　どのようなジュースが高血圧症や脂質異常症に対して効果があると報告されているかを表2にまとめます[8]。リンゴは糖尿病に対する効果が期待されていましたが、高血圧症や脂質異常症に対する効果はあまり期待できないようです。脂質異常症に対しては、トマトや野菜ジュースの効果が最も期待されます。

> **回答例4**　あくまで野菜ジュースや果物ジュースは食事を補うものに過ぎませんが、強いて言えば野菜ジュースやトマトジュースは、脂質異常症に対して効果があることが期待されています。

果物ジュースで注意が必要なこと

　野菜ジュース(トマトジュースを含む)は果物ジュースよりも低カロリーで、β-カロテンやトコフェロール、食物繊維が豊富であることが優れています(表3)。しかし野菜ジュースも万能ではありません。

　トマトジュースはナトリウム含有量が多いことから、高血圧症、心不全、浮腫がある場合などは、食塩無添加の製品を選ぶ必要があります。また、野菜ジュースが果物ジュースよりもカリウムを1.5倍ほど多く含むことは、特に高血圧患者には良い点ですが、腎障害がある場合には問題となります。

　健康を害するものではありませんが注意すべき点として、野菜ジュースはβ-カロテンが多いことから、柑皮症を起こすことがあります[9]。また、ポリフェノール

表3 **100 mg あたりの栄養素**[日本食品標準成分表(八訂)増補 2023 年より作成]

品目	エネルギー (kcal)	ナトリウム (mg)	カリウム (mg)	β−カロテン (μg)	トコフェロール (mg)	ビタミンC (mg)	食物繊維 総量(g)
トマトジュース(食塩添加)	15	120	260	310	0.8	6	0.7
トマトジュース(食塩無添加)	18	8	260	310	0.8	6	0.7
野菜ミックスジュース	21	17	230	730	1	2	0.9
野菜ミックスジュース(濃縮タイプ)	36	39	310	4,100	1.2	37	1
トマト	20	3	210	540	1.1	15	1
レタス	11	2	200	240	0.5	5	1.1
オレンジジュース(ストレート)	45	1	180	12	0.2	22	0.3
オレンジジュース(濃縮還元)	46	1	190	17	0.3	42	0.2
オレンジ(バレンシア)	42	1	140	50	0.3	40	0.8
グレープフルーツジュース(ストレート)	44	1	180	0	0.2	38	0.1
グレープフルーツジュース(濃縮還元)	38	1	160	110	0.2	53	0.2
グレープフルーツ(紅肉種)	40	1	140	400	0.3	36	0.6
りんごジュース(ストレート)	43	3	77	0	0.1	3	0
りんごジュース(濃縮還元)	47	6	110	0	0.1	1	0
りんご	56	0	120	22	0.4	6	1.9
ぶどうジュース(ストレート)	54	1	30	0	0	0	0.1
ぶどうジュース(濃縮還元)	46	2	24	0	0	0	0.1
炭酸果実色飲料	51	2	1	0	0	0	0
コーラ	46	2	0	0	0	0	0
スポーツドリンク	21	31	26	0	0	0	0
麦茶	1	1	6	0	0	0	0

網掛けは含有量が多く、注意を要する項目。

やリコピンを豊富に含む製品では便の色が赤っぽくなることもあります。

　栄養素を比較する限り、野菜ジュースは野菜と遜色がありません。摂取が手軽な野菜ジュースは野菜の代用として期待されるのも理解できます。しかし、咀嚼をしないことの影響(消化酵素分泌不足、満腹感の欠除など)や、急激に腸管に栄養素が流れ込むことが長期的に身体にどのような違いを生むのかは明らかにはなっていません。食事は栄養素を摂ることだけが目的ではありません。彩りや食感を楽しみながら季節を感じさせてくれるのは、野菜ジュースでは難しいように思います。

回答例5 野菜ジュースはカリウム含有量が多く、トマトジュース（食塩添加）はナトリウム含有量も多いことに注意が必要ですが、食物繊維やβ-カロテンを多く含み、野菜摂取不足を補うには役立ちます。

まとめ

- 果物ジュースは糖質が多いことが問題である。
- 100％果物ジュースは比較的健康的な飲料と考えられるが、1日コップ1杯程度が適量と考えられる。
- リンゴは糖尿病に保護的に働く。皮ごと絞ったリンゴジュース（混濁タイプ）も同様の効果が期待されるが、エビデンスは乏しい。
- 野菜ジュースは果物ジュースよりもカリウム含有量が1.5倍ほど多い。また、トマトジュースはナトリウム含有量にも注意する。
- 野菜ジュースは食物繊維やβ-カロテンを補うことができるが（脂質異常症に保護的）、野菜と完全に互換性があるとは言えない。
- 野菜ジュースの摂り過ぎで柑皮症を生じることがある。

文献

1) Liao YP, et al: Fruit, vegetable, and fruit juice consumption and risk of gestational diabetes mellitus; a systematic review and meta-analysis; List of all authors. Nutr J 22(1): 27, 2023. PMID 37208776
2) Halvorsen RE, et al: Fruit and vegetable consumption and the risk of type 2 diabetes; a systematic review and dose-response meta-analysis of prospective studies. BMJ Nutr Prev Health 4(2): 519-531, 2021. PMID 35028521
3) Guo XF, et al: Apple and pear consumption and type 2 diabetes mellitus risk; a meta-analysis of prospective cohort studies. Food Funct 8(3): 927-934, 2017. PMID 28186516
4) Ehrenkranz JRL, et al: Phlorizin; a review. Diabetes Metab Res Rev 21(1): 31-38, 2005. PMID 15624123
5) Vallée Marcotte B, et al: Health benefits of apple juice consumption; a review of interventional trials on humans. Nutrients 14(4): 821, 2022. PMID 35215471
6) Pan B, et al: Association of soft drink and 100% fruit juice consumption with all-cause mortality, cardiovascular diseases mortality, and cancer mortality; a systematic review and dose-response meta-analysis of prospective cohort studies. Crit Rev Food Sci Nutr 62(32): 8908-8919, 2022. PMID 34121531
7) D'Elia L, et al: 100% Fruit juice intake and cardiovascular risk; a systematic review and meta-analysis of prospective and randomised controlled studies. Eur J Nutr 60(5): 2449-2467, 2021. PMID 33150530
8) Zheng J, et al: Effects and mechanisms of fruit and vegetable juices on cardiovascular diseases. Int J Mol Sci 18(3): 555, 2017. PMID 28273863
9) 東美智子, 他：野菜ジュースの長期多量摂取による柑皮症の1例. 西日本皮膚科 79(1): 38-40, 2017.

Q46 味覚性発汗とは？

> **Case** 45歳、男性。
> 患者：酸っぱい柑橘類を食べると、鼻の頭に汗をかくのはなぜですか？
> ▶ 酸っぱいものや辛いものなど、特定の食事を食べると、汗をかくのはなぜでしょうか？

味覚性発汗は生理的発汗の1つ

　生理的な発汗には温熱性発汗、精神性発汗、味覚性発汗があります。温熱性発汗は体温を下げるために全身に発汗するものです。精神性発汗とは緊張などの情動に伴い手掌・足底に発汗することを指し、俗に「手に汗握る」と言われているものです。ものを摑むときの滑り止めとして役立っていると考えられています[1]。そして味覚に関連して発汗する場合を味覚性発汗と言います。

 回答例1 食事摂取で発汗することは、健常者でも起こることがあります。

耳介側頭神経症候群とは？

　三叉神経第3枝（下顎神経）の分枝である耳介側頭神経には、下顎〜耳介前領域の血管や汗腺を支配している交感神経線維と、耳下腺の唾液分泌を支配している副交感神経線維が含まれています。耳介側頭神経の傷害により、この神経に含まれる交感神経線維と副交感神経線維が混線すると、唾液分泌を促す食事摂取で顔面の発汗や紅潮を認めることがあり、耳介側頭神経症候群（Frey症候群）と呼ばれています。

　耳介側頭神経症候群は耳下腺の手術後に生じることが多いですが、外傷（鉗子分娩を含む）、神経線維腫症、帯状疱疹なども原因となります[2]。これらの原因による耳介側頭神経症候群は片側であることが多いです。また皮膚紅潮を伴いやすいこ

表1 耳介側頭神経症候群と即時型食事アレルギーとの違い(文献3より)

	耳介側頭神経症候群	即時型食事アレルギー
機序	神経の過誤再生	免疫介在
原因食物	食事の種類を問わない	特定の食事
潜伏期	食後30秒以内	食後1〜2時間以内に多い
皮膚病変分布	耳介より前方、ほとんどは片側性	すべての皮膚・粘膜領域
皮膚所見	紅斑、熱感、時に発汗	蕁麻疹、血管性浮腫
多臓器障害	なし	呼吸器・循環器・消化管症状

とも特徴です。

食事に関連して繰り返し起こることから、即時型食事アレルギーとの鑑別が必要となることもあります(表1)[3]。

回答例2 鉗子分娩や耳下腺手術、外傷などの既往があり、食事中に片側下顎部の発赤・発汗が認められる場合は、神経障害の結果生じた耳介側頭神経症候群を考えます。

遺伝性味覚性発汗

生理的な味覚性発汗は耳介側頭神経症候群とは異なり、両側性に起こります。この生理的な味覚性発汗には、先天的に起こりやすい人と起こりにくい人がいます。家族性の発症例も報告されており、その家系で誘発する食事(辛いものや酸っぱいもの、チョコレート、レモン[4]、トマト、チーズ、ローストビーフ、ピクルス、玉葱[5])と、発汗部位(主に顔面)が決まっています。

辛いものや酸っぱいもので味覚性発汗が起こりやすい理由としては、辛さや酸っぱさは他の味覚よりも刺激が強いということのほか、以下のような理由もあるかもしれません。

味覚とは甘味、塩味、酸味、苦味、うま味からなり、厳密には「辛み」は味覚には含まれません。辛み成分であるカプサイシンの受容体(TRPV1: transient receptor potential cation channel subfamily V member 1)は、痛みや熱さを伝える受容体でもあります。ですから辛みは痛みや熱さに似た感覚を伴います。辛いという刺激は三叉神経を介して中枢に伝えられ、痛みや熱さと同様に交感神経を活性化させます(英語では「辛い」をhotと表現します)。三叉神経の交感神経は顔面の発汗を司っている神経であることから、辛みにより顔面の発汗が促されやすい

と考えられます。

　酸味は他の味覚刺激よりも唾液分泌を促します[6]。酸味で唾液が分泌されやすい理由としては、酸っぱいものはpHが低く唾液で中和する必要性が高いことや、酸味は腐敗物質と関連しており、唾液で洗い流す必要性があることが考えられます。唾液分泌も発汗も自律神経により支配されていることから、酸味が唾液分泌のみならず、味覚性発汗も引き起こす可能性があります。

回答例3 味覚性発汗は、辛みや酸味により起こりやすいです。

糖尿病による味覚性発汗

　糖尿病による自律神経障害では、発汗障害をきたすことがあります。汗をかきにくくなることのほうが多いですが、下半身の発汗が減ることで、代償的に上半身では過剰に発汗する代償性発汗が起こることがあります。代償性発汗は食事摂取とは関連がなく、体温調節のため高温環境や運動時の多汗が起こります。

　また、糖尿病では味覚性発汗も生じることがあります。糖尿病性末梢神経障害のある36％で味覚性発汗が認められ、食事開始後1～10分で両側の上半身に発汗を認め、食後5～10分で改善します[7]。体温調節障害が関わっていると推測されています。

回答例4 糖尿病患者では自律神経障害により上半身に温熱性発汗（代償性発汗）や味覚性発汗が起こりやすくなることがあります。

Case の続き
患者：では、ラーメンやカレーを食べると鼻水が出るのはなぜでしょうか？

非アレルギー性鼻炎と味覚性鼻炎

　ラーメンのように湯気が出る食事は、吸い込んだ蒸気が鼻腔内で結露して鼻水が増加する可能性もありますが、辛いものを摂取したときにも鼻汁が増加する場合は、真の味覚性鼻炎を考えます。

　味覚性鼻炎とは非アレルギー性鼻炎の一種です。非アレルギー性鼻炎にはさまざまなものがあります（表2）[8]。薬剤性鼻炎は血管収縮薬の点鼻薬を連用することで、

表2 非アレルギー性鼻炎の分類(文献8より作成)

薬剤性鼻炎	PDE-5阻害薬、血管収縮薬の離脱、NSAIDs(非ステロイド性抗炎症薬)、β遮断薬、ACE(アンジオテンシン変換酵素)阻害薬、カルシウム拮抗薬などが原因となる
ホルモン誘発性鼻炎	妊娠性鼻炎(妊娠最後の2カ月に発症し、産後2週間以内に治る)と、月経周期関連鼻炎がある
老人性鼻炎	コリン作動性神経の過敏や、加齢に伴う解剖学的変化による
味覚性鼻炎	カプサイシンが中咽頭腔の粘膜の求心性感覚神経を刺激することによる
職業性鼻炎	イソシアネートや過硫酸塩などの原因物質が、アレルギー機序を介さずに鼻粘膜を直接刺激することで生じる
特発性鼻炎	血管運動性鼻炎とも呼ばれる
萎縮性鼻炎	痂皮形成、鼻閉、化膿性分泌物、悪臭、鼻出血を伴いやすい

　その離脱症状として鼻腔粘膜の充血が起こり、鼻閉が目立つ鼻炎症状を呈します[9]。PDE(ホスホジエステラーゼ)-5阻害薬のような血管拡張薬を使用した場合にも起こります。その他の非アレルギー性鼻炎には女性ホルモンに関連して起こるものや加齢によって起こるものなどがありますが、最も多いのは特発性であり、血管運動性鼻炎とも呼ばれます。血管運動性鼻炎は急に寒い環境にさらされると鼻水が出るというもので、寒暖差アレルギーという俗称がありますが、アレルギーではありませんので、経口抗ヒスタミン薬の効果があまり期待できません。

　味覚性鼻炎は特に辛いもの[10]、時に酸っぱいもの[11]を摂取して数分以内に鼻汁を呈するものです。味覚性発汗における耳介側頭神経症候群と同様に、外傷や手術後などに起こることもありますが[12]、多くは特発性です。味覚性鼻炎は食事摂取中にのみ症状があり、アレルギー性鼻炎の特徴である眼・鼻・咽頭のかゆみ、鼻閉塞、くしゃみは伴いません[13]。味覚性鼻炎の原因は炎症ではないため、味覚性"鼻汁"のほうが適切な用語と思われますが、慣習的に味覚性鼻炎と表現されています。特発性味覚性鼻炎では鼻粘膜にカプサイシン受容体であるTRPV1が過剰発現していることが報告されています。このため辛みにより鼻汁分泌が促されますが、カプサイシンを鼻腔内投与することでTRPV1がしばらく不活化(脱感作)するため、カプサイシン鼻腔内投与は味覚性鼻炎の治療にも期待されています[14]。

回答例5 ラーメンでは湯気が結露することで鼻水が出ます。辛いものはカプサイシン受容体を介して味覚性鼻炎を起こすことがあります。

まとめ

◆ 生理的な味覚性発汗では、辛みや酸味により顔面に発汗をきたしやすい。成人後発症の場合は糖尿病が原因のケースがある。

◆ 鉗子分娩や耳下腺手術、外傷などの既往があり、食事中に片側下顎部の発赤・発汗が認められる場合は、耳介側頭神経症候群を考える。

◆ 辛いものを食べるとカプサイシン受容体（TRPV1）が刺激され、味覚性鼻炎をきたしうる。

文献

1) Asahina M, et al: Sweating on the palm and sole; physiological and clinical relevance. Clin Auton Res 25 (3): 153-159, 2015. PMID 25894655

2) Liao Y-P, et al: Fruit, vegetable, and fruit juice consumption and risk of gestational diabetes mellitus; a systematic review and meta-analysis; List of all authors. Nutr J 22 (1): 27, 2023. PMID 37208776

3) Betti C, et al: Auriculotemporal Frey syndrome not associated with surgery or diabetes; systematic review. Eur J Pediatr 181 (5): 2127-2134, 2022. PMID 35182195

4) Mailander JC: Hereditary gustatory sweating. JAMA 201 (3): 203-204, 1967.

5) Wende GW, et al: Localized facial sweating, following certain olfactory stimuli. J Am Med Assoc LIII (3): 207-208, 1909.

6) Ogawa Y, et al: Evaluation of taste solutions with or without aromas based on the relationship between individual resting and stimulated salivation. Food Sci Technol Res 26 (3): 451-457, 2020.

7) Blair DI, et al: Diabetic gustatory sweating. South Med J 95 (3): 360-362, 2002. PMID 11902707

8) Liva GA, et al: Review of rhinitis; classification, types, pathophysiology. J Clin Med 10 (14): 3183, 2021. PMID 34300349

9) Avdeeva KS, et al: The prevalence of non-allergic rhinitis phenotypes in the general population; a cross-sectional study. Allergy 77 (7): 2163-2174, 2022. PMID 35038765

10) Waibel KH, et al: Prevalence and food avoidance behaviors for gustatory rhinitis. Ann Allergy Asthma Immunol 100 (3): 200-205, 2008. PMID 18426138

11) Grijsen ML, et al: Gustatory Hyperhidrosis. JAMA Dermatol 157 (12): 1497, 2021. PMID 34668927

12) Jovancevic L, et al: Gustatory rhinitis. Rhinology 48 (1): 7-10, 2010. PMID 20502728

13) Georgalas C, et al: Gustatory rhinitis. Curr Opin Otolaryngol Head Neck Surg 20 (1): 9-14, 2012. PMID 22143339

14) Fokkens W, et al: Capsaicin for rhinitis. Curr Allergy Asthma Rep 16 (8): 60, 2016. PMID 27485456

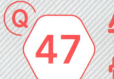
牛乳で薬を飲んだら骨が強くなりません

> **Case 1** 68歳、女性。
> 患者：骨粗鬆症には牛乳がよいと思って毎日飲んでいます。朝起きたら飲む骨粗鬆症の薬も牛乳で飲むようにしています。
> 医師：えっ！！

　薬と飲み物の組み合わせについてはさまざまな報告されていますが、本項では特に重要と思われるものを取り上げて解説します。

牛乳はカルシウムが豊富

　牛乳で服薬することで問題が生じる理由の1つは、牛乳にはカルシウムが多く含まれていることです。カルシウムはいくつかの薬剤の吸収を阻害します。
　ビスホスホネートは、バイオアベイラビリティを高めるために空腹時に服用しますが、それでもバイオアベイラビリティが低い（リセドロン酸で0.63％、アレンドロン酸で2.49〜2.83％）薬剤です。ビスホスホネートはカルシウムなどと錯体を形成するため、同時に服用すると吸収が阻害されます。ビスホスホネートはジュース、コーヒー、紅茶でも錯体形成が報告されていますので、水で服用するように指導しなければなりません［一般的には白湯（水を沸騰後に冷ましたもの）が望ましいとされますが、実際には水道水に含まれる塩素は微量のため（水道水とミネラルウォーターとpHは同程度）、湯冷ましでなくても臨床的な問題はありません。また冷水を用いた場合も大量の冷水で服用しない限りは消化管内ですぐに温度は体温に近づきますので、薬剤の溶解・吸収に大きな影響を与えることはないと思われます］。
　同様に、フルオロキノロンやテトラサイクリン系抗菌薬も牛乳で吸収が障害されます（表1）[1,2]。これらの薬剤は、カルシウムと同様の二価イオン（アルミニウムやマグネシウム、鉄、亜鉛）を含む制酸薬や下剤との同時服薬も避けるべきです。

表1　牛乳と併用時の薬物吸収率（白湯での服用との比較）（文献1、2より）

	最高血中濃度（μg/mL）	薬物血中濃度-時間曲線下面積（μg/mL/hr）
シプロフロキサシン[1]	63.7%	66.9%
ミノサイクリン[2]	78.9%	73.2%

表2　腸溶剤の例

腸溶剤となっている理由	代表的薬剤
胃酸による分解防止	PPI、デュロキセチン、エリスロマイシン、膵酵素製剤（パンクレアチン）
半減期を延長	セファレキシン複合顆粒、パロキセチンCR錠
副作用軽減	アスピリン腸溶剤、サラゾスルファピリジン、メサラジン、ブデソニド腸溶性顆粒充填カプセル、グルコン酸カリウム、アカンプロサート

回答例1　牛乳に含まれるカルシウムのため、ビスホスホネートや抗菌薬の一部は吸収が悪くなりますので、一緒に服用するのは避けてください。

牛乳は胃酸を中和する

Case1 の続き
患者：牛乳のせいで骨の薬が効かなくなるなんて驚きです…。
　　　そういえば、牛乳って胃に優しいと言いますよね？　朝食後に血液サラサラの薬と胃薬を飲んでいるので、ではこのときに牛乳を飲むようにします。
医師：えっ！！

　牛乳180 mLを飲むと、胃内のpHは2から数秒後には6〜7へ上昇します[3]。このpH上昇のために、腸溶剤が胃内で溶解する可能性があります。たとえば、胃が荒れないようにと患者が自己判断でアスピリン腸溶錠を牛乳で服用した場合などが問題となるでしょう。またプロトンポンプ阻害薬（PPI）は、酸性では不安定なため腸溶剤となっています。そのため、制酸薬と同時に服用すると吸収率が下がります[4]。胃に優しいからと牛乳で服用するほうが胃を傷つける可能性があるとは、なんとも皮肉な話です。なお、この問題からPPIを経鼻胃管や胃瘻から胃内に投与する場合には、安易に脱カプセルや粉砕をしてはならず、ランソプラゾールの口腔内崩壊錠もしくはエソメプラゾール懸濁用顆粒を用いる必要があります。

　参考までに代表的な腸溶剤を**表2**に記します。

回答例2 薬のなかには胃酸で溶けないようにコーティングされたものがあります。牛乳は胃酸を中和することでそのコーティングを溶かしてしまい、問題が起こることがあります。

お茶類はポリフェノールを含む

Case 2 45歳、女性。
患者：緑茶で鉄分の吸収が悪くなるとお聞きしましたが、ビタミンCは吸収が良くなるそうですね。だから、最近は鉄剤はレモンティーで飲んでいます。
医師：えっ！！

　お茶類による服用が問題となる薬剤で最も有名なものは鉄剤です。
　お茶類はポリフェノールを含有し、高分子鉄キレートを形成することで鉄の吸収障害を引き起こします。この効果はポリフェノールのなかでも緑茶に含まれるカテキンが有名ですが、他のポリフェノール（テアフラビンやクロロゲン）にもあります。食事中に紅茶1杯を摂取すると、食事に含まれる鉄の60〜70％、コーヒー1杯では40％の吸収抑制をします[5]。ただし、食後1時間空けてから紅茶を摂取した場合は、吸収は抑制されなかったという報告があり[6]、同時摂取でなければ影響は少ないです。
　日本人の鉄摂取推奨量は年齢・性別によって異なりますが、成人であれば6.0〜12.0 mg/日であり、耐容上限量は40〜50 mg/日です。これらの値と比較して、鉄剤の鉄含有量は100〜200 mg/日と非常に多く、吸収が多少障害されたとしても問題はありません。そのため食後にお茶しかないような状況ではお茶で服用してもらって構わないと考えますが、なかには緑茶（1,500 mL/日）により経口鉄剤に抵抗性の鉄欠乏性貧血をきたした報告もありますので[7]、緑茶での服用は避けるのが無難です。
　一方で、ビタミンCは鉄の吸収を促進させます。ビタミンCを含むオレンジジュースは、鉄の吸収を促進します（ビタミンC含有量の少ないリンゴジュースについては、促進する報告と促進しない報告があります）[8,9]。
　それではレモンティーはどうでしょうか？　1杯の紅茶に拮抗することができるビタミンCは、おおよそ100 mgとされます[5]。これはレモン5つ分のビタミンCに相当しますので、レモンティーは鉄の吸収を阻害すると考えられます。なお

牛乳に含まれるカルシウムは鉄の吸収を障害するため、ミルクティーも不適です。

　添付文書によると、アリピプラゾール内用液は茶葉由来飲料および味噌汁、リスペリドン内用液は茶葉抽出飲料およびコーラと混合すると混濁・沈殿を生じる、と記載されています。また、茶で服用すると薬剤の血中濃度が変化するという報告は他にも多種あり、たとえばアトルバスタチン[10]やロスバスタチンの濃度低下[11]、シンバスタチンの濃度上昇[11]、ナドロール[11]やアテノロール[12]の濃度低下、シルデナフィル濃度上昇[11]、タクロリムス濃度上昇[11]があります。まだ未知の影響があるかもしれないことから、お茶で薬剤を服用するのは避けるのが無難と言えます。

> **回答例3** 紅茶はレモンを入れるかどうかにかかわらず鉄の吸収を妨げるため、鉄剤は白湯かオレンジジュースで服用するのがお勧めです。

グレープフルーツジュースは不可逆的に酵素阻害する

> **Case 3** 52歳、男性。
> **医師**：この1カ月で血圧が急に下がりましたね。
> **患者**：そうなんです。先生、リンゴは血圧によいと言いますよね？ 私はあまりリンゴが好きじゃないから、代わりにグレープフルーツジュースを飲むようにしたのです。朝の降圧薬はグレープフルーツジュースで飲むのはよくないと以前に言われたから、夜にグレープフルーツジュースを飲むようにしてます。
> **医師**：えっ！！

　小腸に存在するチトクロームはCYP3Aが82％を占めます[13]。グレープフルーツジュースに含まれるフラノクマリン類は、小腸のCYP3Aを不可逆的に阻害することでジヒドロピリジン系のカルシウム拮抗薬の血中濃度を高めます。一方、肝臓のCYP3Aへの影響は少ないことから、静脈内投与された薬剤への影響はありません。

　この影響はジュース摂取直後から数時間が最も強いですが、24時間後も続きます（**図1**）[14]。そのため連日グレープフルーツジュースを飲用している場合はその影響はさらに強くなります[15]。

　ジヒドロピリジン系のカルシウム拮抗薬以外にもスタチン、ベンゾジアゼピン、女性ホルモンなど、さまざまな薬剤が影響を受けることが報告されています（**表3**）[16,17]。

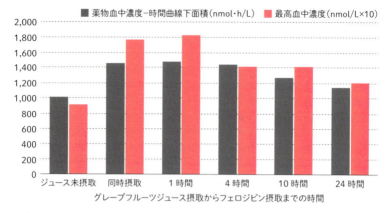

図1 グレープフルーツジュースが与えるフェロジピン（カルシウム拮抗薬）の薬物動態への影響(文献14より)

表3 グレープフルーツジュースにより影響を受ける薬剤例(文献16より)

	具体例
カルシウム拮抗薬	アムロジピン、ニフェジピン、ニソルジピン、ニトレンジピン、フェロジピンなど。ジルチアゼムやベラパミルは影響を受けない。
カルシニューリン阻害薬	シクロスポリン。おそらくタクロリムスも影響を受ける。
スタチン	アトルバスタチン、シンバスタチンは影響を受けるが、フルバスタチン、プラバスタチンは影響を受けがたい。
抗ヒスタミン薬	テルフェナジン。おそらくエバスチンも影響を受ける。
ベンゾジアゼピン	ジアゼパム、ミダゾラム、トリアゾラムは影響を受けるが、アルプラゾラム、クロナゼパム、フルラゼパムは影響を受けがたい。
向精神薬	カルバマゼピン、クロミプラミン、セルトラリンは影響を受けるが、ハロペリドール、トラゾドン、ゾルピデムは影響を受けがたい。
ステロイド	エチニルエストラジオールは影響を受け、プロゲステロンもおそらく影響を受けるが、プレドニゾロンは影響を受けない。
その他	アミオダロン[17]、アルテメテル、シサプリドは影響を受ける。シロスタゾール、ロサルタン、メサドン、シルデナフィルもおそらく影響を受ける。

回答例4 グレープフルーツジュースは同時に飲まなくてもさまざまな薬の吸収に影響を与えやすいため、薬を服用されている方は摂取自体を避けるのが無難です。

グレープフルーツ（果肉）は食べてもよいのか？

グレープフルーツは果汁よりも果皮にフラノクマリン類の含有量が多いため（図

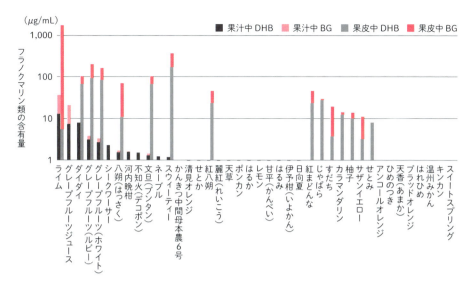

図2 柑橘類のフラノクマリン類[ベルガモチン(BG)、6′,7′-ジヒドロキシベルガモチン(DHB)]の含有量(文献18より)

2)[18]、果肉そのものよりも果皮を含んだグレープフルーツジュースがより問題視されます。アムロジピンの添付文書にはグレープフルーツジュースが併用注意として明記されていますが、グレープフルーツそのものの記載はありません。しかし、当然摂取量が増えれば、グレープフルーツの果肉も問題を生じさせる可能性があります。

他のフルーツジュースは摂取しても安全か？

　グレープフルーツジュース以外にフラノクマリン類を大量摂取しうる食品としては、ダイダイやスウィーティージュースが挙げられます。俗にオレンジやミカンと呼ばれる品種はフラノクマリン類の含有量が少なく安全性が高いと考えられます（図2）[18]。

　フラノクマリン類を含まないその他のフルーツジュースも、薬物と相互作用を引き起こすことが知られています（表4）[19]。直接的レニン阻害薬であるアリスキレンを服用する場合は、リンゴジュースとオレンジジュースは摂取しないように勧めるべきでしょう。カルシウムによりフルオロキノロンの吸収が低下することは前述しましたが、表4[19]においてオレンジジュースでフルオロキノロンの吸収が低下するのは、カルシウム強化されたオレンジジュースでの試験であることを補足して

表4　フルーツジュースと薬物の相互作用（RCTにて証明されているもの）（文献19より）

	薬剤	薬剤への影響
リンゴジュース	フェキソフェナジン(抗アレルギー薬)、アリスキレン(直接的レニン阻害薬)、アテノロール(β遮断薬)	吸収低下
オレンジジュース	モンテルカスト(ロイコトリエン受容体拮抗薬)、アリスキレン(直接的レニン阻害薬)、アテノロール、セリプロロール(β遮断薬)、アレンドロネート(ビスホスホネート)、クロファジミン(Hansen病治療薬)、フルオロキノロン	吸収低下
	フマル酸第1鉄、アルミニウム含有制酸薬	鉄やアルミニウムの吸収亢進
グレープジュース	シクロスポリン	吸収低下

フェキソフェナジン、アリスキレン、アテノロール、セリプロロール、シクロスポリンに対してはCYP3Aや小腸トランスポーター(OATP2B1、PMATなど)を介する機序が想定されており、薬剤と同時摂取でなくても影響を与えうる。

おきます。

　また、今回紹介はしませんでしたが、レボチロキシンも牛乳、コーヒー、ジュース、ミントティーのいずれでも吸収が阻害されることが知られています[20]。すべての薬剤と飲み物の組み合わせを把握して個別化した指導を行うことは困難であることから、結局は「薬剤は白湯で服用すべきである」という原則に辿り着きます。

ドライシロップとジュースの飲み合わせ

> **Case 4**　2歳、男児。
> **母親**：マイコプラズマ肺炎を疑われて出された薬ですが、ジュースに溶かしても子どもが飲んでくれません。
> **医師**：えっ！！

　白湯で服薬させるのが難しいのが小児です。

　アジスロマイシンやクラリスロマイシンの細粒は苦みを防ぐコーティングがされていますが、酸性飲料(オレンジジュースやスポーツ飲料)で溶けてしまうため、これらを用いて服薬させるのは避けるべきです。アイスクリームを用いると服薬してくれることが多いです。

　オセルタミビルのドライシロップは苦いことから、子どもに服用させるのが大変です。苦いものにバニラアイスのような淡白な甘さを加えると、非常に不味くなります。一方、苦味には苦味でカモフラージュするのは相性が良いようで、チョコレート味のアイスクリームでは苦味がマスクされます。また、ガムシロップや練乳

248　　第4章　食事や薬に関するトリビア

などの濃厚な甘さでも苦みをかき消すことができます。

　最近は同じ一般名でもジェネリック製品によって味が違うそうで、すべてを把握するのは小児科医でも大変になってきています。

回答例5 マクロライド系抗菌薬はアイスクリームで服薬させるのがお勧めですが、オセルタミビルはチョコレート味のアイスクリームでないと苦味が強くなることに注意が必要です。

まとめ

- ◆ 牛乳、ジュース、お茶のいずれも薬によっては吸収に大きな影響を与えるため、薬は白湯で服用するのがよい。
- ◆ 例外的に鉄剤をオレンジジュースで服用するのは勧めてもよい。
- ◆ グレープフルーツジュースは、同時服用しなくてもカルシウム拮抗薬の血中濃度を高める。
- ◆ ドライシロップは、ジュースで苦味を誘発するものや、バニラアイスで不味くなるものがある。

文献

1) Neuvonen PJ, et al: Interference of dairy products with the absorption of ciprofloxacin. Clin Pharmacol Ther 50 (5 Pt 1): 498-502, 1991. PMID 1934862
2) Leyden JJ: Absorption of minocycline hydrochloride and tetracycline hydrochloride; effect of food, milk, and iron. J Am Acad Dermatol 12 (2 Pt 1): 308-312, 1985. PMID 3838321
3) Fukui M: Pathophysiological investigations of peptic ulcer-secretory function and emptying; part II; gastric emptying in patients with peptic ulcer and the effect of foods on gastric pH and gastric function. Nippon Shokakibyo Gakkai Zasshi 66 (12): 1404-1413, 1969.
4) Delhotal-Landes B, et al: The effect of food and antacids on lansoprazole absorption and disposition. Eur J Drug Metab Pharmacokinet Spec No 3: 315-320, 1991. PMID 1820900
5) Zijp IM, et al: Effect of tea and other dietary factors on iron absorption. Crit Rev Food Sci Nutr 40 (5): 371-398, 2000. PMID 11029010
6) Ahmad Fuzi SF, et al: A 1-h time interval between a meal containing iron and consumption of tea attenuates the inhibitory effects on iron absorption; a controlled trial in a cohort of healthy UK women using a stable iron isotope. Am J Clin Nutr 106 (6): 1413-1421, 2017. PMID 29046302
7) Fan FS: Iron deficiency anemia due to excessive green tea drinking. Clin Case Rep 4 (11): 1053-1056, 2016. PMID 27830072
8) Shah M, et al: Effect of orange and apple juices on iron absorption in children. Arch Pediatr Adolesc Med 157 (12): 1232-1236, 2003. PMID 14662581
9) Balay KS, et al: Orange but not apple juice enhances ferrous fumarate absorption in small children. J Pediatr Gastroenterol Nutr 50 (5): 545-550, 2010. PMID 20639713
10) Abdelkawy KS, et al: Effects of green tea extract on Atorvastatin pharmacokinetics in healthy volunteers.

Eur J Drug Metab Pharmacokinet 45 (3) : 351-360, 2020. PMID 31997084

11) Werba JP, et al : Update of green tea interactions with cardiovascular drugs and putative mechanisms. J Food Drug Anal 26 (2S) : S72-S77, 2018. PMID 29703388

12) Shan Y, et al : Oxidative tea polyphenols greatly inhibit the absorption of atenolol. Front Pharmacol 7 : 192, 2016. PMID 27445825

13) Mouly S, et al : Is the clinical relevance of drug-food and drug-herb interactions limited to grapefruit juice and Saint-John's Wort? Pharmacol Res 118 : 82-92, 2017. PMID 27693910

14) Lundahl J, et al : Relationship between time of intake of grapefruit juice and its effect on pharmacokinetics and pharmacodynamics of felodipine in healthy subjects. Eur J Clin Pharmacol 49 (1-2) : 61-67, 1995. PMID 8751023

15) Koziolek M, et al : The mechanisms of pharmacokinetic food-drug interactions ; a perspective from the UN-GAP group. Eur J Pharm Sci 134 : 31-59, 2019. PMID 30974173

16) Bailey DG, et al : Grapefruit juice-drug interactions. Br J Clin Pharmacol 46 (2) : 101-110, 1998. PMID 9723817

17) Libersa CC, et al : Dramatic inhibition of amiodarone metabolism induced by grapefruit juice. Br J Clin Pharmacol 49 (4) : 373-378, 2000. PMID 10759694

18) Masuda M, et al : Screening of furanocoumarin derivatives as cytochrome P450 3A4 inhibitors in citrus. J Clin Pharm Ther 43 (1) : 15-20, 2018. PMID 28749005

19) Chen M, et al : Food-drug interactions precipitated by fruit juices other than grapefruit juice ; an update review. J Food Drug Anal 26 (2S) : S61-S71, 2018. PMID 29703387

20) Wiesner A, et al : Levothyroxine interactions with food and dietary supplements ; a systematic review. Pharmaceuticals (Basel) 14 (3) : 206, 2021. PMID 33801406

Q 48 この薬、空腹時に飲んではダメですか？

Case 1 23歳、女性。

患者：昨日、咽頭炎に対してアセトアミノフェンをもらいました。咽頭痛で食事をとるのが難しいため、「空腹時の投与は避ける」ように書かれているこの薬を飲むことができません。

▶ 一般的には食後に服用する薬が多いのですが、薬と食事のタイミングにはどのような意味があるのでしょうか？　必ずしも守らなければならないルールなのでしょうか？

空きっ腹に飲んではダメな薬

　副作用軽減のため空腹時の投与は避けることが望ましいと添付文書に明記されているのは、古典的な NSAIDs（非ステロイド性抗炎症薬）に多いです（**表1**）。しかし胃腸障害のリスクに合わせて制酸薬を併用したり、COX-2 選択的阻害薬を用いたりすることで空腹時の投薬は可能であり、空腹時の投与は避けることが「望まし

表1　添付文書上、副作用軽減のため空腹時の投与は避ける（あるいは食事中もしくは食直後に服用する）ように記載されている薬剤

薬剤	コメント
NSAIDs	胃腸障害のリスクがあるためアスピリン、イブプロフェン、ロキソプロフェン、ジクロフェナク、ナプロキセン、プラノプロフェンでは空腹時の投与を避け、スリンダク、プログルメタシンでは「食直後の投与」という記載がある。
アセトアミノフェン（トラマドール塩酸塩/アセトアミノフェン配合錠を含む）	消化管障害や肝障害のリスクは低いと考えられる。
ブロモクリプチン、ペルゴリド	消化器症状軽減のため食直後に服用する。
ニセリトロール	空腹時に服用すると潮紅、熱感などの発現が多くなるため、食直後に服用する。
プロプラノロール	乳児血管腫に用いるヘマンジオル® シロップは低血糖予防のため空腹時を避けて投与する。

添付文書やインタビューフォームを基に作成。

い」薬剤と位置づけられます。アセトアミノフェンは単剤では胃腸障害は弱いですが、NSAIDsとの併用では胃腸障害を増強することに注意が必要です[1]。なお、アセトアミノフェンによる肝障害に関しては、少なくとも短期の絶食はリスクにはならないと考えられていますので[2]過剰な心配は不要です。Case 1 では、食事が摂取できないことでアセトアミノフェンを服用できないという悪循環に陥っていました。このようなことにならないように臨機応変な服薬指導を行うべきです。

　そのほかにも副作用軽減のため、食直後(目安として食事後5分以内)に服用するように勧められている薬剤があります。ブロモクリプチンはその例ですが、ブロモクリプチンと同様に嘔気を起こしやすい薬剤である鉄剤は、添付文書によると食後(目安として食事後30分以内)投与と記載されており、「食直後」と「食後」という指示の境界は不明瞭なものです。

　薬効向上を期待して食直後もしくは食事中に服用すべきとされる薬剤もあります(**表2**)。高力価の膵消化酵素補充薬やリン吸着薬など作用機序から理解しやすいものは覚えておく必要があるでしょう。

　一方、食直後または食事中に服用すべき薬剤には抗HIV薬のように一部の医師しか処方しない薬剤も多いため、「普段処方しない薬剤を処方するときには添付文書を確認する」ことも医師として忘れてはいけない習慣だと思います。なお、食事が全く摂れないような場合、リン吸着薬は食欲低下を増悪させないために休薬としますが、抗HIV薬は吸収が悪くなったとしても服用しないよりはよいので、「空腹時投薬」を指示します。

> **回答例1** アセトアミノフェンは胃腸を荒らすことが少ない解熱薬です。食事が食べられないときは空腹時にでも服用したほうが、むしろ体の負担をとることができてよいでしょう。

Case 2 77歳、男性。
研修医：今回の入院を契機に薬剤を整理し、薬剤数は12種類から8種類に減りましたが、体調は悪くないようですね。
患者：ありがとうございます。随分飲むのが楽になりました。でも食直前、食前、食直後、食後と服用タイミングがバラバラなので、家でもちゃんと飲めるか不安です。

表2 添付文書上、薬効向上のため空腹時の投与は避ける（あるいは食事中もしくは食直後に服用する）ように記載されている薬剤

薬剤	コメント
イコサペント酸エチル	空腹時に投与すると吸収が悪くなるので食直後に服用する。
パンクレリパーゼ	消化酵素としての薬効を期待できるように食直後に服用する。
リン吸着薬（沈降炭酸カルシウム、炭酸ランタン、クエン酸第二鉄）	食事中のリン吸着を期待できるように食直後に服用する（そのため胃薬としての沈降炭酸カルシウム投与に食事との制約はない）。
フェニル酪酸ナトリウム	尿素サイクル異常症用薬であり、食事と併用する観点から食直後に服用する。
ベダキリン	多剤耐性肺結核に対する薬剤。食直後に投与したとき、絶食下で投与したときと比較して、C_{max} および AUC_{last} の幾何平均の比はそれぞれ 2.63（2.23〜3.09）倍および 1.95（1.67〜2.26）倍であるため食直後に服用する。
クロファジミン	Hansen 病に対する治療薬。空腹時投与に比べ食後投与時の AUC および C_{max} はそれぞれ 62% および 30% 増加したため、食直後に服用する。
イトラコナゾール（錠・カプセル）	空腹時に投与したとき、食直後投与時の最高血漿中濃度の約 40% であり、ヒドロキシイトラコナゾールも同様の傾向が認められるため、食直後に服用する。
抗 HIV 薬	アタザナビル、リルピビリン、リルピビリン/テノホビルアラフェナミド/エムトリシタビン配合錠、ダルナビル/コビシスタット/エムトリシタビン/テノホビル/アラフェナミド配合錠、ドルテグラビル/リルピビリン配合錠、エルビテグラビル/コビシスタット/エムトリシタビン/テノホビル/ジソプロキシル配合錠、ダルナビル/コビシスタット配合錠は吸収率を高めるために食事中もしくは食直後に服用する。
スチリペントール	Dravet 症候群患者においてクロバザムおよびバルプロ酸ナトリウムとの併用療法として認められている抗てんかん薬。吸収率を高めるために食事中もしくは食直後に服用する。

添付文書やインタビューフォームを基に作成。
AUC：薬物血中濃度−時間曲線下面積

食べる前に飲む薬

　リンなどの食事成分の吸収を抑える薬剤は、食直前（目安として食事 5 分前以内）に服用することが望まれます（**表3**）。しかし同じリン吸着薬であっても、食直前投与（ビキサロマー、セベラマー、スクロオキシ水酸化鉄）と食直後投与（沈降炭酸カルシウム、炭酸ランタン、クエン酸第二鉄）があるのはなぜでしょうか？（**表2**、**3**）。炭酸ランタンは嘔気が高頻度のため、食直後投与が選択された開発経緯がある一方、食直前投与が選択されている薬剤は食後に服用する別の薬剤の吸収を障害しないようにとの配慮があります。しかし、実は食直前、食事中、食直後のいずれのタイミングが最適であるかは明確になっていません。そのため日本の添付文書とは異なる服用方法も許容され、たとえば FDA（米国食品医薬品局）によると、炭酸ランタンは「食事中〜食直後」に、セベラマー、クエン酸第二鉄、スクロオキシ水酸化鉄は「食事と一緒に」服用が推奨されています。そのため、α−グルコシ

表3　添付文書上、食直前もしくは食前に服用するように記載されている薬剤

理由	薬剤	コメント
食事吸収抑制など	α-グルコシダーゼ阻害薬	糖の吸収を緩やかにするために食直前に投与。
	リン吸着薬（ビキサロマー、セベラマー、スクロオキシ水酸化鉄）	食事中のリン吸着を期待できるように食直前に投与。
	クロモグリク酸ナトリウム	食物アレルギーに基づくアトピー性皮膚炎に対しては、抗原食物の侵入前に投与するため食前に投与。
	エラスターゼ ES	腸溶錠であり、食後服用では吸収までの時間が遅れるため食前投与。
	速効性インスリン分泌促進薬（グリニド薬）	食後高血糖に合わせてインスリン分泌を前倒しにするために食直前投与。
	マジンドール	食欲中枢に作用し、摂食行動を抑制する。日本では昼食前投与だが、T_{max} は2時間、$T_{1/2}$ は9時間と長く、FDA（米国食品医薬品局）では1日の初回食事前投与を推奨。
消化管症状改善	アコチアミド、ドンペリドン、メトクロプラミド、イトプリド、アズレンスルホン酸ナトリウム	食事摂取時の消化管症状改善のため食前に投与。
副作用軽減	リナクロチド	便秘薬。食後投与では薬力学的な変化が大きく、下痢の発現率が高いため、食前に投与。
薬効増強	エロビキシバット	便秘薬。胆汁酸が十二指腸に放出される前、すなわち「食前」に投与。
	エパルレスタット	糖尿病性末梢神経障害に対する薬剤。アルドース還元酵素の阻害効果は血糖値に依存するため食前投与。
吸収率改善	アモキシシリン/クラブラン酸	食後投与ではクラブラン酸の吸収率が低下するため（**表4**）、クラバモックス® は食直前投与。
	リルゾール	ALS（筋萎縮性側索硬化症）に対する薬剤。高脂肪食後は本剤の吸収率を低下させるため食前投与。
	セマグルチド	GLP-1受容体作動薬。1日の最初の食事または飲水の前に、コップ約半分の水（約120 mL以下）とともに投与。服用後少なくとも30分は、飲食および他の薬剤の経口摂取を避ける。
	レルゴリクス	GnRHアンタゴニスト。食後投与では吸収低下するため食前投与。
	エナロデュスタット	HIF-PH阻害薬。食後吸収低下のため食前または就寝前に投与。

添付文書やインタビューフォームを基に作成。

ダーゼ阻害薬を食直前に服用している場合、クエン酸第二鉄を食直後ではなく食直前服用に統一することでアドヒアランスを高めることなどは、理にかなった対応だと思います。

　アモキシシリン/クラブラン酸は優れた抗菌薬ですが、クラブラン酸のバイオアベイラビリティが食後では低いことが問題です（**表4**）[3]。国内のオーグメンチン®

254　第4章　食事や薬に関するトリビア

表4 服用タイミングによるアモキシシリン/クラブラン酸の薬物動態の違い(文献3より)

	アモキシシリン		クラブラン酸	
	$AUC_{0-\infty}$ (μg min/mL)	C_{max} (μg/mL)	$AUC_{0-\infty}$ (μg min/mL)	C_{max} (μg/mL)
絶食時	1,737±280	10.3±1.2	176.7±45.6	1.35±0.43
食事開始時	2,346±355	9.9±2.0	165.9±44.1	1.24±0.40
食後30分	2,526±446	9.8±2.3	119.4±70.9	0.83±0.58

網掛けは吸収率が高いことを示す。

表5 AMPC投与量を500 mgとした場合のCVA含有量

	AMPC	CVA	服用タイミング
クラバモックス® 小児用配合ドライシロップ	500 mg	35.75 mg	食直前
オーグメンチン® 配合錠2錠	500 mg	250 mg	記載なし
サワシリン® 1錠＋オーグメンチン® 1錠	500 mg	125 mg	？
オーグメンチン®(FDA)	500 mg	125 mg	食事とともに

製剤によってCVA含有量が異なることに注意(網掛けで示す)。

の添付文書には服用タイミングに関する記載はありませんが、米国のオーグメンチン®はクラブラン酸(CVA)含有量が少なく、食事とともに服用することが勧められています。国内でオーグメンチン®をアモキシシリン製剤(サワシリン®など)と併用する場合は、米国のオーグメンチン®と同様の組成となることから、食直前あるいは食事中の服用のほうが理論上好ましいです(表5)。ただし十分な研究はされておらず、臨床的な差異があるかどうかは不明です。

回答例2 (研修医に対して)食前、食直前、食直後に服用する薬剤には、そうすべき理由が各々にありますが、たとえば便秘薬では代替薬がありますし、リン吸着薬も代替薬があったり、タイミングを変更できる可能性がありますので、薬剤を処方するときには服薬のタイミングについても吟味しましょう。

回答例3 (研修医に対して)薬剤について疑問があれば添付文書やインタビューフォームを確認するとよいですが、アモキシシリン/クラブラン酸は食直前投与が望ましいことは、添付文書では気づきにくいかもしれません。

Case 3 48歳、女性。

患者：最近、のぼせたりして更年期障害だと思うんです。知人の勧めで加味逍遥散（カ ミ ショウヨウサン）を薬局で購入しましたが、漢方って食前とか食間に飲まないといけないので、つい飲み忘れて、結局半分も飲んでいません。

食べずに飲む

食前～食間に服用すべきとされている薬剤には漢方薬があります（**表6**）。アルカロイドの多くはアルカリ性を示すため、酸性環境下で吸収率が低下します。漢方薬に含まれるアルカロイドには麻黄（マオウ）（エフェドリン）や附子（ブ シ）（アコニチン）がありますが、食後は胃内の pH が高くなるため、これらの吸収率が高くなります。つまり、これらを含む漢方薬を食後投与するのは副作用が起こりやすいために避けるべきと言えます。事実、制酸薬である水酸化アルミニウムの投与を行うとプソイドエフェドリンの吸収が促進します[4]。一方、PPI（プロトンポンプ阻害薬）のように強力な制酸薬が普及しても、PPI と漢方薬の併用によって副作用が生じた報告は見当たりません。同様に食後に漢方薬を服用したために副作用が生じたという報告も見当たりません。実臨床ではどうかというと、漢方専門外来であっても、漢方薬の 59% は食後投与されています[5]。アドヒアランスの劣る食間投与では有効性も期待できないからです。

抗アレルギー薬では、ビラスチンとフェキソフェナジン/プソイドエフェドリン配合錠が食後に吸収低下します。プソイドエフェドリンは前述のとおり、食後投与で吸収が促進されて C_{max}（最高血中濃度）が高い傾向（0.96～1.10 倍）にありますが、程度は微々たるものです。フェキソフェナジン単独でも空腹時に比べ、食後投与時の AUC（薬物血中濃度-時間曲線下面積）および C_{max} はそれぞれ 15% および 14% 減少しますが、プソイドエフェドリン配合錠ではより顕著に減少することから（それぞれ 57～67% および 57～71% 減少）、空腹時投与が推奨されています。

リファンピシンについては国内の添付文書では「原則として朝食前空腹時投与」とありますが、これは FDA で空腹時のほうが吸収率は 30% 高いとしていることを踏襲したものと考えられます。最近の総説によると、空腹時と食後のどちらでリファンピシンの吸収が良いかについては明確な傾向がありませんでしたが、空腹時のほうが吸収の個体間差・個体内差が少ないと考えられています[6]。朝食前投与を基本としながらもアドヒアランスにより変更してよいと考えます。

抗真菌薬は若干複雑です。イトラコナゾールの錠剤やカプセルは空腹時投与で吸

表6 添付文書で空腹時や食間の服用と記載されている薬剤

薬剤	コメント
漢方薬	一般的に食前もしくは食間に投与とされるが、根拠の記述なし(本文参照)。
フェキソフェナジン/プソイドエフェドリン配合錠	食後投与時はフェキソフェナジンの吸収が障害されるため、空腹時に投与する(本文参照)。
ビラスチン	空腹時に比べ食後投与時の C_{max} および AUC はそれぞれ約 60% および約 40% 低下するため、空腹時に投与する。
アジスロマイシン	食後投与時の C_{max} は 2.2 倍に上昇し副作用が懸念されるが、AUC は変わらず効果は同等。そのため 1 回あたり 500〜1,000 mg 投与時には食事の制約はないが、2 g 単回投与する徐放剤だけは空腹時投与。ただし、2 g 単回投与する徐放剤は 2021 年 3 月末で販売中止となった。
エチドロン酸	食間投与する。連日の服用が必要だが、他のビスホスホネート製剤にある起床時という添付文書上の"縛り"がない。
リファンピシン	「原則として朝食前空腹時投与」と記載されているが、根拠の記述なし(本文参照)。
イトラコナゾール内用液	空腹時に経口投与(本文参照)。
ボリコナゾール	高脂肪食により C_{max} は 34〜58%、AUC は 24〜37% 低下するため、食間に投与する。
エンテカビル	食事とともに摂取すると C_{max} は 44〜46%、AUC は 18〜20% 低下するため、空腹時(食後 2 時間以降かつ次の食事の 2 時間以上前)に投与する。
抗がん薬	アナモレリン、ニロチニブ、エルロチニブ、カボザンチニブ、アファチニブ、ダブラフェニブ、イキサゾミブ、チラブルチニブ、トラメチニブ、パゾパニブ、ラパチニブ、アビラテロン酢酸エステルは吸収率が良好な空腹時に投与する。
トリエンチン、ペニシラミン	Wilson 病に用いる薬剤。食事により吸収が低下しないように食前空腹時に投与する。
エルトロンボパグ	高カロリー、高脂肪の食事とともに投与したとき、AUC は 59%、C_{max} は 65% 低下するため、食事の前後 2 時間を避けて空腹時に投与する。
ノベルジン®	食前 1 時間以上または食後 2 時間以上空けて投与する。
ロミタピド	ホモ接合体家族性高コレステロール血症に対する薬剤。食後投与で C_{max} は 70〜77%、AUC は 28〜58% 増加するが、胃腸障害を認めやすいため夕食後 2 時間以上空けて投与する。

添付文書やインタビューフォームを基に作成。
AUC：薬物血中濃度−時間曲線下面積

収が悪くなるため食後投与しますが、ヒドロキシプロピル−β−シクロデキストリン（HP−β−CD）を加え吸収率を高めたイトラコナゾール内用液は、空腹時投与のほうが吸収されます。イトラコナゾール内用液は消化管副作用を生じやすい問題があるものの、血中濃度を十分に高めることができるため、有効率から考えれば深在真菌症の治療には内用液を用いるべきです。また、ボリコナゾールも空腹時投与のほうが良好に吸収されます。一方、フルコナゾールは食事の影響をほとんど受けません。

回答例4 漢方薬は食後投与でも問題がないと考えられています。またリファンピシンも朝食前に飲み忘れるのであれば、食後に服用するほうがよいでしょう。それ以外（抗がん薬など）の薬剤で空腹時に服用する指示があるものは、空腹時に服用すべきです。

まとめ

- ◆ 普段処方しない薬剤を処方するときには、添付文書で服用方法について確認すべきである。
- ◆ 食事摂取が困難な患者に対して、一般的に「食後投与」や「空腹時投与」を避けるように指示されている薬剤を処方する場合は、空腹時投与が可能かどうかを患者に伝えるべきである。
- ◆ 添付文書に記述は乏しいが、アモキシシリン/クラブラン酸は食直前投与が望ましい薬剤である。
- ◆ 漢方薬やリファンピシンはアドヒアランスを優先させて、服用しやすいタイミングに服用させてもよい。

文献

1) Doherty M, et al: A randomised controlled trial of ibuprofen, paracetamol or a combination tablet of ibuprofen/paracetamol in community-derived people with knee pain. Ann Rheum Dis 70(9): 1534-1541, 2011. PMID 21804100
2) Rumack BH: Acetaminophen misconceptions. Hepatology 40(1): 10-15, 2004. PMID 15239079
3) Weitschies W, et al: Bioavailability of amoxicillin and clavulanic acid from extended release tablets depends on intragastric tablet deposition and gastric emptying. Eur J Pharm Biopharm 70(2): 641-648, 2008. PMID 18582572
4) Lucarotti RL, et al: Enhanced pseudoephedrine absorption by concurrent administration of aluminum hydroxide gel in humans. J Pharm Sci 61(6): 903-905, 1972. PMID 5046107
5) Ikarashi N, et al: Survey of the use of kampo medicines at Kampo Clinic I; combined use with western drugs. Iryo Yakugaku (Japanese J Pharm Heal Care Sci) 33(4): 353-358, 2007.
6) Abulfathi AA, et al: Clinical pharmacokinetics and pharmacodynamics of rifampicin in human tuberculosis. Clin Pharmacokinet 58(9): 1103-1129, 2019. PMID 31049868

Q49 気になるプラセボの効果

Case 77歳、女性。
患者：睡眠薬のお陰で、寝つきが良くなりました。
医師：あれ？　睡眠薬は処方してないですよ…。夜寝る前のクスリは便秘のお薬（酸化マグネシウム）です。でも寝つきが良くなってよかったですね。
▶ プラセボの効果はどのくらい期待できるものなのでしょうか？

プラセボ効果の身近な例

　本来、効果が得られるはずがないプラセボ（偽薬）や偽処置でも、効果があると信じることにより、実際に良好な効果が得られることを"プラセボ効果"と言います。子どもがケガをしたときにお母さんが「痛いの、痛いの、飛んでいけ〜」と言うのは、最も身近な例の1つです。

　プラセボ効果には主観的な症状改善だけではなく、運動能力向上も報告されています[1]。運動能力向上を示した臨床研究では、栄養療法や経皮電気刺激を用いていますが、試合前日に願懸けでトンカツを食するのも、広い意味ではプラセボ効果を利用していると言えます。一流のアスリートもさまざまな願懸けをしていることが知られていますので、それなりの効果を発揮している可能性があります。このようにプラセボ効果はとても身近なものです。

 回答例1 期待することによって望ましい効果が生じることを「プラセボ効果」と言いますが、日常生活にもプラセボ効果は存在しています。

プラセボ効果とプラセボ反応の違い

　近年の臨床研究では真の薬の効果を測るために、実薬群とプラセボ（偽薬）群とを比較するのが一般的です。たとえば、急性腰痛患者に鎮痛薬を使った研究を考えてみます。実薬（鎮痛薬）群では2週間後に80%の患者で痛みが軽快したとします。

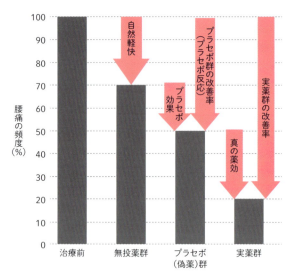

図1　腰痛の改善とプラセボ効果の模式図

一方、プラセボ群でも 50% の患者で痛みが軽快しました。この場合、真の薬効は「80%−50%＝30%」となります(図1)。なお、プラセボ群での改善(自然軽快＋プラセボ効果)を"プラセボ反応"と呼び、真のプラセボ効果と区別します[2]。

では、プラセボ効果はどのように推測するかというと、プラセボ群をプラセボすらも投与しなかった第3の群(無投薬群)と比較する必要があります。無投薬群では 30% が軽快していたとすれば、プラセボ効果は「50%−30%＝20%」であると考えることができます(図1)。

プラセボ効果はどれほどか？

臨床研究では無投薬群を設けることは少ないため、プラセボ効果を正確に推測することはできませんが、プラセボ反応の程度を知ることはできます。過去のプラセボを用いたランダム化比較試験(RCT)のメタ解析によると、実薬群で認められた改善のうち半分[95% 信頼区間 54(46〜64)%]は、プラセボ反応で説明が可能です[2]。特に割付がしっかりと隠蔽されている場合や急性疾患の場合に、プラセボ反応の割合が高いこともわかっています(図2)[2]。前者ではプラセボ効果が高まることが、後者では自然軽快率が高いことが関与すると考えられます。

プラセボが問題となるのは外科的処置でも同じです。むしろ外科的処置のほうが症状改善の期待は大きく、プラセボ効果が発揮されやすい可能性があります。偽手

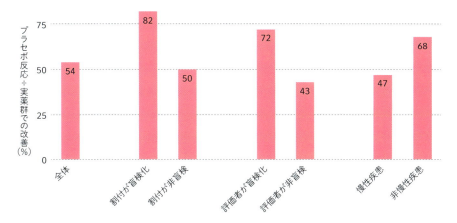

図2 実薬群で認められた改善のうち、プラセボ反応で説明できる割合(文献2より)

術(皮膚切開のみを行うなど)を用いた研究では、実手術群による改善の65%はプラセボ反応で説明が可能と報告しています[3]。特に疼痛に関しては、78%がプラセボ反応で説明可能でした。そのため侵襲が大きくても、偽手術を用いた比較試験が時として必要と考えられています。整形外科領域で例を挙げれば、椎間板ヘルニアに対するラジオ波焼灼術、膝変形性関節症に対する関節洗浄およびデブリドマン、椎体骨折に対する椎体形成術、外側上顆炎に対するNirschl手術などが、偽手術を行う研究により、実際の手術の有効性が疑問視されるようになっています[4]。

ただし、プラセボ効果は常に認められるわけではありません。たとえば創部改善という客観的指標においては、プラセボ効果が認められません[5]。

> **回答例2** 臨床研究において、薬剤や手術によって改善した症状の半分以上は、プラセボ反応で説明が可能です。
> 日常診療においては症状を緩和させる薬剤を投与した場合に、本当の薬効なのかプラセボ反応なのかを見極めることが大変重要です。症状改善のタイミングや程度に加え、客観的指標を組み合わせて推測しますが、その判断は時に難しく、臨床医の技量が問われる場面と言っても過言ではありません。

プラセボの機序―プラセボの学習効果

プラセボ(placebo)の語源は、"I shall please."(満足させる、喜ばせる)です。良い結果を期待することで生じる正の効果を意味しています。しかし、プラセボ効

果は単なる思い込みの力だけではないようです。

プラセボ投与によって脳内報酬系において内因性のオピオイドやドーパミンが放出されます[6,7]。これにより、疼痛やParkinson病の症状が軽減することが説明できます。

お高い薬は良い薬？

プラセボは上手に使えば、非侵襲的に安価で効果を発揮できる夢の治療選択肢となります。しかし、プラセボ効果を最大限活用するには、期待値を高める必要があります。

Parkinson病患者に対して、中身は全く同等であるが製造法によって100ドルの薬と、1,500ドルの薬があると説明し、実際には同一のプラセボを試した研究があります[7]。その結果、高額なプラセボでは効果があったにもかかわらず、安価なプラセボでは効果が発揮されませんでした。どうやらわれわれには「高い薬のほうが効きやすい」という深層心理が存在するようです。

日本では「良薬は口に苦し」と言います。英語圏でも"Good medicine tastes bitter to the mouth."と言うようです。では、苦いプラセボほど、プラセボ効果が強いのでしょうか？

3種類の味のプラセボを比較した研究では、無味のプラセボと比較して苦いプラセボは1.8倍、甘いプラセボは2.5倍プラセボ効果が強いという結果でした[8]。最近の薬は飲みやすいように工夫されており、苦味が特にプラセボ効果を高める時代ではないということなのかもしれません。

回答例3 もし、高級なお店で出されるワインと、スーパーで買ったワゴンセールのワインが同一のものであったとしても、高級なお店で飲むワインのほうが美味しく感じるのは、プラセボ効果です。

プラセボと知っていても、プラセボ効果は働く

長年飲んでいる薬を「効果がない薬」と言われて急に止めるように言われれば、たとえ本当に不要な薬だったとしても、不安に思う患者さんもいるかと思います。

同様に、初めから「効果がない薬」と言われても、心の片隅では「もしかしたら効くかもしれない」と思う人がいてもおかしくありません。その場合はプラセボ効果が働きます。そこで、初めから「この薬は偽物で、効果は期待できないプラセボである」と宣言して偽薬を投与する、オープンラベルプラセボ試験が考えられまし

た。メタ解析によると、オープンラベルプラセボでもプラセボ効果があることが示されています[9]。

プラセボはネットで買える時代

プラセボ効果を有効活用できれば、素晴らしいことです。プラセボはネットショップで「プラセボ」と検索すれば、簡単に購入することができます。ちなみに筆者の調べでは、プラセボはすべてほんのりと甘く、苦味を感じさせる製品はないようです。「プラセボとわかっていてもプラセボ効果はある」とは言っても、自分で購入して服用したのでは期待は薄く、これらの製品は認知症患者の家族が、患者さんを安心させるために購入することを想定しているようです。値段は30回分で1,000円弱ほどです。単なる偽薬としては高すぎると思われるでしょうか？　それともプラセボの効果を高めるためには安すぎると考えるでしょうか？

まとめ

◆ プラセボ効果に自然軽快を加えたものは、プラセボ反応と呼ばれる。

◆ 治療で改善した症状の半分は、プラセボ反応で説明できる。

◆ 特に高額な薬剤や手術によって、プラセボ効果を生じやすい。

◆ 臨床試験においても、実臨床においても、実際の薬効とプラセボ反応をできるだけ分けるように意識する必要がある。

◆ プラセボと知っていても、プラセボ効果は生じうる。

文献

1) Hurst P, et al: The placebo and nocebo effect on sports performance; a systematic review. Eur J Sport Sci 20(3): 279-292, 2020. PMID 31414966
2) Hafliðadóttir SH, et al: Placebo response and effect in randomized clinical trials; meta-research with focus on contextual effects. Trials 22(1): 493, 2021. PMID 34311793
3) Jonas WB, et al: To what extent are surgery and invasive procedures effective beyond a placebo response?; a systematic review with meta-analysis of randomised, sham controlled trials. BMJ Open 5(12): e009655, 2015. PMID 26656986
4) Louw A, et al: Sham surgery in orthopedics; a systematic review of the literature. Pain Med 18(4): 736-750, 2017. PMID 27402957
5) Mathur A, et al: Open-label placebos for wound healing; a randomized controlled trial. Ann Behav Med 52(10): 902-908, 2018. PMID 30212845
6) Amanzio M, et al: Neuropharmacological dissection of placebo analgesia: expectation-activated opioid systems versus conditioning-activated specific subsystems. J Neurosci 19(1): 484-494, 1999. PMID 9870976
7) Theodosis-Nobelos P, et al: The placebo phenomenon and the underlying mechanisms. Hormones (Athens) 20(1): 61-71, 2021. PMID 32940864

8) Espay AJ, et al: Placebo effect of medication cost in Parkinson disease; a randomized double-blind study. Neurology 84 (8) : 794-802, 2015. PMID 25632091

9) Zunhammer M, et al: Savor the flavor; a randomized double-blind study assessing taste-enhanced placebo analgesia in healthy volunteers. Clin Transl Sci 15 (11) : 2709-2719, 2022. PMID 36088659

10) Charlesworth JEG, et al: Effects of placebos without deception compared with no treatment; a systematic review and meta-analysis. J Evid Based Med 10 (2) : 97-107, 2017. PMID 28452193

第 5 章

その他のトリビア

Q 50 眼に良いブルー、眼に悪いブルー

Case 50代、男性。

患者：最近、眼が疲れるので、ブルーベリーのサプリを飲み始めました。

▶ブルーベリーが眼に良いというのは本当でしょうか？　眼精疲労には効果があるのでしょうか？

ブルーベリーはなぜ眼に良いと言われるのか？

　ブルーベリーに含まれるビタミンAは、ロドプシン合成に必要なビタミンです。ビタミンAが欠乏すると桿体細胞に必要なロドプシンが不足し、夜盲症が起こります。またブルーベリーにはアントシアニン（フラボノイドの一種）が多く含まれ、ビタミンAとともに抗酸化作用を有します。これらのことから、ブルーベリーは眼に良いのではないかと期待されているようです。

抗酸化作用で予防できるのか？

　眼の疾患にはさまざまなものがあります。ビタミンA欠乏症で夜盲症が起こるのは非常に稀ですので、夜盲症を予防するためだけにブルーベリーを摂取するのは効率が悪いでしょう。そこで、比較的頻度が高く、かつ重大な疾患である加齢黄斑変性を予防できないかが期待されます。加齢黄斑変性は酸化物質が病態の1つと推測されていますので、抗酸化物質が予防に役立つかもしれません。

　しかし、過去の報告をまとめたメタ解析によると[1]、抗酸化作用を有するビタミンE、ビタミンA、ビタミンC、マルチビタミンは、いずれも加齢黄斑変性を予防することはできません。ビタミンEは脳出血、ビタミンAは肺癌のリスクがプラセボ群よりも高かったため、加齢黄斑変性の予防のためにこれらを内服するのは避けるべきです。

　一方、加齢黄斑変性の進行を抑制するには、マルチビタミンが有用であることがメタ解析により報告されています（**表1**）[2]。ビタミンEやルテイン、ゼアキサンチ

表1 加齢黄斑変性の進行抑制効果(文献2より)

- 数値はオッズ比（OR）を示し、1より低ければ進行抑制効果があると判断する。
- 有意差のあるものをグレーで示す。

	加齢黄斑変性の進行期	失明
マルチビタミン*	0.72 (0.58-0.90)	0.77 (0.62-0.96)
亜鉛	0.83 (0.70-0.98)	0.87 (0.75-1.00)
ルテイン＋ゼアキサンチン	0.94 (0.87-1.01)	0.98 (0.91-1.05)
ビタミンE	1.36 (0.31-6.05)	1.04 (0.74-1.47)

＊マルチビタミン：1日あたりビタミンC 500 mg、ビタミンE 400 IU、βカロテン15 mg、酸化亜鉛80 mg、酸化銅2 mgを含む。

ン（カルテノイドの一種）は抗酸化作用を有しますが、いずれも単独では加齢黄斑変性の進行を抑制することはできず、なぜマルチビタミンが有効であったのかは不明です。最近ではビタミンAの代わりにルテイン10 mgとゼアキサンチン2 mgを用いたほうが、肺癌のリスクを高めずに加齢黄斑変性の進行抑制効果を発揮できることが報告されています[3]。

回答例1 抗酸化物質が眼に良いという話はありますが、抗酸化物質は重大な眼の疾患を予防することはできず、副作用もあるため予防内服するのは勧められません。ただし、加齢黄斑変性の（予防ではなく）進行抑制には、マルチビタミンの有用性が期待されています。

眼精疲労は予防できるか？

ブルーベリーは眼精疲労の予防に有効ではないかと期待されています。では、実際の効果はどうなのでしょうか？　こちらもメタ解析が報告されていますが、ブルーベリー抽出物を摂取しても、眼精疲労、ドライアイ、ピント調節機能には変化がありません[4]。

回答例2 残念ながらブルーベリーの眼精疲労に対する効果は否定的です。

眼圧を下げる可能性がある

では、ブルーベリーには全く効能がないのでしょうか？　フラボノイドによる眼疾患の予防の研究では興味深い報告がされています。フラボノイドは糖尿病網膜症

やドライアイには有用ではありませんが、眼圧や緑内障に対しては保護的であるというのです。残念ながら、いずれも質の高い研究とは言えませんが、フラボノイドと眼圧もしくは緑内障に関する6つの論文すべてで同じような結果が得られており[5]、これらの論文のうち4つはフラボノイドのなかでもアントシアニンを用いています。眼圧が高い場合にはアントシアニン50〜60 mg/日（ブルーベリーで30〜60 g/日相当）を摂取してみてもよいでしょう。

回答例3 ブルーベリーに含まれるアントシアニンは眼圧を下げる報告があります。しかしその効果は限定的で、眼科検診および眼科受診の必要性が変わることはありません。

Case の続き
最近、眼精疲労があるのでブルーライトカットのメガネを買いました。これには意味がありますか？

ブルーライトカットで眼を守る

　青い光の波長は可視光のなかでは波長が短く、紫外線に近いことから、網膜に傷害を与えることが危惧されています。しかし、パソコンやスマートフォンなどから発せられるブルーライトの量は日光と比較して多いわけではありません。多くの研究がなされていますが、網膜に対する傷害は否定的と言えます[6, 7]。

　眼精疲労に関しても、ブルーライトカットのメガネで予防することはできないと考えられています[8]。

　ブルーライトには覚醒作用があるため、就寝前にブルーライトが目に入らないようにすることで、メラトニンの分泌が増加し、眠気が増加します。睡眠障害、時差ぼけ、夜勤などのある職種では、睡眠前にブルーライトカットのメガネをかけるのは現実的な介入方法と考えられています[9]。ブルーライトをカットすることで眼精疲労を予防することはできませんが、睡眠の質に関しては半数の研究で効果があるとしています[8]。

回答例4 ブルーライトカットメガネは眼を守るよりも、睡眠を守る効果のほうが期待できます。

まとめ

◆ ブルーベリーに含まれるアントシアニンは眼圧を下げる効果があり、マルチビタミンには加齢黄斑変性の進行を抑制する効果が期待されているが、予防的にこれらの物質を摂取することは推奨できない。

◆ 眼精疲労にはブルーベリーは無効である。

◆ ブルーライトカットメガネは眼精疲労に対する効果はほとんど期待できないが、就寝前に装用することで睡眠リズムを是正する効果は期待できる。

文献

1) Evans JR, et al: Antioxidant vitamin and mineral supplements for preventing age-related macular degeneration. Cochrane database Syst Rev 7 (7) : CD000253, 2017. PMID 28756617

2) Evans JR, et al: Antioxidant vitamin and mineral supplements for slowing the progression of age-related macular degeneration. Cochrane Database Syst Rev 9 (9) : CD000254, 2023. PMID 37702300

3) Chew EY, et al, AREDS Research Group: Long-term outcomes of adding lutein/zeaxanthin and ω-3 fatty acids to the AREDS supplements on age-related macular degeneration progression; AREDS2 Report 28. JAMA Ophthalmol 140 (7) : 692-698, 2022. PMID 35653117

4) Singh S, et al: Interventions for the management of computer vision syndrome; a systematic review and meta-analysis. Ophthalmology S0161-6420 (22) : 00361-X, 2022. PMID 35597519

5) Davinelli S, et al: Effects of flavonoid supplementation on common eye disorders; a systematic review and meta-analysis of clinical trials. Front Nutr 8 : 651441, 2021. PMID 34124119

6) Downie LE, et al: Blue-light filtering intraocular lenses (IOLs) for protecting macular health. Cochrane database Syst Rev 5 (5) : CD011977, 2018. PMID 29786830

7) Vagge A, et al: Blue light filtering ophthalmic lenses; a systematic review. Semin Ophthalmol 36 (7) : 541-548, 2021. PMID 33734926

8) Singh S, et al: Blue-light filtering spectacle lenses for visual performance, sleep, and macular health in adults. Cochrane Database Syst Rev 8 (8) : CD013244, 2023. PMID 37593770

9) Hester L, et al: Evening wear of blue-blocking glasses for sleep and mood disorders; a systematic review. Chronobiol Int 38 (10) : 1375-1383, 2021. PMID 34030534

Q51 サウナは身体に良いのですか?

Case 51歳、男性。高血圧症、糖尿病、陳旧性心筋梗塞、心不全。
患者：心筋梗塞になってからはタバコをやめ、健康的な生活を心掛けています。運動は苦手ですが、サウナに入るようにしてから体重が少し減って調子が良いです。デトックス効果ですかね？

▶ サウナのデトックス効果は期待できるのでしょうか？

サウナでデトックスはできるのか?

サウナで汗をかけば老廃物が排出されます。巷ではデトックスとも呼ばれます。ヒ素、カドミウム、鉛、水銀のような無機物以外[1]にも、有機リン化合物やピレスロイド系殺虫剤の代謝産物も汗から排出されることがわかっています[2]。

一般的に老廃物は汗よりも尿からの排泄のほうが多いため、汗による老廃物排出の意義はあまりありません。では、大量に汗をかいた場合はどうでしょうか？

この疑問に対するヒントは、サウナで発汗することで尿素窒素や血清カリウム(K)がどう変化するかを調べた研究から得られます（**表1**）[3]。この報告によると、血液透析の条件にもよりますが血液透析と比較して、サウナでの発汗によるBUNとKの除去速度はそれぞれ37%と60%でした[3]。BUNの除去率から考えると、週3回、1回4時間の血液透析と同等の効果を得るためには、毎日4.6時間サウナに入り、5.8Lの汗をかく必要があります。

健常者における血清尿素窒素(BUN)はおおよそ14 mg/dLで、尿中の尿素窒素は蛋白摂取量などに依存するため個人差が大きいもののおおよそ6.5〜20 g/日であることから、尿素クリアランスは32〜99 mL/分と概算されます。サウナでの尿素クリアランスは40 mL/分であることから（**表1**）[3]、1日中ずっとサウナに入り続けて発汗しても、健常者の尿排泄と同等の効果を得ることは難しいことになります。その場合の発汗量は1日30Lにも及びますが、脱水によって腎障害が起きては元も子もありません。そう考えると、腎臓がいかに素晴らしい働きをしてくれているかがわかります。

表 1 サウナと入浴によるデトックス(文献 3 より)

	サウナ(70℃)	入浴(42℃)
発汗量	21 mL/分	33 mL/分
尿素窒素の汗/血清比	2.0	1.8
カリウムの汗/血清比	2.5	2.5
尿素クリアランス	40 mL/分	56 mL/分

表 2 一般的なサウナと和温療法の違い

	一般的なサウナ	和温療法
室温	70〜90℃	60℃
時間	8〜12 分/回	15 分（その後 30 分の安静保温）

回答例1 体の老廃物は腎臓や肝臓によって排泄や代謝されるものがほとんどであり、汗から排泄されるのはごく一部です。ですから、サウナによるデトックス効果は「あったら儲けもの」程度に捉えたほうがよいですね。

サウナの医学的価値

　習慣的にサウナに入る人のほうが心血管系疾患の頻度が低いことが報告されています[4]。サウナは後述する和温療法に限れば、体液量過多を是正して心不全に保護的に働き、血管拡張を促すことで高血圧を是正し、運動効果と類似して脂質異常も改善します。心血管系疾患に対するサウナの効能については後で詳しく解説します。

　ほかには認知症や気道感染症の発症が少ないことが報告されていますが[4]、これらは「もともと健康な人ほどサウナに入る」というバイアスが関係している可能性があり、十分な介入試験がされていないため、今回は詳しく述べません。

一般的なサウナと和温療法の違い

　心血管系疾患への保護作用を期待してサウナを利用するならば、安全性にも配慮しなければなりません。医学的に用いるサウナは「和温療法」と呼ばれ、一般的なサウナよりも温度設定が低いことに留意してください（表 2）。

　なお、入湯することでも似たような効果は期待できますが、入湯時に水圧がかかって静脈還流量が急激に増加し心負荷がかかること、逆に出湯時には静脈還流量が減少し起立性低血圧が起こりやすいことから、心血管系リスクが高い人にはサウナのほうが安全性は高いと考えられます。

サウナ（和温療法）の心血管系への効果

　サウナ（和温療法）の心血管系への影響は数多く報告されていますが、それらのメ

表3　サウナ（和温療法）の効果(文献5より)

		変化
急性期効果 **(30分以内)**	体温	0.94(0.24～1.64)℃ ↑
	心拍数	8.40(0.45～7.87)回/分↑
	収縮期血圧	5.55(2.81～8.29)mmHg↓
	拡張期血圧	6.50(2.77～10.24)mmHg↓
長期効果 **(2～4週間後)**	左室駆出率(LVEF)	3.27(1.89～4.64)% ↑
	収縮期血圧	5.26(3.42～7.10)mmHg↓
	拡張期血圧	4.14(2.96～5.31)mmHg↓
	心拍数	n.s.
	脳性ナトリウム利尿ペプチド(BNP)	117(48～185)pg/mL↓
	左室拡張末期径(LVEDD)	2.79(1.59～4.00)mm↓
	心胸郭比(CTR)	2.00(0.17～3.84)% ↓
	左房径(LAD)	1.88(0.71～3.05)mm↓
	6分間歩行距離	48.11(21.67～74.54)m↑

タ解析の結果を**表3**[5)]にまとめます。サウナ（和温療法）は血圧を低下させ、心負荷を軽減していることが複数の指標で示されています。解析された16研究のうちランダム化比較試験は7研究のみで、評価者が盲検化されていたのは1研究のみであったことには注意が必要ではありますが、結果に一貫性があることから、現時点ではサウナは高血圧症や心不全に有用であると期待されています。なお、もともと左室駆出率(LVEF)が低いほどサウナによりLVEFは改善を示し、LVEF＜30%であれば前値から14%以上の改善が長期的に見込めます。サウナ群に割り当てられていた患者の90%は労作時に症状があるNYHA分類（以下、NYHA）Ⅱ～Ⅲで、階段昇降でも症状を認めないNYHA Ⅰでの効果は不確かであり、安静時にも症状があるNYHA Ⅳでは安全性が十分に確認されていないことに注意してください。

　サウナ（和温療法）では長期的には心負荷が減ることから、不整脈が減ることも報告されています[6)]。具体的にはNYHA Ⅱ～Ⅲの心不全で、心室期外収縮(PVC)＞200回/24時間を認めた対象者に2週間の和温療法を行ったところ、PVCは3,161±1,104回/24時間から848±415回/24時間に、心室頻拍は20±9回/24時間から4±3回/24時間に減少しました。一方、対照群では減少しませんでした。ただし、一般的なサウナでは不整脈がむしろ増えた症例も経験しており、一般的なサウナが有効かつ安全であると言うには疑問が残ります。

回答例2 労作時にだけ症状のある心不全では、サウナに入ることで心負荷が長期的には軽減する可能性があります。ただし、医学的には温度が低めのサウナが推奨されます。

サウナに入るときに危険な薬？

サウナで薬の血行動態が変化することがあります。体温上昇に伴う肝代謝の変化[7]や一過性の脱水に伴う腎排泄低下[8]も考えるべきかもしれませんが、これらは臨床的に問題となることは少なく、それよりも皮膚血流が増加することによる経皮吸収型製剤の吸収促進が問題です。

硝酸薬の貼付薬の研究では、ニトログリセリン血中濃度は通常 1.0±0.8 nmol/L でしたが、運動負荷により 3.1±1.7 nmol/L に上昇し、サウナに 20 分入ることで 7.3±1.7 nmol/L と高度に上昇しました[9]。

フェンタニルの貼付薬使用中に体温が 40℃ に上昇すると、フェンタニル血中濃度は 33% 上昇します[10]。局所の温度が上昇しても同様で、42℃ のヒーターで 15 分温めた場合、ベースラインの濃度が 0.4 ng/mL 程度であったのが、0.7 ng/mL 近くまで急に上昇することが報告されています[11]。そのため電気毛布や運動を契機にフェンタニル中毒を起こすことがあります[12]。

禁煙のために用いるニコチンパッチも、サウナで血中ニコチン濃度が高くなることがわかっています[13]。一方、避妊パッチとして知られる女性ホルモンの貼付薬は、サウナでも血中濃度に大きな変化がありません[14〜16]。

皮下注射も同様の注意が必要です。特に問題となるのはインスリンです。85℃ のサウナに 25 分間・2 回入ることで、インスリンの吸収が 110% 速くなり、血糖値が 54〜60 mg/dL 低くなることが報告されています[17]。

回答例3 ニトログリセリンなどの貼り薬やインスリンなどの皮下注射は、サウナで吸収が促進されるものが多いです。○○さんは現在これらを使っていないので大丈夫ですが、もし今後使うことがあれば、サウナに入る前に相談してください。

サウナを避けるべき状況

サウナは脱水や熱中症を引き起こし、特に自宅では発見が遅れ大惨事に至ることがあります[18]。リスクの高い場合は、サウナに入るべきではありません。高リス

クの具体例としては、不安定狭心症、最近の心筋梗塞、重度の大動脈弁狭窄症、コントロール不良の高血圧症、非代償性心不全が挙げられます[19]。非代償性心不全をどこまで含めるかに定説はありませんが、急性心不全とNYHA Ⅳは少なくとも避けるべきです。また、アルコール摂取が突然死の重要なリスク要因と考えられています。冷水で急速に身体を冷やすことは不整脈や冠動脈攣縮に関連し、危険な行為です[20]。

傷がある場合でも、サウナは悪くありません。ある研究では鼠径ヘルニア術後3日目よりサウナに入っても、創傷治癒に影響はありませんでした[21]。止血が完成していれば、サウナで血流が増加することは悪いことではなく、むしろ創傷治癒促進に働く可能性すらあります。

妊婦では体温が39℃以上になると催奇形性閾値を超える可能性が危惧されますが、70℃のサウナもしくは40℃のお湯での入浴を最大20分間行うことは問題がないと考えられています[22]。

精子形成は温度が低い環境が望ましいとされています。精巣が卵巣とは異なり、体表近くに位置しているのはそのためです。このことから考えると、サウナが精子形成に悪影響を与えるのも驚くことではないかもしれません。ただし、サウナが精子形成に影響を与えると報告しているのは小規模(10例)な研究が1つだけであり[23]、また可逆性の変化であったことから、不妊症で悩んでいる男性でない限り、心配し過ぎないほうがよいでしょう。

なお、サウナは密室でマスクもしていないことからSARS-CoV-2感染を危惧する声もありますが、コロナウイルスは60℃で30分、70℃で5分、80℃で1分すると不活化することから、他の密室と比べると感染リスクは低いものと推測されます[24]。

回答例4 心疾患がある場合のサウナ利用は有効性と危険性を天秤にかける必要があるため、主治医に相談してください。サウナ後の冷水は不整脈や心筋虚血を起こすことがあるので、避けてください。当然のことですが、飲酒後のサウナもダメです。それ以外ではサウナの安全性は高いですが、無理をしないことが大切です。

まとめ

◆尿から有害物質を排泄するように汗からも有害物質を排泄できるが、通常の
サウナで発汗する量ではその効果は小さい。

◆やや低温である60℃のサウナに15分間入ることは「和温療法」と呼ばれ、
降圧効果や心血管系疾患への保護作用が期待される。

◆和温療法はNYHA Ⅱ〜Ⅲの心不全患者の心機能改善、歩行距離改善、不整
脈軽減に役立つと期待されている。

◆飲酒した状態でのサウナ利用や、サウナ後に冷水で急速に身体を冷やすこと
は危険な行為である。

◆貼付薬（硝酸薬やフェンタニル）と皮下注射（インスリン）は、サウナで吸収が
促進されることに注意が必要である。

◆運動療法に不適な重篤な心疾患がある場合はサウナ利用にも危険性がある
が、運動が可能ならばサウナも安全である。

文献

1) Sears ME, et al : Arsenic, cadmium, lead, and mercury in sweat ; a systematic review. J Environ Public Health 2012 : 184745, 2012. **PMID 22505948**

2) Hussain J, et al : Detections of organophosphate and pyrethroid insecticide metabolites in urine and sweat obtained from women during infrared sauna and exercise ; a pilot crossover study. Int J Hyg Environ Health 248 : 114091, 2023. **PMID 36516689**

3) Man in't Veld AJ, et al : Stimulated sweating in chronic renal failure. Br Med J 2(6131) : 172-173, 1978. **PMID 678833**

4) Laukkanen JA, et al : Cardiovascular and other health benefits of sauna bathing ; a review of the evidence. Mayo Clin Proc 93(8) : 1111-1121, 2018. **PMID 30077204**

5) Li Z, et al : Acute and short-term efficacy of sauna treatment on cardiovascular function ; a meta-analysis. Eur J Cardiovasc Nurs 20(2) : 96-105, 2021. **PMID 32814462**

6) Kihara T, et al : Effects of repeated sauna treatment on ventricular arrhythmias in patients with chronic heart failure. Circ J 68(12) : 1146-1151, 2004. **PMID 15564698**

7) Vanakoski J, et al : Effects of heat exposure in a Finnish sauna on the pharmacokinetics and metabolism of midazolam. Eur J Clin Pharmacol 51(3-4) : 335-338, 1996. **PMID 9010709**

8) Vanakoski J, et al : Renal excretion of tetracycline is transiently decreased during short-term heat exposure. Int J Clin Pharmacol Ther 35(5) : 204-207, 1997. **PMID 9174875**

9) Barkve TF, et al : Increased uptake of transdermal glyceryl trinitrate during physical exercise and during high ambient temperature. Am Heart J 112(3) : 537-541, 1986. **PMID 3092610**

10) In brief ; heat and transdermal fentanyl. Med Lett Drugs Ther 51(1318) : 64, 2009. **PMID 19661852**

11) Ashburn MA, et al : The pharmacokinetics of transdermal fentanyl delivered with and without controlled heat. J Pain 4(6) : 291-297, 2003. **PMID 14622685**

12) Carter KA : Heat-associated increase in transdermal fentanyl absorption. Am J Health Syst Pharm 60(2) : 191-192, 2003. **PMID 12561665**

13) Vanakoski J, et al : Exposure to high ambient temperature increases absorption and plasma concentrations of transdermal nicotine. Clin Pharmacol Ther 60(3) : 308-315, 1996. **PMID 8841153**

14) Abrams LS, et al : Pharmacokinetics of norelgestromin and ethinyl estradiol delivered by a contraceptive patch（Ortho Evra™/Evra™）under conditions of heat, humidity, and exercise. J Clin Pharmacol 41（12）: 1301-1309, 2001.　PMID 11762557

15) Archer DF, et al : Pharmacokinetics and adhesion of the Agile transdermal contraceptive patch（AG200-15）during daily exposure to external conditions of heat, humidity and exercise. Contraception 87（2）: 212-219, 2013.　PMID 23158806

16) Zurth C, et al : Pharmacokinetics and adhesion of a transdermal patch containing ethinyl estradiol and gestodene under conditions of heat, humidity, and exercise ; a single-center, open-label, randomized, crossover study. Clin Pharmacol Drug Dev 4（4）: 245-255, 2015.　PMID 27136904

17) Koivisto VA : Sauna-induced acceleration in insulin absorption from subcutaneous injection site. Br Med J 280（6229）: 1411-1413, 1980.　PMID 7000239

18) Wegner A, et al : Death in the sauna-vitality markers for heat exposure. Int J Legal Med 135（3）: 903-908, 2021.　PMID 33447890

19) Laukkanen JA, et al : Is sauna bathing protective of sudden cardiac death? A review of the evidence. Prog Cardiovasc Dis 62（3）: 288-293, 2019.　PMID 31102597

20) Imai Y, et al : Acute myocardial infraction induced by alternating exposure to heat in a sauna and rapid cooling in cold water. Cardiology 90（4）: 299-301, 1998.　PMID 10085493

21) Papp AA, et al : Sauna-bathing with sutures ; a prospective and randomised study. Scand J Surg 92（2）: 175-177, 2003.　PMID 12841561

22) Ravanelli N, et al : Heat stress and fetal risk. Environmental limits for exercise and passive heat stress during pregnancy ; a systematic review with best evidence synthesis. Br J Sports Med 53（13）: 799-805, 2019. PMID 29496695

23) Garolla A, et al : Seminal and molecular evidence that sauna exposure affects human spermatogenesis. Hum Reprod 28（4）: 877-885, 2013.　PMID 23411620

24) Kunutsor SK, et al : Finnish sauna and COVID-19. Infez Med 29（1）: 160-162, 2021.　PMID 33664187

痛みを最も感じやすいのは身体のどこか？

> **Case** 42歳、男性。
> 患者：病気とは全然関係ないのですが、昨日右足の小指を机の脚にぶつけてしまって、指がとれたかと思うほど痛かったです。今日は痛みも完全になくなっていますが、どうしてあれほど痛いのでしょうね？
> ▶痛い部位を調べた驚くべき実験とは？

ぶつけると痛い場所

　冒頭の症例のように足の小指をぶつけると、出血や骨折をしていないにも関わらず非常に強い痛みが起こることがあります。歩行時には下肢の先端にある足趾は移動速度が速いことから、衝突時には大きな外力がかかることに加え、皮下脂肪や筋肉が薄く衝撃が吸収されにくいこと、足は比較的感覚が鋭敏であることが関係していると考えられます。

　弁慶の泣き所として知られる下腿前面も大きな外力がかかりやすく、皮下脂肪や筋肉が薄いことから"泣き所"となります。男性なら誰しもが経験している睾丸をぶつけたときの激しい痛みは、睾丸周囲に感覚神経が豊富なことを反映しています。

皮膚で痛みを感じやすい場所を調べる

　それでは同じ強さの疼痛刺激を皮膚に加えた場合、身体のどこが最も痛むのでしょうか？

　この疑問を解決するために驚くべき方法を考え実行した研究者がいます。その方法とはミツバチを自分の皮膚に押し当てて刺させることです。社会性昆虫生物学者であるその研究者は、まずは前腕をミツバチに刺させ、その痛みを1〜10で表される痛みスケールの5であると定義しました。その後、3カ所をミツバチに刺させて痛みの程度を評価した後に、再度前腕を刺させることで、痛みスケールの信頼性を高めました[1]。

　彼はこの実験を繰り返すことで25カ所の痛みの強さを定量しました。しかもこ

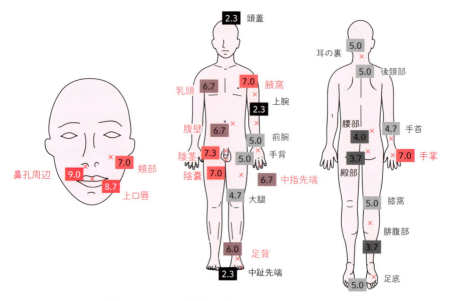

図1　ミツバチに刺された痛みの程度（数字が大きいほど痛みが強いことを示す）(文献1より)

の実験を3回繰り返すことで、痛みの程度に一貫性があることも確認しました。とても自分では実行しようと思えない実験です。

　顔面はミツバチが刺しているところを想像するだけで痛い気がします。指先も敏感であると思われます。陰部が最も痛い可能性もあると思います。さて、皆さんはどこが最も痛かったと予想されるでしょうか？

最も痛いのは口周り

　気になるその結果を図1に示します。最も痛いのは鼻孔で、次いで上口唇でした。これらの場所にピアスをしている人もいますが、ピアスの孔を開けるときにどれほど痛かったのか気になるところです。

　実は医学的にもこのことはよく知られています。大脳皮質で運動や感覚を司っている場所を図示したものをペンフィールドのホムンクルスと呼びますが、これを見ると運動野では手指が最も発達しています。手の運動野は中心溝の前にある運動野にコブのように発達した場所として頭部CTでも確認でき、precentral knobと呼ばれます。一方で感覚野は摂食に関わる部位である口周囲が最も発達しています（図2）[2]。そのおかげで食事の中に含まれる魚の骨を敏感に感じ取ることができま

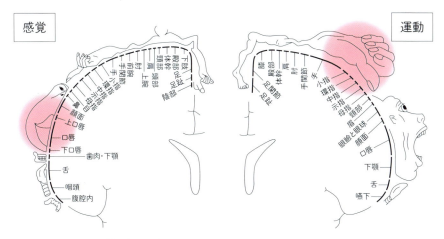

図2　ペンフィールドのホムンクルス（文献2より改変）

すし、食感の違いを楽しむこともできます。

　回答例1　皮膚の痛覚を調べた研究では、口周りが一番痛みを感じやすいとされています。

痛くない血糖測定を目指して

　皮膚を刺されたら痛い場所、刺されても痛くない場所がわかればその知識を医療に活かせます。例えば血糖測定のために手指を穿刺する患者さんは1日に何度も針を刺さないといけません。この場合、図1を参考にすれば痛みが少ない穿刺部位がわかります。ただし、頭皮は血液採取には不向きです。足趾は手間がかかることと、糖尿病患者では血流障害から足部の感染症を起こしやすいことから避けるべきでしょう。殿部や大腿は簡便性に劣ります。

　これらのことから、手指以外には腹壁、耳朶、前腕〜手掌が穿刺部位としては候補にあがりますが、それぞれデメリットもあります。

　腹壁穿刺（前上腸骨稜よりも数cm頭側）による自己血糖測定は手指穿刺と比較して、疼痛は軽度で、信頼性も十分であったという報告があります[3]。しかし検体量が不十分となりやすいことと、腹部を晒す必要性があることが問題点です。

　耳朶穿刺は特に耳朶の下部であるほど痛みが少ないことが報告されています[4]。

ただし低血糖を見落とす可能性があります[5]。

前腕や大腿穿刺の場合は、血糖が落ち着いていれば信頼性がありますが、血糖が変動する場合は、手指穿刺と比較して血糖の反映が遅れます[6]。

手掌(母指球上)穿刺の場合は、血糖変動を迅速に反映し信頼できます[7]。痛みは手指穿刺と比較して少ないですが[8]、手指穿刺の疼痛は糖尿病罹病期間が長いと末梢神経障害のために減弱していくため、すべての人において手掌のほうが痛みは軽度とは言えません。また検体が採取しにくいという報告があります[9]。

手指先端を穿刺する場合は、第2~4指の指腹部を穿刺することが多いです。指の外側は神経に近いためか、疼痛が強いという報告があります[10]。また末節部背側(爪母とDIP関節の間)を穿刺すると疼痛が少ないという研究もありますが[11]、まだ推奨できるだけの十分なデータがあるとは言えません。

回答例2 迅速血糖測定を行う場合、指先(指腹部)の穿刺が一般的ですが、母指球の上を穿刺するほうが痛みは少なく、有用である可能性があります。

まとめ

◆ 手指の巧緻運動のため運動野は手指の領域が発達している。一方、感覚野は口周囲領域の発達が目立つ。
◆ 迅速血糖測定の際に指腹部を穿刺することが多いのは、多少の疼痛があっても信頼性と安全性が担保されているためである。
◆ 迅速血糖測定において指腹部の穿刺が困難な場合には、母指球の上や腹壁を穿刺するのは代替法となるが、耳朶や前腕を穿刺することは信頼性が低いことに注意する。

文献

1) Smith ML: Honey bee sting pain index by body location. PeerJ 2: e338, 2014. PMID 24765572
2) Feindel W: Theodore Brown Rasmussen (1910-2002): epilepsy surgeon, scientist, and teacher. J Neurosurg 98(3): 631-637, 2003. PMID 12650440
3) Holstein A, et al: Blood glucose self-monitoring from abdominal skin: a precise and virtually pain-free method. Acta Diabetol 39(2): 97-104, 2002. PMID 12120920
4) Shibata S, et al: The lower pole of the earlobe is an alternative site for painless blood sampling in the self-assessment of blood glucose concentrations. Intern Med 43(9): 787-791, 2004. PMID 15497511
5) Chan HYL, et al: The accuracy and acceptability of performing capillary blood glucose measurements at the earlobe. J Adv Nurs 72(8): 1766-1773, 2016. PMID 27380764
6) Ellison JM, et al: Rapid changes in postprandial blood glucose produce concentration differences at fin-

ger, forearm, and thigh sampling sites. Diabetes Care 25(6) : 961-964, 2002. PMID 12032099

7) Jungheim K, et al : Glucose monitoring at the thenar : evaluation of upper dermal blood glucose kinetics during rapid systemic blood glucose changes. Horm Metab Res＝Horm und Stoffwechselforsch＝Horm Metab 34(6) : 325-329, 2002. PMID 12173073

8) Pavithran AA, et al : Comparison of Fingertip vs Palm Site Sampling on Pain Perception, and Variation in Capillary Blood Glucose Level among Patients with Diabetes Mellitus. J Caring Sci 9(4) : 182-187, 2020. PMID 33409161

9) Ito T, et al : Patient perceptions of different lancing sites for self-monitoring of blood glucose : a comparison of fingertip site with palm site using the OneTouch Ultra Blood Glucose Monitoring System. J Diabetes Sci Technol 4(4) : 906-910, 2010. PMID 20663455

10) 竜典虎石, 他：血糖自己測定を視野に入れた手および指先の圧痛覚テスト（第 1 報）. くすりと糖尿病 4(2)： 204-213, 2015.

11) Nakayama T, et al : Painless self-monitoring of blood glucose at finger sites. Exp Clin Endocrinol Diabetes 116(4) : 193-197, 2008. PMID 18072011

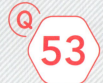

Q53 読者からの「患者さんから聞かれて回答の難しい"素朴な疑問"」に答えます！

今月は読者の皆様から今までにいただいた、「患者さんから聞かれて回答の難しい"素朴な疑問"」にお答えしたいと思います。

 Q❶ ホクロがだんだん大きくなってきたんですけど…。

[診療所勤務医より]

A❶ 悪性黒色腫を心配されてのご質問であると思います。悪性黒色腫は皮膚科医であればダーモスコピーを用いた観察で比較的正確な臨床診断がつけられますが、ダーモスコピーを使いこなすのは非専門医にとって容易ではありません。そこで、ABCDEルール（表1）を用いてメラノーマの可能性を推測することになります。いずれかが陽性であれば皮膚科医への紹介が必要です。

表1 **E** はもともとは「elevation（盛り上がり）」でしたが、近年では「evolution（進展）」が重要視され、大きさ、形態、色、表面の特徴、症状のいずれかが進行していれば、メラノーマに対して感度84％・特異度90％と報告されています[1]。本症例は増大傾向を認めるということなので、皮膚科専門医への紹介が妥当かと考えます。

なお、family history（家族歴）や great numbers（多数の母斑）を入れて「ABCD-EFG」としたりする変法もあるようです[2]。母斑が多数ある場合は、個々の母斑の性状を個別に確認していくことが大変です。そのような場合は1つだけ特徴の異なる病変があれば、その病変が悪性黒色腫である可能性が高いため（醜いアヒルの子徴候）[3]、全体を俯瞰することも大切です。

表1　ABCDEルール

- **A** asymmetry（非対称）
- **B** border irregularity（不整な境界）
- **C** color variation（色調が多様）
- **D** diameter（直径）>6 mm
- **E** elevation（盛り上がり）もしくは evolution（進展）

表2　brittle nail の原因（文献4より）

	具体的な疾患など
爪病変を伴う皮膚疾患	乾癬、扁平苔癬
爪周囲の炎症	アトピー性皮膚炎
爪が直接障害	爪白癬
内科的疾患	動脈虚血（あるいは高度の慢性貧血）による末梢循環障害、甲状腺機能亢進症/低下症、アミロイドーシス（関連性が不明確なもの）、鉄欠乏、ビオチン欠乏、亜鉛欠乏
薬剤性	抗癌薬
外傷	

まとめ

◆ 悪性黒色腫のリスクは ABCDE ルールで評価できるが、自信がない場合は皮膚科医に診てもらうほうが無難。

Q2 爪が（脆弱で）割れてしまうんですが…。
　　　　　　　　　　　　　　　　　　　　　　　　［診療所勤務医より］

A2 爪が脆弱で割れてしまうことを brittle nail と言います。20％ もの人が brittle nail を訴えるともされます。brittle nail の原因にはさまざまなものが知られています（表2）[4]。鉄欠乏性貧血では爪が脆弱になり、手掌側からの圧力により反ることで、匙状爪となることもあります。

　入院患者では抗癌薬による brittle nail に遭遇することが多いですが、プライマリ・ケア領域で意外に多いのは外傷です。家事などによる繰り返す軽微な外傷が原因となったり、マニキュア除光液による化学的外傷が爪の脆弱化を進めるとされます。対策としては原因を取り除くことと、マニキュアによる保護が中心となります。

まとめ

◆ マニキュアは爪の保護に有用であるが、マニキュア除光液は爪を脆くする。

Q3 平熱が低いので、36.8℃でしんどいんです！

[診療所勤務医より]

A3 よくあるシチュエーションと思いますが、筆者の経験上は、「平熱が低い」という申告には意義が乏しいことが多いです。

　平熱が35℃台と申告する方々に今まで多くお会いしたことがありますが、この場合、何をもって"平熱"とみなしているかを確認する必要があります。測定手技に問題があれば体温は低く見積もられやすいため、過去に一番低かった体温を"平熱"とみなすのには問題があります。

　腋窩温の測定は再現性に問題があります。腋窩の温度分布は均一ではないため、体温計を腋窩のどこに差し入れたのか、測定前に（腋窩の表面温度が低下しないように）脇を閉じている時間がどれほどあったかによっても変化します。体温計を斜め下から差し入れ、前腕を軽く外旋し手掌を上向きにすることが、体温計を密着させるためには望ましいとされていますが[5]、それでも痩せた体型の高齢者では体温計を十分に密着させることは難しいかもしれません。そのため過去に最も低かった体温を平熱とみなしてはいけません。一方、体調が悪いと感じた場合には、しっかりと密着させて測定しようとするでしょうから、普段より体温が正確に測られ、"平熱"よりも高めに測定される可能性があります。

　体温の日内変動は1.0℃あります[6]。月経周期（もしくは経口避妊薬服用）でも0.5℃変動します。また、入浴や運動後には体温は上昇しますし、発汗後の気化熱で体表面が冷やされると腋窩温は低く測定されることもありえます。これらのことを勘案し、どのような状況で測定したかを詳細に確認することで、"平熱"の信頼性を推測することが必要と考えます。

まとめ

◆「平熱が低い」との訴えは、測定状況、測定手技、再現性が確認されるまでは鵜呑みにしてはならない。

Q4 いつもこの時期に風邪ひくんですよね…。

[診療所勤務医より]

A4 風邪（感冒）はウイルス感染症ですので、季節性があるのが特徴です。冬には

インフルエンザウイルス、コロナウイルス、RS ウイルス感染症が多く、春になると
とヒトメタニューモウイルス、少し遅れてパラインフルエンザウイルス 3 型による感染症が流行しやすいです。夏は(ライノウイルス以外の)エンテロウイルス感染症が流行します。秋にはパラインフルエンザウイルス 1 型感染症が流行しやすいとされます。また、ライノウイルス感染症のピークは春と秋にあります[7]。これらのウイルスのうち特定のウイルスにだけ感染しやすければ、毎年風邪をひく時期が固定する可能性がありますが、そのような免疫状態に陥ることは考えにくいです。多くの場合は、一般的な流行時期に一致して感冒に罹患しているだけであると思われます。

しかし、他者と比較しても特別な季節性があると主張された場合には、❶感染伝播をしやすくする要因、❷認知バイアスの存在、❸感染症以外の病態、の 3 つの可能性について考える必要があると思います。

❶感染伝播要因：寒い時期には大人数が密な空間に集まることが増え、エアコンによる加温で乾燥した空気も加わり、感染が伝播しやすい条件が揃います。このような季節性の要因が他者よりも強い場合は、それを是正する生活指導を行います。

❷認知バイアス：冬の感冒の流行時期は、年末年始あるいは年度末(受験期)の忙しい時期に重なりますので、認知バイアスが加わりやすい条件下にあります。そのため自分が冬季に感冒に特別かかりやすいと感じる人がいても驚きではありません。平均して年に数回はウイルス感染症に罹患することを考えれば、ここ数年同じ時期に感冒に罹患するということは、特に珍しいことではありません。

❸感染症以外の病態：医学的にはこの鑑別が最も重要です。季節性のある上気道症状にはアレルギー疾患があります。鼻水の場合は季節性アレルギー性鼻炎の可能性を考えます。鼻水の罹患期間が長かったり、くしゃみや眼の痒みがあれば典型的です。寒い所で鼻水が出るのは血管運動性鼻炎であり、これも感冒と見誤りやすい病態です。気管支喘息により、季節の変わり目や寒冷刺激に咳嗽を認める場合も、季節性の感冒と見誤る可能性があり、注意が必要です。

まとめ

◆ 毎年冬に風邪をひくのは確率的に珍しいことではないが、アレルギー疾患などの非感染性の疾患を除外することが重要である。

Q5 シップって、温かいのと冷たいのとでは、どう違うんですか？

[診療所勤務医より]

A5 NSAIDs（非ステロイド性抗炎症薬）を含有しているのは同じですが、冷湿布ではメントール、温湿布ではトウガラシエキスが入っています。メントールはTRPM8という26℃以下で反応する受容体を刺激するために冷たいと感じさせます[8]。一方、トウガラシの有効成分であるカプサイシンはTRPV1という43℃超で反応する受容体を刺激し、温かいと感じさせます[9]。

MS（methyl salicylate）冷湿布はMS温湿布よりもNSAIDs含有量が2倍多く、より高い効果が期待されます。また冷湿布にはMS冷湿布やMS温湿布に含まれるサリチル酸メチルよりも抗炎症効果の高いNSAIDsを含有した製剤が多数販売されており、よく処方されるのは冷湿布でしょう（温湿布にはMS温湿布しかありません）。特に熱を持つ急性期には冷湿布が好まれます。

温湿布は慢性期に血流を増やすことを期待して処方されますが、カプサイシンの疼痛軽減効果はNSAIDsより信頼性が低く[10]、筋骨格系疾患に対して積極的に温湿布を処方する意義は乏しいかもしれません。一方、神経性疼痛においてはカプサイシンの効果が期待できるため[11]、帯状疱疹後疼痛には温湿布を試すのは理にかなっています。

残念ながら両者を比較した質の高い研究はなく、どちらが優れるかを断定することはできません。湿布はプラセボ効果も大きい処方ですから、患者さんに選んでもらって使い分けるのも現実的な案と言えるでしょう。

まとめ

◆ 筋骨格系疾患には冷湿布のほうが効果が高いが、神経性疼痛には温湿布が有効かもしれない。

Q6 風邪の患者さんから、お風呂に入ってよいかを尋ねられます。

A6 入浴行為は血行動態に影響を与えますが、血管拡張により低血圧を起こしうるような敗血症や高齢者を除けば安全性は高く、感冒患者において入浴を不可とする医学的根拠は希薄です。日本の小児科医も解熱後という条件付きを含めれば、88％で入浴を許可しています[12]。ただし、経口摂取量が低下しており脱水が疑わ

れるような状況では、脱水補正を優先させるべきでしょう。

　入浴環境は湿度が高いため、上気道症状の改善を期待する意見もありますが、湿性サウナを用いたRCT(randomised controlled trial)では効果は否定的で、積極的に入浴する医学的メリットは明らかではありません[13]。

　では入浴をなぜ行うかというと、QOL改善のためです。そのため入浴のタイミングは"心地よいと思うタイミング"で行ってもらえばよいでしょう。ただし、湯冷めには十分注意する必要があります。冬季には浴室や脱衣所を十分に暖めてから入浴していただくのがよいでしょう。

> **まとめ**
> ◆風邪では入浴を制限する必要はないが、湯冷めには注意していただく。

Q7 寝ているときにのどが乾燥して、咽頭痛が起こるのでしょうか？

A7 起こります。乾燥した空気は咽頭痛などの咽頭症状を起こしやすくします[14, 15]。就寝中は口呼吸となりやすく咽頭が乾燥しやすいため、就寝中の口呼吸で朝方に咽頭痛(多くの場合はイガイガ感)が出現することがあります。

　そのため朝方だけ咽頭痛がある場合には、就寝中の環境(エアコンの使用状況)を確認する必要があります。また睡眠時無呼吸症候群では口呼吸となるため、朝方の咽頭痛では肥満体型、いびき、早朝の頭痛、昼寝や昼間の倦怠感、高血圧症の有無も確認したいところです。

　花粉症でも咽頭痛や咽頭違和感は認められます[16]。この咽頭症状には喉頭アレルギーや後鼻漏による影響があるとは思いますが、口呼吸や抗ヒスタミン薬による咽頭乾燥も関与していると考えられます。

> **まとめ**
> ◆早朝の咽頭痛では、睡眠時無呼吸症候群を否定する必要がある。

Q8 あくびをすると涙が出るのはなぜですか？

A8 顔面の筋肉の収縮によって涙腺から涙液が絞り出されたり、涙小管が圧排され、涙液の排出が障害されるためと考えられます。

Q53　読者からの「患者さんから聞かれて回答の難しい"素朴な疑問"」に答えます！　287

文献

1) Abbasi NR, et al: Early diagnosis of cutaneous melanoma; revisiting the ABCD criteria. JAMA 292(22): 2771-2776, 2004. PMID 15585738

2) Fox GN: ABCD-EFG for diagnosis of melanoma. Clin Exp Dermatol 30(6): 707, 2005. PMID 16197393

3) Grob JJ, et al: The 'ugly duckling' sign; identification of the common characteristics of nevi in an individual as a basis for melanoma screening. Arch Dermatol 134(1): 103-104, 1998. PMID 9449921

4) Chessa MA, et al: Pathogenesis, clinical signs and treatment recommendations in brittle nails; a review. Dermatol Ther (Heidelb) 10(1): 15-27, 2020. PMID 31749091

5) 町野龍一郎：臨床検温法に関する研究．日本温泉気候学会雑誌 22(4)：292-318，1959.

6) Thomas KA, et al: Axillary and thoracic skin temperatures poorly comparable to core body temperature circadian rhythm; results from 2 adult populations. Biol Res Nurs 5(3): 187-194, 2004. PMID 14737919

7) Moriyama M, et al: Seasonality of respiratory viral infections. Annu Rev Virol 7(1): 83-101, 2020. PMID 32196426

8) Pergolizzi JV JR, et al: The role and mechanism of action of menthol in topical analgesic products. J Clin Pharm Ther 43(3): 313-319, 2018. PMID 29524352

9) Frias B, et al: Capsaicin, nociception and pain. Molecules 21(6): 797, 2016. PMID 27322240

10) Persson MSM, et al: The relative efficacy of topical non-steroidal anti-inflammatory drugs and capsaicin in osteoarthritis; a network meta-analysis of randomised controlled trials. Osteoarthritis Cartilage 26(12): 1575-1582, 2018. PMID 30172837

11) Yong YL, et al: The effectiveness and safety of topical capsaicin in postherpetic neuralgia; a systematic review and meta-analysis. Front Pharmacol 7: 538, 2017. PMID 28119613

12) Okayama M, et al: Japanese paediatricians' judgement of the appropriateness of bathing for children with colds. Fam Pract 17(4): 334-336, 2000. PMID 10934183

13) Pach D, et al: Visiting a sauna; does inhaling hot dry air reduce common cold symptoms?; a randomised controlled trial. Med J Aust 193(11-12): 730-734, 2010. PMID 21143077

14) Renner B, et al: Environmental and non-infectious factors in the aetiology of pharyngitis (sore throat). Inflamm Res 61(10): 1041-1052, 2012. PMID 22890476

15) Reinikainen LM, et al: Significance of humidity and temperature on skin and upper airway symptoms. Indoor Air 13(4): 344-352, 2003. PMID 14636228

16) Ogihara H, et al: Increased throat symptoms in Japanese cypress pollinosis. Nihon Jibiinkoka Gakkai Kaiho 114(2): 78-83, 2011. PMID 21409844

索 引

欧 文

数字

3秒ルール　133
4S　177

ギリシャ文字

α-Gal症候群　17
βカロテン　200

A

ABCDEルール　282
ACS　183
ADH分泌　81
AWP(aquagenic wrinkling of the
　palms)　161

B

Beau's line　146
Bordetella pertussis　135
brittle nail　283

C

Campylobacter jejuni　135
contagious yawning　129
COVID-19　13, 137

D

DOMS(delayed-onset muscle soreness)
　124
dynamic stretching　126

E

EGFR阻害薬　151
ETAP　182

F

fou rire prodromique　59
Frey症候群　237

G

GABA$_A$受容体　36
gelastic seizure　59
gelastic syncope　58

H

harlequin nail　145
holding at Side or Stomach position
　177
Horner症候群　100

K・L

Klinefelter症候群　22
laughter therapy　57
Laughter Yoga　58

M

Ménière病　170
morning sickness　26

N

Neisserria gonorrhoeae　135
nintendonitis　122
NMDA受容体　37
NSAIDs　251

O・P

O型　12
pachydermodactyly　122
Parkinson病　187, 262
phosphene　103
poliosis　69
prodrome of crazy laughter　59
Pseudomonas aeruginosa　137

Q・S

quitter's nail　145
SARS-CoV-2　137
SARS-CoV-2感染　274
Shushing-white noise　177
small for gestational age(SGA)　33
smartphone thumb　122
stomach growling　216
Swaddling　177
Swinging　177

T

texting thumb　122
torsades de pointes(TdP)　58
transient smartphone blindness　77
TRPV1　240
Turner 症候群　23

V・W

Vogt-小柳-原田病　69
Werner 症候群(早老症)　70

和 文

あ

アーミッシュ　111
赤ちゃんのあやしかた　176
悪性黒色腫　282
悪性腫瘍　13, 227
―― に対する喫煙のリスク　14
欠伸　128
―― の伝播　129
アセトアミノフェン　252
アトピー　112
アナモレリン　218
アモキシシリン / クラブラン酸　255
アリスキレン　247
アルカロイド　256
歩きスマホ　164
アルコール　79
アルコール依存症　117
アレルギー疾患　110, 285
アントシアニン　268

い

萎縮性鼻炎　240
痛くない血糖測定　279
痛み　277
遺伝性出血性毛細血管拡張症(HHT)　194
遺伝性味覚性発汗　238
イトラコナゾール　257
飲酒　79

―― と浮腫　80
インスリン　273
咽頭痛　287
インフルエンザウイルス　137

う

ウォシュレット®　105
齲歯　110

え・お

エストロゲン腟内投与　213
黄色爪症候群　147
悪阻　25, 31
男指　20
おなら　61
温湿布　286
温水洗浄便座　105
温水洗浄便座症候群　107

か

外傷　237
海藻　203, 214
外側上顆炎　261
開放隅角緑内障　75
核性白内障　75
風邪　2, 284
活性炭　64
カテキン　244
蚊に刺されやすい血液型　11
カプサイシン　286
カプサイシン受容体　240
下部消化管内視鏡　63
花粉症　195
カリウム　198
カルシウム　242
加齢黄斑変性　267
カロテノイド　231
眼圧　102
眼球圧迫　103
肝硬変　116
眼精疲労　75, 267
関節痛　40

関節リウマチの疼痛と天気　40
感染伝播要因　285
寒痺　40
柑皮症　234
感冒　284

き

気圧性歯痛　43
利き脚　156
利き手　154
喫煙者の爪　145
気道感染症　2
休肝日　117
急性冠症候群　183
急性後天性共同性内斜視　77
牛乳　242
吸入麻酔　38
局所麻酔薬　38
近視患者　74
近視性黄斑変性症（MMD）　75
筋肉痛　124

く

空腹　216, 220
空腹時　251
くしゃみ　97, 98
　── の合併症　99
　── の止め方　99
果物ジュース　230
グレープフルーツジュース　245
グレリン　217

け

傾眠、食後に　206
鶏卵　223
血液型　16
血液型占い　11
血管運動性鼻炎　240

こ

抗 HIV 薬　252
抗アレルギー薬　256
後頸部痛　166

高血圧症　234
高山性頭痛　43
抗真菌薬　257
後天性 QT 延長症候群　58
更年期障害　256
後囊下白内障　75
枯草菌　212
骨粗鬆症　242
コレステロール　223

さ

サイコパス　130
サウナ　270
　── を避けるべき状況　273

し

紫外線　87
耳介側頭神経症候群　237
脂質異常症　224, 234
歯痛　42
湿痺　40
失明　74
自閉スペクトラム症（ASD）　130
十二指腸潰瘍　219
純アルコール換算　114
生姜（ショウガ）　34, 171
消化性潰瘍　220
小腸型 ALP　16
睫毛伸長　151
醬油　213
職業性鼻炎　240
食物繊維　63
食器の共有　110
自律神経障害　161
心因性のくしゃみ　100
神経介在性失神　58
神経障害　161
神経線維腫　237
心不全　273

す

睡眠　51

睡眠時無呼吸症候群　207, 287
頭痛　164
ストレッチ　126, 129
スマートフォン保有率　76

せ

精子形成　274
成長ホルモン　51
潜水時頭痛　43
先天性副腎皮質酵素欠損症　21

そ

掃除機　190
創傷治癒　274
双胎妊娠　32
早老症　70

た

胎教　46
胎児　48
代謝異常関連脂肪性肝疾患（MAFLD）　116
大酒家　36
帯状疱疹　237
食べる前に飲む薬　253
炭酸ランタン　253

ち

窒息、食品の　186
腟感染症　107
遅発性筋肉痛　124
中耳炎　94
腸管蠕動運動　219
腸閉塞の診断　62
直腸潰瘍　108
チョコレート　192

つ

椎間板ヘルニア　261
椎体骨折　261
漬物　213
爪の成長速度　144
つわり　25, 31

て

テストステロン値、胎児期の　21

鉄の吸収障害　244
デトックス　270
てんかんと音楽　48
デング熱　12
天然痘ウイルス　135

と

道化師の爪　145
統合失調症　187
糖尿病　139, 230, 239
動脈硬化　226
特発性鼻炎　240
トマトジュース　234
ドライシロップ　248

な

内関　34, 174
納豆　212
ナトリウム　198

に

似たもの夫婦　139
日光浴　84, 90
ニトログリセリン　273
乳酸菌　213
妊娠による味覚機能の変化　27
認知バイアス　285
妊婦　274

ね

熱痙　40
寝る子は育つ　51

の

嚢胞性線維症　161
乗り物酔い　169
ノロウイルス　137

は

背部叩打法　190
ハイムリック法　190
白斑症　69
白眉　68
発酵食品　211
鼻かみ検体　93

鼻血　192

ひ

非 O 型　12
非アレルギー性鼻炎　239
光くしゃみ反射　98
飛行機頭痛　43
膝変形性関節症　261
皮質白内障　75
鼻汁移植　3
痺証　40
非ステロイド性抗炎症薬　251
微生物　135
ビタミン B_{12} 欠乏症　70
ビタミン C　200, 244
ビタミン D　84
ビタミン D 合成　87
左利き　157
ビマトプロスト外用液剤　152
肥満　53
百日咳菌　135
百薬の長　114
病原菌　135
ビラスチン　256
ピロリ菌感染　33

ふ

風痺　40
フェキソフェナジン　256
フォスフェン（phosphene）　103
副鼻腔炎　94
腹部圧迫法　190
福耳　7
浮腫と飲酒　80
プソイドエフェドリン　256
ぶつけると痛い場所　277
フッター派　111
プラセボ効果　259
プラセボの効果　259
プラセボ反応　259
フラノクマリン類　247

フラボノイド　231
フルーツジュース　247
ブルーベリー　266
ブルーライトカット　268
フルオロキノロン　247
古傷　40
フルコナゾール　257
プロスタグランジン点眼薬　151
プロトンポンプ阻害薬（PPI）　243
プロポフォール　37
フロリジン　231

へ

平熱が低い　284
ペクチン　231
変形性関節症　120
片頭痛　170
片頭痛発作　44
ベンゾジアゼピン　36

ほ

放屁　61
ホクロ　282
ボリコナゾール　257
ポリフェノール　231, 244
ホルモン誘発性鼻炎　240

ま

麻酔　36
マダニ咬傷　17
睫毛　149
眉毛　149
マラリア　12
万病の元　114

み

味覚性発汗　237
味覚性鼻炎　239, 240
右利き　154
味噌　213
ミダゾラム　37

む・め

むくみ　79

眼をこする　102
メントール　286

も

網膜剝離（RD）　75
モーツァルトの曲　46
餅　186
モチリン　217

や

薬剤性鼻炎　239, 240
野菜ジュース　230
病は気から　5

ゆ

指しゃぶり　112
指の皺　160

よ

酔い止め　171
腰痛　42

ヨーグルト　212

ら・り

ラマダン　220
利尿作用　79
リファンピシン　256
良薬は口に苦し　262
緑内障　103
緑膿菌　137
淋菌　135

れ・ろ

冷湿布　286
冷凍野菜　201
老人性鼻炎　240

わ

和温療法　271
若白髪　67
笑い発作　59